TRAITÉ

DES MALADIES

CHIRURGICALES

ET DES OPERATIONS

QUI LEUR CONVIENNENT.

TRAITÉ
DES MALADIES
CHIRURGICALES
ET DES OPÉRATIONS
QUI LEUR CONVIENNENT;

Par M. le Baron BOYER,

Membre de la Légion-d'Honneur, Professeur de Chirurgie-pratique à la Faculté de Médecine de Paris, Chirurgien en chef-adjoint de l'hôpital de la Charité, Membre de plusieurs Sociétés savantes étrangères et nationales, etc.

TOME PREMIER.

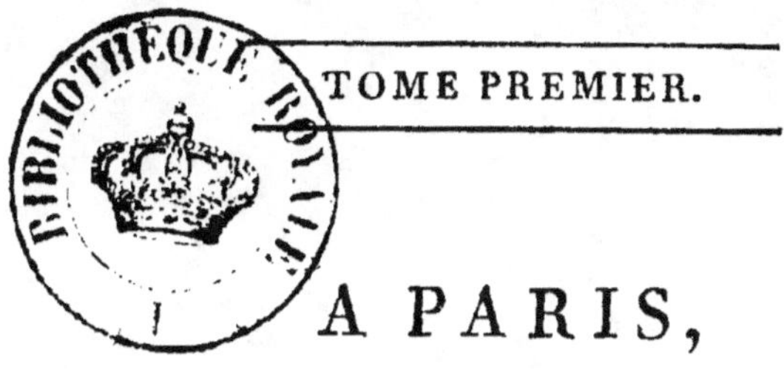

A PARIS,

CHEZ
{
L'Auteur, rue de Grenelle, faubourg Saint-Germain, N.º 9;
Madame V.ᵉ MIGNERET, Imprimeur, rue du Dragon, faubourg Saint-Germain, N.º 20.

1814.

PRÉFACE.

Cultivée dans presque tous les temps avec plus ou moins de soins et de succès, la Chirurgie a fait de nos jours les plus grands progrès, et semble avoir atteint, ou peu s'en faut, le plus haut degré de perfection dont elle paroisse susceptible. Presque toutes les maladies chirurgicales sont aujourd'hui parfaitement connues, soit sous le rapport de leurs phénomènes, soit relativement aux indications qu'elles présentent : souvent même il nous est facile de remonter jusqu'à leurs causes prochaines, et par conséquent d'en déterminer le caractère essentiel. Les procédés opératoires sont fixés et décrits avec une précision qui laisse à peine quelque chose à desirer. Nos instrumens et nos appareils sont devenus d'un usage plus commode, à mesure qu'ils ont été simplifiés davantage; et s'il nous reste quelque chose à faire sous ce dernier rapport, si nous pouvons espérer de perfectionner encore notre art, c'est moins en imaginant de nouveaux instrumens, qu'en en réformant d'inutiles. La liste des médicamens externes, long-temps surchargée d'une foule de substances inutiles ou bizarres, a subi des réformes non moins importantes : ceux de ces médicamens qui ont paru mériter d'être conservés, ont été étudiés avec plus de soin, et leurs effets sur le corps humain, appréciés avec plus de justesse.

Ces progrès, dus en grande partie aux travaux de l'Académie Royale de Chirurgie, et à ceux de quelques hommes formés par cette Société célèbre, ont fait vieillir rapidement les Traités complets de Chirurgie, publiés dans le courant du siècle dernier; en sorte que les Elèves sont obligés d'aller puiser dans un grand nombre d'ouvrages, des connoissances qu'ils acquerroient en beaucoup moins de temps et avec beaucoup plus de facilité, s'ils les trouvaient rassemblées dans un seul Traité.

C'est principalement dans la vue de leur

procurer cet avantage que je me suis déterminé à rédiger en un corps de doctrine
les leçons que je fais, depuis plus de vingt
années, sur la pathologie externe et sur
les opérations de chirurgie.

Le plan du Traité que je leur offre aujourd'hui, ne diffère point de celui que
j'ai constamment suivi depuis que je me
livre à l'enseignement de la Chirurgie. Je
divise la pathologie chirurgicale en deux
parties : la première, consacrée aux maladies qui peuvent se montrer dans toutes
les régions du corps, parce qu'elles affectent presque indifféremment tous nos organes, est elle-même partagée en plusieurs
parties, qui comprennent l'inflammation
en général, les abcès, la gangrène, la
brûlure, les plaies, les tumeurs, les ulcères, les fistules, et les maladies des os divisées elles-mêmes en celles qui attaquent la
substance osseuse ou la continuité des os,
et en celles qui affectent leurs articulations.

J'ai suivi pour la seconde partie un
ordre purement anatomique. Cette partie
embrasse tout ce qui est relatif aux mala-

dies que l'on peut considérer comme propres à tel ou tel organe, ou comme présentant, à raison de leur siège, des particularités remarquables. Ainsi, parcourant les diverses régions du corps, je traiterai successivement des maladies chirurgicales de la tête, du cou, de la poitrine, de l'abdomen et des extrémités.

La plupart des maladies qui exigent les secours de la Chirurgie proprement dite, c'est-à-dire, l'application de la main, se rapportant à cette seconde division, c'est elle qui renfermera en même temps la description des procédés opératoires : quelques notions générales sur les opérations lui serviront d'introduction. Mon intention cependant n'est pas de réunir à la pathologie chirurgicale, un traité complet d'opérations. J'en avois d'abord formé le projet ; mais je me suis aperçu que ce seroit entreprendre un travail immense, car si l'on peut se restreindre dans la description des maladies, on ne sait où s'arrêter quand il s'agit de décrire les opérations. On ne sera donc pas dispensé de méditer les Traités particuliers sur les opérations chirurgicales. Celui de M. *Roux*, dont une partie qui a paru il y a quelques mois, a été si favorablement accueillie, et a mérité à son auteur de si justes éloges, doit être considéré comme le plus au niveau des progrès que la Chirurgie a faits dans ces derniers temps : il est aussi plus essentiellement pratique, si je puis m'exprimer ainsi, que ne le sont la plupart des Traités d'opérations, d'ailleurs si estimables, qui ont été publiés dans ces derniers temps. Cet ouvrage et le mien formeront ensemble un système complet de Chirurgie. On y trouvera le tableau de l'état actuel de la Chirurgie, et sur-tout de la Chirurgie française ; et je me trouve heureux qu'une partie de la tâche que je m'étois imposée, soit remplie d'avance par un homme aux talens duquel je me plairois à rendre hommage, si je ne craignois que les liens qui l'unissent à moi, ne rendissent mes éloges suspects.

On voit que le plan général de mon ouvrage s'éloigne peu de celui qui a été jusqu'ici généralement suivi par les auteurs de Traités complets de Chirurgie, et notamment par *Fabrice d'Aquapendente* et par *Heister*. A l'avantage, selon moi très-réel, d'être déja universellement adopté, cet ordre joint encore celui d'une extrême simplicité; et j'avoue que cette double considération me paroît motiver suffisamment la préférence que je lui ai donnée.

Je ne dissimulerai pas qu'on peut reprocher à ce plan de manquer d'unité, puisque les maladies qui appartiennent à la première division, sont classées d'après leur nature; tandis que celles qui sont comprises dans la seconde, s'y trouvent rangées suivant leur siège. Pour obvier à cet inconvénient, j'avois d'abord formé le dessein d'appliquer l'ordre anatomique à l'ensemble des maladies chirurgicales; mais j'ai reconnu bientôt qu'une distribution assise sur cette base unique, m'entraînerait dans des répétitions fastidieuses, en même temps qu'elle me forceroit à séparer des objets qui ont entre eux la plus grande connexion.

Il n'en est pas de la chirurgie comme de la Médecine, relativement à la classification des maladies dont l'une et l'autre s'occupent. Celles qui font le sujet de la pathologie interne, se prêtent avec plus ou moins de facilité aux méthodes nosologiques. Quelque opinion qu'on ait de l'utilité de ces méthodes, relativement à la pratique, on ne peut, ce me semble, leur contester le mérite de soulager la mémoire et de faciliter par là l'étude de la médecine. Mais il n'est pas moins incontestable, et l'expérience prouve, que nous n'avons pas le même besoin d'y recourir pour nous diriger dans l'étude de la pathologie externe. Les maladies chirurgicales, toutes nombreuses qu'elles sont, présentent des caractères si bien tranchés, qu'il est difficile de les confondre, lors même qu'on ne les connoît encore que par la lecture des bonnes descriptions. En outre, la plupart de ces maladies ont si peu d'analogie avec les maladies internes, qu'elles n'ont pu jusqu'ici être distribuées dans aucun des cadres nosologiques connus. Aussi voyons-nous que les Nosologistes qui ont cru devoir les comprendre dans leur travail, les ont toujours rangées dans une classe séparée.

On conçoit maintenant les raisons qui m'ont détourné de l'idée de présenter un nouveau tableau nosologique. Dans un Traité de Chirurgie-pratique, il s'agissoit moins de systématiser les maladies et de les distribuer en classes, en ordres et en genres, que de donner des notions exactes de chaque espèce, d'indiquer avec soin les différens aspects sous lesquels elles peuvent se montrer, de parcourir successivement leurs diverses périodes ; en un mot, de présenter une suite de tableaux qui retraçassent fidèlement leurs causes éloignées et leurs causes prochaines, leurs symptômes, leurs complications, et leurs terminaisons.

A l'histoire particulière des maladies doit succéder celle de leur traitement. Il faut ici, après avoir exposé ce qui concerne le régime et l'emploi des médica-

mens, tant internes qu'externes, parler
des opérations. Je décrirai les procédés
opératoires que je crois les meilleurs avec
tous les détails nécessaires; j'indiquerai
ceux que je crois bons; j'omettrai les
autres.

Ce champ déja très-vaste que j'avois à
parcourir, se seroit agrandi sans fin, si je
ne m'étois attaché à le dégager de tout
ce qui ne s'y rattachant pas directement
sous un point de vue d'utilité pratique ,
ne lui appartient pas essentiellement.
Ainsi j'en ai d'abord soigneusement écar-
té toutes ces vaines théories à l'aide desquelles on croyoit, il n'y a pas long-temps
encore, pouvoir pénétrer la nature intime
des maladies, ou se rendre raison de l'action immédiate des médicamens.

Quoique je sois dans l'usage, en com-
mençant mes cours de pathologie chirurgicale, de faire précéder l'histoire particulière des maladies, de quelques notions
générales sur la nosologie, l'étiologie, la
séméïotique, la symptomatologie et la thérapeutique, je supprime ici ces générali-

tés, parce qu'elles appartiennent autant
à la médecine interne qu'à la médecine
externe, et qu'on les trouve d'ailleurs
suffisamment développées dans plusieurs
Traités de pathologie générale.

Je me suis également abstenu d'entrer
dans aucun détail sur l'histoire de l'art.
Quelque intéressant que soit le tableau
des progrès qu'il a faits dans les différens
siècles, ce tableau n'entroit point dans le
plan d'un Traité didactique. Qu'on ne
cherche donc point dans celui-ci les dates
précises de chaque découverte, ni le nom
de chaque inventeur. J'enseigne ce qu'il
convient de faire, et non ce qui a été fait
à telle ou telle époque.

Mais si j'ai dédaigné l'étalage si facile
d'une grande érudition, je n'ai pas négligé pour cela, durant le cours de mon
travail, de consulter les meilleurs écrits,
soit anciens, soit modernes, que nous
possédons sur la chirurgie. J'ai puisé sur-
tout dans les recueils d'observations et
dans les Mémoires académiques. Aucune
collection de ce genre ne m'a été aussi

utile que celle de l'Académie Royale de Chirurgie : j'ai mis à contribution presque tous les Mémoires qu'elle renferme.

Livré depuis plus de vingt-cinq ans à l'exercice de la Chirurgie, j'aurois pu aisément confirmer chaque précepte par des observations qui me sont propres ; mais dans la crainte de rendre l'ouvrage trop volumineux, je me suis borné à rapporter les faits qui m'ont paru présenter un intérêt particulier, soit par leur nouveauté, soit par les lumières qu'ils peuvent répandre sur quelques points de pratique.

Le petit nombre d'idées neuves que renferme ce Traité, a déja été publié par mes élèves, soit dans des dissertations, soit dans des ouvrages plus étendus. Quelques-uns d'entr'eux ayant négligé de dire que c'étoit dans mes leçons qu'ils avoient puisé ces idées, j'aurois quelque droit à les revendiquer ; mais le prix des vérités que l'expérience a pu me faire découvrir, n'est-il pas dans l'utilité qui peut résulter de leur publicité ? Et qu'importe alors par quelle voix elles aient été proclamées !

J'aurois donc gardé le silence sur cet article, si je n'avois dû prévenir le soupçon de plagiat que j'étois menacé d'encourir, en annonçant mes propres découvertes.

La lecture des meilleurs livres, l'assiduité aux leçons des plus habiles maîtres, ne suffisent point à l'instruction des élèves. En Chirurgie comme en Médecine, c'est dans la fréquentation des grands hôpitaux, où se trouvent rassemblées des maladies de toute espèce, que consiste le complément de leurs études; complément indispensable, et sans lequel la pratique de l'art ne seroit long-temps pour eux qu'une suite d'hésitations ou de témérités. Quoique ce Traité soit principalement destiné à préparer les élèves à l'étude de la Chirurgie clinique, j'ose croire néanmoins qu'il ne sera pas sans quelque intérêt pour les praticiens. L'utilité que les uns et les autres pourront en retirer, sera la plus douce récompense de mes efforts.

TRAITÉ

DES

MALADIES CHIRURGICALES

ET DES OPÉRATIONS

QUI LEUR CONVIENNENT.

CHAPITRE PREMIER.

De l'Inflammation.

L'INFLAMMATION est au nombre des maladies dont la nature est inconnue, et qu'on ne peut en conséquence définir que par l'exposition succincte des systêmes qui les caractérisent.

On dit qu'une partie est enflammée, quand cette partie est rouge, tuméfiée, douloureuse, tendue et plus chaude que dans l'état naturel.

Le nom de cette maladie a été tiré de la ressemblance qu'on a trouvée entre les phénomènes qu'elle présente et ceux que produit une forte chaleur sur une partie quelconque du corps vivant ; et en effet, cette ressemblance est parfaite. Que l'on approche, par exemple, le dos

de la main d'un brasier ardent, on sentira d'a-
bord une forte chaleur , qui presque aussitôt
sera accompagnée de démangeaison , puis d'un
léger picotement qui bientôt se changera en
douleur. Si l'action du calorique continue, la
partie exposée au feu devient rouge : elle augmente de volume , et offre enfin tous les phénomènes de l'inflammation. Aussi les médecins
de tous les pays ont-ils senti l'analogie qui existe
entre les caractères de cette maladie et les effets
du calorique sur l'économie animale; et dans
toutes les langues, le mot qui correspond au
mot français *inflammation* , exprime la même
idée. Ainsi chez les Grecs , cette affection a été
désignée sous le nom de φλογωσις, de φλεγω, je *brûle ;*
chez les Latins, par celui d'*inflammatio* , etc.
Au reste, il ne faut pas perdre de vue que le mot
inflammation est un terme purement abstrait ,
employé pour indiquer l'ensemble des phénomènes qui se développent dans une partie affectée
de la maladie dont il s'agit , et qui n'exprime ni
la cause ni la nature de cette maladie.

L'inflammation a son siège dans le tissu cellulaire , et spécialement dans le réseau vasculaire
très-délié que forment dans ce tissu les dernières
ramifications artérielles, soit que les ramuscules
qui composent ce réseau , admettent dans l'état
naturel les globules rouges, soit qu'ils ne laissent
passer que des sucs blancs. Il suit delà que cette
maladie peut attaquer toutes les parties qui
présentent dans leur texture un réseau vasculaire
capillaire, soutenu par du tissu cellulaire.

Au premier rang des parties ainsi disposées,
doivent être placés, 1.º le tissu cellulaire, proprement dit, qui, situé au-dessous de la peau ,
l'unit aux organes sous-jacens, et s'enfonce dans

leurs interstices. 2.º La peau, cette membrane extrêmement composée, qui présente dans sa structure une quantité prodigieuse de vaisseaux et un nombre infini de filets nerveux, auxquels elle doit la sensibilité exquise dont elle est douée.

Le second rang est occupé par les membranes séreuses et muqueuses.

Viennent ensuite les viscères, qui sont d'autant plus susceptibles d'inflammation, qu'il entre dans leur texture une quantité plus grande de tissu cellulaire, et que le réseau vasculaire y est plus serré. C'est ainsi que les poumons, organes très-vasculaires et celluleux, sont beaucoup plus sujets à s'enflammer que le foie et les autres viscères. Mais tous, sans en excepter le cerveau, dans lequel cependant l'anatomie n'a pas encore démontré de tissu cellulaire, peuvent être affectés d'inflammation.

Les muscles, les gros vaisseaux, les nerfs, les tendons, les ligamens, les cartilages et même les os peuvent s'enflammer.

Il convient de faire une distinction à l'égard des tendons. Ceux qui sont longs, grêles, secs, qui ne reçoivent d'autres vaisseaux sanguins que ceux qui y abordent par la partie charnue des muscles, ne nous paroissent pas susceptibles d'inflammation; tels sont les tendons extenseurs et fléchisseurs des doigts. Aussi voit-on dans le panaris, le tendon du doigt qui en est le siège rester intact, tandis que le tissu cellulaire suppure à la suite de l'inflammation vive dont il a été affecté. Lorsque le panaris a été ouvert trop tard, on trouve ce tendon parfaitement isolé et avec sa couleur naturelle; le contact de l'air n'en détermine nullement l'inflammation, et l'exfoliation en devient nécessaire.

Mais les tendons plus ou moins gros, environnés d'un tissu cellulaire parsemé de vaisseaux sanguins, qui s'introduit dans l'intervalle des faisceaux dont ces tendons sont composés, sont susceptibles d'inflammation. Voilà pourquoi les deux bouts du tendon d'achille coupé en travers, s'enflamment et se couvrent de bourgeons charnus, lorsqu'on n'a pas pris soin de réunir la plaie par la situation et le bandage convenables. Il est cependant une circonstance où les tendons de cette dernière espèce ne s'enflamment pas ; c'est lorsqu'ils ont eté dépouillés de leur tissu cellulaire, comme cela a lieu, par exemple, dans un érysipèle phlegmoneux où ce tissu a été détruit par la gangrène, ou entraîné par la suppuration ; alors leur exfoliation devient nécessaire, tandis que dénudés par une simple plaie, sans être entièrement dépouilles du tissu cellulaire qui les environne, ils se couvrent bientôt d'une substance rouge, graniforme, et ne s'exfolient pas. La même chose a lieu pour les aponévroses.

Les parties qui ne sont jamais attaquées d'inflammation, sont l'épiderme, les ongles, les cheveux et les poils ; aussi ces parties n'ont encore offert à l'anatomiste aucune trace sensible de vaisseaux sanguins.

L'inflammation reçoit différens noms, suivant les parties du corps qu'elle affecte. On la nomme *ophthalmie*, lorsqu'elle attaque l'œil ; esquinancie, lorsqu'elle occupe la gorge, ou le larynx; *péripneumonie*, lorsqu'elle a son siège dans les poumons; *hépatite*, quand elle a lieu au foie, etc.

Cette maladie présente beaucoup de variétés qui sont relatives à sa marche, à son intensité,

au sexe, à l'âge, au tempérament, aux saisons,
aux climats, et à sa marche.

Elle met plus ou moins de temps à parcourir
ses périodes, suivant le développement des propriétés vitales des organes qui en sont le siège,
l'état particulier de ces organes, et suivant l'énergie de la cause qui l'a déterminée. A cet égard
l'inflammation a été distinguée en *aiguë* et en
chronique. On voit un exemple frappant de la
différence de sa marche dans l'inflammation des
os, comparés à celle du tissu cellulaire : dans
les os, elle est tellement lente, qu'elle ne se
termine souvent qu'après plusieurs mois ; dans
le tissu cellulaire, tous ses phénomènes se succèdent avec une rapidité étonnante.

L'intensité de l'inflammation offre un grand
nombre de degrés dans les diverses parties
qu'elle affecte. N'observe-t-on pas en effet
des nuances infinies à la peau, depuis la phlogose
la plus légère, jusqu'à l'érysipèle phlegmoneux
le plus considérable ; dans les membranes muqueuses, depuis le catarrhe simple de la gorge,
jusqu'à l'angine gangreneuse ; dans la plèvre,
parmi les membranes séreuses, depuis le point
pleurétique le moins douloureux, jusqu'à la
pleurésie la plus intense ?

Relativement à l'âge, c'est spécialement par
son siège que l'inflammation offre des différences. Dans l'enfance, c'est principalement à
la peau, dans les glandes lymphatiques, et
dans les membranes muqueuses que l'on voit
survenir des inflammations ; delà les éruptions
de toute espèce, les engorgemens glanduleux,
les rhumes, etc.

A la puberté et dans la virilité commen-
çante, ce sont les organes contenus dans la

poitrine , qui sont le plus ordinairement le siège de l'inflammation. Aussi ces époques de la vie sont-elles signalées par la fréquence des péripneumonies et des pleurésies.

Dans la virilité confirmée, et sur - tout dans la virilité décroissante, les inflammations, qui d'ailleurs sont peu fréquentes, n'attaquent guères que les organes contenus dans l'abdomen ; c'est alors que l'on voit se manifester les entérites, les dyssenteries, l'hépatite, la néphrite, l'inflammation de la rate, les hémorrhoïdes, etc.

Dans la vieillesse, toutes les parties du corps se rapprochant du même état par leur défaut d'énergie, ne paroissent pas plus disposées à s'enflammer les unes que les autres.

Relativement au sexe, on voit les femmes, dont le système lymphatique est en général plus développé que celui de l'homme, présenter aussi des inflammations plus fréquentes de ce système.

Quant aux saisons et au climat, on observe dans les saisons froides, et dans les régions septentrionales, beaucoup plus de péripneumonies, d'affections catarrhales et de rhumatismes, que dans les saisons et les régions chaudes, où les inflammations les plus fréquentes sont les dyssenteries et les éruptions cutanées.

Quelles que soient les différences que présente l'inflammation, tant sous le rapport de sa marche et de son intensité, que sous le rapport de son siège, elle est tantôt idiopathique, ou essentielle, et tantôt symptomatique, ou accidentelle, comme lorsqu'elle vient compliquer une plaie, une fracture, etc.

Les causes de l'inflammation, comme celles des autres maladies, se distinguent en prochaines et en éloignées.

La cause prochaine de l'inflammation est l'afflux du sang et son engorgement dans les vaisseaux capillaires de la partie enflammée. On a imaginé plusieurs théories pour se rendre raison de l'afflux du sang dans les parties affectées d'inflammation. De ces théories, qui toutes sont hypothétiques, la plus célèbre est celle de *Boërhaave*. Comme elle a été la plus généralement admise, et qu'elle est encore enseignée dans plusieurs écoles, nous allons en faire une courte exposition; mais pour cela, il nous faudra entrer dans quelques détails d'une anatomie purement spéculative, sur laquelle cette théorie est fondée.

Suivant *Leeuwenhoek*, qui le premier a fait des expériences microscopiques sur l'économie animale, un globule sanguin est composé de la réunion de six globules jaunes, et chaque globule jaune est composé de six globules séreux, de manière que les uns sont formés par les autres, et que les globules composés peuvent se diviser et se réduire à l'état de globules primitifs.

Boërhaave conclut des expériences de *Leeuwenhoek*, qu'il devoit exister, dans le système vasculaire, autant d'ordres de vaisseaux, que ce physicien avoit observé d'ordres de globules dans le sang. Il prétendit en conséquence, 1.° que chaque artère capillaire sanguine, arrivée à son extrémité, se partageoit en deux rameaux, dont l'un se continuoit avec une veine, tandis que l'autre étoit le tronc principal d'une artère lymphatique; 2.° que chaque

artère lymphatique, arrivée à son extrémité,
se divisoit aussi en deux rameaux, dont l'un se
continuoit avec une veine lymphatique, tandis
que l'autre s'ouvroit dans un vaisseau séreux et
en étoit le tronc principal. *Boërhaave* a été jusqu'à admettre des vaisseaux spiritueux, qu'il
faisoit provenir de la division des vaisseaux
séreux. Suivant lui, les branches de ces différens ordres de vaisseaux ont une forme conique, et ne reçoivent, dans l'état naturel, que
des liquides dont les globules sont proportion-
nés à leur diamètre ; ainsi, les globules rouges
du sang ne passent que par les vaisseaux sanguins ; les vaisseaux lymphatiques n'admettent
que les globules jaunes, et les vaisseaux séreux
ne livrent passage qu'aux globules séreux. Mais
lorsqu'un globule rouge, par une force quelconque, est introduit dans un vaisseau qui ne
lui est pas destiné, ce globule ne pouvant parvenir bien avant, à cause de la forme conique
du vaisseau, s'y arrête bientôt, et détermine
dans cet endroit une obstruction. Le sang s'arrêtant de proche en proche dans les vaisseaux
qui aboutissent à celui-là, s'y accumule, et
cette accumulation, produite par ce que *Boërhaave* appelle *erreur de lieu*, détermine l'inflammation. Ce système réellement ingénieux,
fut d'autant plus accueilli, que, du vivant de
son auteur, la plupart des médecins expli-
quoient, par les lois de la mécanique, les fonctions de l'économie animale. Mais nous allons
voir d'abord que l'obstruction, supposé qu'elle
ait lieu, ne peut déterminer l'inflammation ; et
ensuite que l'*erreur de lieu* n'existe pas.

1.º Les vaisseaux sanguins ont des anastomoses très-nombreuses ; il doit donc arriver,

quand il y a obstruction, ce qui arrive quand on fait la ligature d'une artère, c'est-à-dire, que le sang doit passer par les vaisseaux collatéraux;

2.º Si l'obstruction déterminoit l'inflammation, les progrès de cette maladie devroient se faire de l'endroit obstrué vers le cœur ; or, on remarque qu'ils se font d'un point central, à la circonférence, et que l'inflammation peut même se propager dans tous les sens possibles.

3.º Si l'inflammation étoit due à cette même cause, nous serions à chaque instant exposés à cette maladie; car nous nous trouvons très-souvent dans une situation telle que les vaisseaux d'une partie sont comprimés, par exemple, quand nous sommes assis, que nous nous appuyons sur le coude, etc. ; et cependant cet état de compression ne produit pas l'inflammation. Combien ne voit-on pas de malades rester très-long-temps dans une position qui fait éprouver une compression permanente aux vaisseaux de la partie sur laquelle le corps repose, sans qu'il en résulte d'inflammation ?

4.º Il est impossible d'expliquer, par la théorie de l'obstruction, l'inflammation qui survient à la peau, à la suite de la piqûre d'un insecte ou d'une épingle. Il seroit absurde, en effet, de dire que dans ces cas il existoit, antérieurement à la piqûre, une obstruction. Il est donc évident que cette théorie, reposant sur des fondemens ruineux, s'écroule, pour ainsi dire, d'elle-même.

Quant à la théorie de l'*erreur de lieu*, c'est-à-dire au passage des globules sanguins dans les vaisseaux lymphatiques, elle est appuyée sur l'hypothèse de la communication immédiate des vaisseaux artériels sanguins avec le système des vaisseaux lymphatiques. Mais si cette communication existoit, en poussant du mercure dans les artères sanguines, on le feroit passer dans les lymphatiques absorbans ; or, jamais on ne parvient à injecter ceux-ci de cette manière, à moins qu'il n'y ait rupture d'une artère sanguine dans le tissu cellulaire ; donc il n'existe aucune communication immédiate entre le système sanguin artériel, et le système lymphatique. Ensuite les expériences microscopiques de *Leeuwenhoek*, sur le sang, ont été répétées par plusieurs observateurs, qui n'ont vu dans la composition physique de ce liquide, que des globules rouges. Cependant il existe, dans quelques inflammations, un phénomène qui semble, au premier abord, étayer l'opinion de l'*erreur de lieu* : par exemple, lorsqu'une partie naturellement blanche, et dans laquelle l'œil ne découvre aucun vaisseau sanguin, s'enflamme, elle prend une couleur rouge plus ou moins foncée, que l'on pourroit attribuer au passage des globules rouges dans les artères lymphatiques. Mais dans toutes les parties, même les plus blanches, le sang circule, et ses globules conservent la couleur rouge qui est leur couleur radicale ; or, comme les vaisseaux sanguins de ces parties sont extrêmement déliés, et qu'ils ne reçoivent, pour ainsi dire, que des globules isolés, ils ne se montrent pas avec leur couleur rouge ; de même qu'une goutte de liqueur colorée, dans un tube transparent et capillaire, ou une lame de verre colorée extrêmement mince, paroissent blanches. Mais que plusieurs globules de sang réunis s'agglomèrent dans un vaisseau où ils ne passent,

dans l'état naturel, que les uns après les autres,
ils se montrent, avec leur couleur rouge, à
travers les parois minces et transparentes de
ce vaisseau, comme plusieurs gouttes de liqueur
colorée, réunies dans un tube transparent, paroissent avec la couleur qui leur est propre.
Voilà pourquoi la sclérotique, la peau et en
général toutes les parties du corps qui sont
naturellement blanches, deviennent rouges
dans l'inflammation. On n'a pas besoin, pour
expliquer ce phénomène, de supposer l'*erreur
de lieu*, qui d'ailleurs est démentie, comme
nous l'avons vu, par les connoissances anatomiques.

Quelle sera donc la cause prochaine de l'inflammation ? Sera-ce comme quelques-uns le
pensent, un état de spasme ou de constriction
dans les artères enflammées ? Cet état de spasme
ne s'accorde pas avec les phénomènes de la
maladie. Doit-on avoir recours avec quelques
autres, à la disposition particulière du corps
qu'on a désignée sous le nom de *diathèse inflammatoire* ? Cette disposition n'explique nullement le développement de la maladie, et l'on
voit survenir des inflammations chez des personnes dont l'*idiosyncrasie* est tout-à-fait opposée à celle qui constitue la *diathèse inflammatoire*.

L'opinion la plus généralement reçue aujour-
d'hui, est que l'inflammation est produite par
l'irritation. En effet, les phénomènes de cette
maladie semblent annoncer un aiguillon qui
stimule la partie qui s'enflamme. Cette explication est due à *Vanhelmont ;* mais elle avoit été
pressentie par les anciens, et même par le père
de la médecine : car lorsqu'il dit, *ubi dolor, ibi*

fluxus, c'est bien dire, d'une manière implicite à la vérité, que l'irritation attire les humeurs et produit l'engorgement de la partie dans laquelle elles affluent. Le nom de *fluxions* qu'*Hippocrate* donnoit aux affections inflammatoires, exprime encore la même idée. Mais ce que les anciens avoient pressenti, les expériences microscopiques l'ont démontré aux modernes; ils ont vu que lorsqu'on irrite avec un instrument piquant le mésentère d'une grenouille, exposé au foyer du microscope solaire, le sang flue de toute part vers l'endroit irrité, et s'y rend même contre les lois de la circulation, c'est-à-dire, en rétrogradant dans certains vaisseaux pour se porter vers le centre de l'irritation. Cette irritation excitée sur le mésentère de la grenouille, y détermineroit l'inflammation, si elle duroit assez long-temps.

Lorsqu'on cherche à se rendre raison des phénomènes de l'inflammation, on voit qu'ils s'accordent parfaitement avec la cause dont nous venons de parler. Que l'on soit piqué par une guêpe, on voit l'endroit piqué rougir un peu; et comme l'irritation est entretenue par la présence de l'aiguillon, ou du fluide que l'insecte y a laissé, bientôt la rougeur augmente, la partie s'engorge, et ces phénomènes se propagent du centre à la circonférence. Toutes les inflammations se développent et font leurs progrès de la même manière : il y a constamment un noyau d'engorgement, un centre d'irritation d'où les symptômes se propagent dans toutes les directions; les humeurs arrivent de toutes parts vers l'endroit irrité; l'engorgement augmente et prend une forme circulaire, tantôt vague, comme dans l'érysipèle, tantôt circonscrite, comme dans le phlegmon. Ainsi l'observation des phénomènes de l'inflammation s'accorde avec les expériences microscopiques faites sur les animaux vivans, pour prouver que l'irritation est la cause prochaine de l'inflammation.

Mais comment cette cause agit-elle sur les parties pour produire l'inflammation ? c'est ce qu'il n'est guères possible de déterminer. Tout ce que l'on peut inférer de l'observation, c'est 1.º que l'irritation attire le sang de tous les points de la circonférence vers un même centre qui est le point irrité. Cet afflux de sang produit la dilatation des artères et leur augmentation de volume, quelquefois même leur rupture et l'extravasation de ce liquide dans le tissu cellulaire.

2.º Que l'irritation n'est pas bornée aux nerfs de la partie qui s'enflamme ; qu'elle s'étend aussi aux vaisseaux sanguins de cette partie, dans lesquels elle excite une agitation et des oscillations qui se manifestent quelquefois par des pulsations qui n'avoient pas lieu dans l'état naturel.

3.º Que l'irritation, en même temps qu'elle attire les humeurs, augmente l'action des solides de la partie qui s'enflamme ; de manière que la vie y devient plus active et se manifeste davantage à nos yeux par le développement plus prononcé des phénomènes qui la caractérisent. En effet, la chaleur, la rougeur, la tension inflammatoire, annoncent une augmentation des propriétés vitales, et de l'action organique des vaisseaux capillaires.

Les causes éloignées de l'inflammation sont occasionnelles, ou prédisposantes.

Les causes occasionnelles sont tout ce qui

peut produire une irritation. On les divise en
externes et en internes. Les causes occasionnelles
externes sont ou chimiques, comme l'action du
feu, celle des substances caustiques et corro-
sives, telles que les différens acides concentrés,
les cantharides, etc; ou mécaniques, comme
les blessures de toute espèce, les contusions,
les distensions violentes, les corps étrangers,
tels que des fragmens de fer ou de bois, des
esquilles, etc.

Les causes occasionnelles internes sont ou
des humeurs dépravées par l'action excessive ou
irrégulière des vaisseaux, ou des produits de
quelque secrétion, rentrés, par la résorption,
dans le torrent de la circulation; ou des éma-
nations, auparavant répandues dans l'air,
introduites dans le corps par les voies de la
respiration, de la digestion ou de l'organe
cutané, et mêlées avec nos humeurs. On conçoit, d'après cela, que la nature des causes
occasionnelles internes de l'inflammation est
inconnue. Aussi les anciens appeloient-ils *causes
occultes*, celles dont les effets n'étoient pas en
rapport avec le chaud, le froid, le sec et l'humide, auxquels ils attribuoient la plupart des
maladies, et cette dénomination étoit un aveu
sincère de leur ignorance sur la nature de ces
causes. Les explications données à cet égard
par les modernes, n'ont nullement avancé la
science; leurs hypothèses ont été entièrement
abandonnées par les bons esprits, et aujourd'hui,
toutes les fois qu'une inflammation se manifeste
sans cause apparente, on se contente de dire
qu'elle est le produit d'une cause interne. Dans ce
cas, la maladie est souvent précédée d'un trouble
plus ou moins grand dans l'économie animale,

d'une augmentation d'action du système artériel, qui semble annoncer les efforts de la nature
pour se débarrasser d'un principe morbifique
qui l'affecte, et d'épurer la masse des humeurs;
c'est ce qu'on observe dans l'érysipèle, la petite-
vérole, la rougeole, et dans toutes les maladies
exanthématiques.

Il importe beaucoup de reconnoître si une
inflammation provient d'une cause interne ou
d'une cause externe, parce qu'il seroit au moins
autant nuisible de troubler la marche de la
maladie dans le premier cas, que d'en favoriser les progrès dans le second.

L'action des causes que nous venons d'exposer, quoique suffisante pour produire l'inflammation, est cependant favorisée par une disposition particulière des solides et des liquides
qui existe dans certains individus. Les personnes, par exemple, douées d'un tempérament sanguin, d'une constitution athlétique,
celles qui ont supprimé imprudemment quelque évacuation habituelle, celles qui se nour-
rissent d'alimens succulens et font un usage
immodéré des liqueurs spiritueuses, sont très-
disposées aux affections inflammatoires. La
grande disposition à ces sortes de maladies a été
appellée *diathèse inflammatoire*, ou *phlogisti-
que*. On a remarqué que, dans les tempéramens
disposés à l'inflammation, le sang contenoit
une plus grande proportion de fibrine et de
cruor, que dans les autres tempéramens. C'est
probablement pour cette raison que ce liquide
est plus propre à produire des engorgemens
dans les parties où l'irritation l'attire.

Les symptômes de l'inflammation, lorsqu'elle
n'est pas considérable et qu'elle n'attaque que

des organes externes et peu sensibles, se bornent aux phénomènes purement locaux, que nous avons déja indiqués, c'est-à-dire, à la rougeur, à la tuméfaction, à l'augmentation de la chaleur et à une douleur plus ou moins vive. Mais outre ces symptômes inséparables de l'inflammation, il en existe souvent d'autres particuliers à la nature et aux fonctions de l'organe affecté. Enfin, quand cet organe est très-sensible, que c'est un organe intérieur, essentiel à la vie, comme le cerveau, les poumons, etc., que l'inflammation est considérable, ou même lorsqu'étant médiocre, elle dépend d'une cause interne; cette maladie est accompagnée d'un trouble général dans l'économie animale. Nous allons examiner successivement ces trois ordres de symptômes : 1.º les symptômes locaux ; 2.º les symptômes particuliers, dépendans de la nature de l'organe affecté; 3.º les symptômes généraux.

La rougeur est un phénomène constant de l'inflammation. Quand la partie affectée est située à l'extérieur du corps, la rougeur est sensible à la vue. Quand l'inflammation a son siège dans une partie intérieure, ce symptôme n'est pas apparent, mais il n'en existe pas moins, comme le prouve l'ouverture du corps des personnes mortes de quelque inflammation de ce genre, par exemple, d'une péripneumonie, d'une pleurésie, d'une péritonite, etc. Les médecins mécaniciens ont attribué la rougeur inflammatoire au passage du sang dans des vaisseaux qui lui sont étrangers, c'est-à-dire, à *l'erreur de lieu*; mais en réfutant cette opinion, nous avons démontré que le symptôme dont il s'agit, dépendoit de l'agglomération de plusieurs globules sanguins dans les vaisseaux où ils n'entroient auparavant que les uns après les autres.

Peu marquée dans le début, la rougeur augmente en intensité à mesure que l'inflammation fait des progrès ; lorsque celle-ci est arrivée à son plus haut degré, la rougeur est quelquefois si considérable, qu'elle tire sur le violet ; c'est ce qu'on observe dans le charbon, dans certains phlegmons ; dans les érysipèles menacés de gangrène, etc.

La tumeur existe constamment dans les inflammations, soit externes, soit internes ; mais de même que la rougeur, elle n'est apparente que dans les premières. Cependant elle se manifeste aussi quelquefois au-dehors dans certaines inflammations des viscères abdominaux ; par exemple, dans l'hépatite.

Cette tumeur est proportionnée à l'intensité de la maladie, à la quantité de sang accumulé dans la partie enflammée, et à la texture plus ou moins lâche et cellulaire de cette partie. Elle est tantôt élevée et circonscrite comme dans le phlegmon ; tantôt vague et peu saillante comme dans l'érysipèle ; quelquefois elle ne consiste que dans un épaississement de la partie enflammée, comme on l'observe dans les affections inflammatoires des membranes séreuses et des viscères creux.

Dans toute inflammation il y a augmentation de chaleur de la partie affectée ; et cette chaleur qui est très-sensible à l'observateur, lorsqu'il applique la main sur le lieu enflammé, a cela de particulier, qu'elle ne produit souvent aucun effet sur le thermomètre. Elle présente beaucoup de variétés dans les divers organes, et n'est pas toujours en rapport avec la sensation qu'éprouve le malade. Ainsi la chaleur brûlante que ressent celui-ci dans l'espèce d'inflammation cutanée, connue sous le nom d'érysipèle, ne présente pas le même caractère au médecin qui touche la partie enflammée.

La douleur est un des principaux phénomènes de l'inflammation : c'est souvent le seul que l'on connoisse dans les inflammations internes. Cependant toute douleur intérieure n'annonce pas l'inflammation ; car la colique nerveuse n'est pas une affection inflammatoire.

La douleur présente un grand nombre de variétés, tant dans son intensité, que dans son caractère. Son degré d'intensité est ordinairement en raison de la sensibilité des organes, et de leur tissu plus ou moins serré. Ainsi, elle est en général très-foible dans le phlegmon qui a son siège dans un tissu cellulaire lâche ; elle est extrêmement vive dans le panaris, qui occupe l'extrémité des doigts, où il existe un tissu cellulaire dense et serré, et une infinité de filets nerveux. Cependant il est des cas où la douleur est également très-considérable, quoiqu'elle occupe des parties dans la texture desquelles l'anatomie n'a point encore démontré de nerf, et qui par cela même sont pour ainsi dire insensibles dans l'état naturel. Ainsi, la douleur est souvent très - violente dans les inflammations des surfaces articulaires, dans celle des os, etc.

Quant au caractère de la douleur inflammatoire, il est différent dans chaque organe. A la peau, la douleur est âcre, mordicante, comme on l'observe dans l'érysipèle. Elle est vive et pulsative dans le tissu cellulaire ; sourde, dans les glandes ; gravative, dans les poumons ;

aiguë, pongitive, dans les membranes séreuses ; contusive et profonde, dans les os, etc.

Les phénomènes locaux et caractéristiques de l'inflammation que nous venons d'examiner, ne suivent pas d'ordre constant dans leur développement et dans leur marche. Tantôt la douleur précède les autres symptômes, comme il arrive dans la pleurésie et autres inflammations internes ; tantôt c'est la chaleur, comme dans la plupart des inflammations externes. Quelquefois la maladie commence par la rougeur, comme on le voit lorsqu'elle est produite par l'insolation. Mais il est extrêmement rare que la tuméfaction précède les autres symptômes, quoiqu'on l'observe quelquefois dans certaines inflammations des joues, appelées ordinairement *fluxions*.

Les symptômes particuliers dépendans de la nature de l'organe affecté, ont leur siège dans l'organe même où réside l'inflammation, et sont relatifs aux fonctions de cet organe ; ou bien ils occupent des parties plus ou moins éloignées, qui sont en relation avec la partie enflammée. Les uns et les autres ne peuvent être indiqués que par des exemples. Lorsque l'inflammation s'est emparée du cerveau, ou de ses membranes, il survient du délire, des mouvemens convulsifs ; et si elle se termine par suppuration, le malade tombe dans une léthargie qui annonce sa mort prochaine.

Dans l'inflammation de l'organe de l'ouïe, il y a tintement d'oreille, et quelquefois délire, par la communication de cette partie avec le cerveau.

Le malade affecté d'ophthalmie, ne peut fixer les objets, quelque peu éclairés qu'ils

soient. La lumière la moins vive frappe douloureusement ses yeux.

Lorsque l'inflammation a son siège dans les
organes de la déglutition, elle est accompagnée
de la difficulté d'avaler.

Si elle se porte sur le larynx, la voix devient
aiguë, sifflante, et la respiration difficile.

La toux, l'oppression, le crachement de sang,
sont les symptômes particuliers qui accompagnent la péripneumonie.

La néphrite, ou l'inflammation du rein, est
accompagnée de la rétraction du testicule;
l'hépatite, de douleurs à l'épaule, au larynx;
le panaris, du gonflement des glandes axil-
laires, etc.

Les symptômes généraux qui surviennent
dans certaines inflammations, se bornent souvent à l'accélération du pouls et à une augmentation de chaleur dans toute l'habitude du corps,
c'est-à-dire, aux phénomènes qui caractérisent
la fièvre la plus simple; mais suivant la nature
de l'organe enflammé, le degré de l'inflammation, et l'état du malade, cette fièvre varie
beaucoup, et quelquefois elle est accompagnée
d'une grande céphalalgie, de la fréquence de
la respiration, de la diminution de plusieurs
évacuations. Ainsi, la transpiration est diminuée, les urines ne se secrètent qu'en petite
quantité, et elles sont d'ailleurs limpides; ce
qui annonce un état de resserrement, de crispation dans les vaisseaux des reins.

Lorsque la fièvre précède l'inflammation,
comme on l'observe dans les maladies éruptives,
elle peut être considérée comme un effort de
la nature, pour pousser au-dehors un principe
morbifique; lorsqu'au contraire, le mouve-

ment fébrile est précédé par les phénomènes inflammatoires, comme cela a lieu dans les inflammations de cause externe, il paroît être dû à l'irritation communiquée de la partie enflammée, aux divers systêmes de l'économie animale, et sur-tout au systême sanguin. *Boërhaave* attribuoit la fièvre qui accompagne l'inflammation, à l'effort que fait le cœur pour surmonter les obstacles qu'il trouve dans les vaisseaux obstrués de la partie enflammée ; mais si l'obstruction d'un certain nombre de vaisseaux produisoit l'augmentation de l'action du cœur et des artères, on ne concevroit pas pourquoi, dans beaucoup de circonstances où le sang passe avec difficulté dans une grande quantité de vaisseaux, le malade n'a souvent presque aucun indice de fièvre. Par exemple, dans l'opération de l'anévrisme à l'artère crurale, le tronc de cette artère, obstrué par la ligature, doit former un obstacle très-grand au sang ; et cependant on a vu souvent que le malade, après cette opération, avoit à peine un léger mouvement fébrile, tandis que la moindre inflammation du cerveau ou de ses membranes, est ordinairement accompagnée d'une fièvre très-grande, qui n'est nullement proportionnée à l'obstruction supposée de la partie enflammée.

Outre les différens phénomènes de l'inflammation, que nous venons d'exposer, on remarque que cette maladie détermine un changement dans les qualités des humeurs, et particulièrement du sang. En effet, quand on pratique une saignée dans le commencement de la maladie, le sang est beaucoup plus épais que dans l'état naturel, et la presque totalité

de ce liquide forme le coagulum, et il ne s'en
sépare qu'un très-petite quantité de sérosité,
ce qui prouve que les proportions de la fibrine
sont augmentées; ensuite il se forme, à la surface du caillot, une couche d'un blanc jaunâtre, tirant quelquefois sur le vert, à laquelle
on a donné le nom de *couënne inflammatoire*
ou pleurétique.

L'épaisseur de cette couche est ordinairement
proportionnée à l'intensité de l'inflammation,
et elle est en général plus considérable aux
seconde et troisième saignées qu'à la première.
Cette couënne inflammatoire paraît dépendre
d'une modification particulière de la fibrine;
mais elle n'est pas tellement constante, qu'il
soit permis au praticien d'en tirer quelque
induction relativement au traitement de la
maladie.

Les symptômes de l'inflammation en deviennent les signes diagnostics. Lorsque l'inflammation est extérieure, les symptômes locaux
la caractérisent suffisamment; mais lorsqu'elle
a son siège à l'intérieur, la douleur, la fièvre
et les symptômes particuliers à l'organe affecté,
sont les seuls signes auxquels on la recon-
noisse.

Le pronostic de l'inflammation varie suivant
un grand nombre de circonstances. D'abord
le siège de la maladie apporte des différences
très-grandes dans ses suites : ainsi une inflammation externe est moins dangereuse qu'une
inflammation interne. Ensuite les affections
inflammatoires présentent plus ou moins de
danger, suivant leur intensité et leur étendue,
suivant la nature des organes enflammés, leur
sensibilité, l'importance de leurs fonctions,

L'inflammation peut se terminer de cinq manières différentes; savoir, par délitescence, par résolution, par suppuration, par induration et par gangrène.

On appelle délitescence, la disparition subite de l'inflammation, avant qu'elle ait parcouru ses diverses périodes. Nous allons en donner des exemples : quand une personne se brûle avec de l'eau chaude, qui ne l'est cependant pas assez pour que l'épiderme se détache, si on fait plonger la partie irritée par le calorique, dans de l'eau très-froide, ou dans de l'eau végéto-minérale (acétate de plomb étendu dans de l'eau), et qu'on y laisse cette partie pendant quelque temps, on empêche l'effet de l'irritation, on imprime aux humeurs un mouvement contraire à celui qu'elle détermine, et on fait, pour ainsi dire, avorter la maladie. Il arrive souvent, lorsqu'une gonorrhée se supprime par une cause quelconque, que le testicule se gonfle et devient douloureux. Dans ce cas, si l'on applique promptement sur la tumeur un cataplasme répercussif, on repousse les humeurs qui y abordoient et on arrête l'inflammation ; l'écoulement se rétablit, et la maladie reprend sa marche ordinaire. La cessation prompte de l'inflammation dans les deux cas cités, est une vraie délitescence. Souvent elle n'est suivie d'aucune inflammation nouvelle, d'aucun dérangement dans les fonctions de l'économie animale ; c'est alors une terminaison avantageuse, comme on l'observe dans les inflammations de cause externe, telles que celles qui sont produites par une piqûre, une brûlure ou une distension violente, comme dans l'entorse. Mais quelquefois l'inflammation en quittant la partie qu'elle avait d'abord attaquée, se porte aussitôt sur une autre, et ce changement de lieu, qui a reçu le nom de *métastase inflammatoire*, s'observe particulièrement dans les inflammations de cause interne, et peut être favorable ou dangereux, suivant les parties où il se fait. La métastase est favorable lorsqu'elle a lieu de l'intérieur à l'extérieur, ou d'une partie dans laquelle l'inflammation est dangereuse sur une autre où elle n'est nullement à craindre. Mais cette terminaison est dangereuse toutes les fois que l'inflammation se porte sur des organes plus importans que ceux sur lesquels elle s'étoit d'abord développée. On lit dans les Mémoires de l'Académie royale de chirurgie, que l'usage des gargarismes astringens dans l'inflammation de l'isthme du gosier, faisant cesser cette maladie, a déterminé une péripneumonie mortelle ; et il n'est pas rare de voir la terminaison de l'érysipèle par délitescence, donner lieu à la pleuresie ou à une autre inflammation grave.

On a expliqué la métastase de diverses manières. Suivant les uns, elle se fait au moyen de la circulation. Les autres, avec *Bordeu*, croient que le principe morbifique se transporte d'un lieu dans un autre par la voie du tissu cellulaire. Enfin, il en est qui se rendent raison de la métastase, en disant que le sang accumulé par l'effet de l'irritation dans la partie primitivement enflammée, est appelé dans une autre partie par une irritation plus forte. L'opinion de *Bordeu* paroît la plus probable.

La résolution est la dissipation graduelle de l'inflammation. On la distingue de la délitescence, en ce que dans celle-ci la maladie est arrêtée tout-à-coup dans sa marche et même dès son invasion; tandis que dans la résolution, elle se dissipe par degré et seulement lorsqu'elle est parvenue à son état, de manière qu'elle parcourt toutes ses périodes. Ainsi, dès que la résolution s'opère, l'irritation cesse dans la partie, les vaisseaux engorgés reçoivent moins de liquides et reprennent leur diamètre naturel; l'ordre de la circulation se rétablit, et l'on voit se dissiper avec lenteur et par degrés tous les phénomènes inflammatoires.

La résolution peut avoir lieu dans toutes les inflammations. Quelquefois, lorsque la maladie dépend d'une cause interne, elle est accompagnée d'une évacuation sensible, soit par les urines, soit par les sueurs, ou même par les selles; mais le plus souvent elle se fait sans évacuation apparente.

La résolution est la terminaison la plus favorable. Elle ramène les parties enflammées à leur état naturel, et au libre exercice de leurs fonctions; et lors même que la maladie dépend d'une cause interne, comme elle parcourt toutes ses périodes, cette cause s'élabore tellement dans le cours de l'inflammation, qu'elle perd entièrement ses qualités nuisibles. Il y a seulement une exception à faire, à cet égard, pour les inflammations qui surviennent dans certaines fièvres malignes et pestilentielles, parce qu'en effet, la cause de ces espèces d'inflammations étant extrêmement délétère, ne peut, à ce qu'il paroît, être neutralisée par le travail qui s'opère dans la partie enflammée, et pourroit être très-nuisible à l'économie, si elle étoit reportée dans le torrent de la circulation, par la résolution; mais dans toutes les autres inflammations, cette terminaison est avantageuse et desirable, sur-tout lorsque la maladie a son siège à l'intérieur.

Quand l'inflammation ne marche point avec une grande rapidité, que la douleur n'est pas pulsative, on peut espérer que la résolution aura lieu ; et si les symptômes diminuent, après avoir augmenté pendant quelque temps, c'est un signe que la nature y travaille. Dans les inflammations externes, la résolution commence ordinairement du quatrième au neuvième jour.

La suppuration est la formation, dans la partie enflammée, d'un liquide plus ou moins blanc, ne ressemblant en rien aux humeurs du corps, et qui est connu sous le nom de *pus*. Ce liquide présente beaucoup de variétés, suivant l'intensité de l'inflammation et la nature des parties enflammées.

Lorsque l'inflammation a son siège dans le tissu cellulaire, la matière de la suppuration est d'un blanc légèrement jaunâtre, homogène, opaque, d'une consistance un peu moindre que celle de la crême, sans acrimonie et sans odeur. On désigne ordinairement ces qualités comme celles qui appartiennent au véritable pus, au pus de bonne nature. Lorsqu'il se forme dans ce même tissu cellulaire, ou dans les organes parenchymateux, comme le foie, les poumons, il s'amasse dans des cavités produites par l'écartement des parties voisines, et que l'on désigne sous le nom de *foyers ;* les collections qu'il y forme, constituent ce qu'on appelle des *abcès,* dont nous traiterons dans un chapitre particulier.

Lorsque l'inflammation attaque une membrane muqueuse, et qu'elle est médiocre, le mucus, secrété par les follicules qui entrent dans la composition de cette membrane, devient très-abondant; il s'épaissit et se montre enfin sous l'aspect d'un liquide filant, jaunâtre ou verdâtre, qu'on appelle *matière puriforme*, à cause de sa ressemblance avec le pus; c'est ce qu'on observe dans la phlogose de la membrane muqueuse des fosses nasales, du larynx, de la trachée-artère, des bronches, du vagin, du canal de l'urètre, de la vessie urinaire, et en général, dans la phlogose de toutes les membranes qui tapissent l'intérieur des organes creux. L'inflammation des mêmes membranes muqueuses, portée à un très-haut degré, est suivie de leur ulcération; et alors ce n'est plus un mucus épaissi, mais un véritable pus qui s'en sépare.

Si l'inflammation a son siège dans les membranes séreuses, telles que le péritoine, la plèvre, l'arachnoïde, on observe, lorsqu'elle est médiocre, qu'il se fait une exsudation lymphatique, susceptible de se concréter, de se durcir, et au moyen de laquelle les membranes, qui étoient affectées d'inflammation, contractent des adhérences plus ou moins fortes avec les parties auxquelles elles n'étoient auparavant que contiguës. C'est ainsi que l'on voit, à la suite de la pleurésie, la surface externe des poumons adhérer à la plèvre costale, et les viscères abdominaux présenter le même phénomène relativement aux parois abdominales, à la suite des péritonites. L'inflammation de ces mêmes membranes est-elle portée à un plus haut degré, il se fait une exsudation séro-lymphatique, qui présente une couleur différente, suivant la marche rapide ou lente de la maladie. Si l'inflammation est très - aiguë, ce liquide est teint de sang, et contient souvent des flocons d'apparence celluleuse. Si elle est chronique, comme on le remarque fréquemment dans les viscères abdominaux des scrofuleux, le liquide exsudé ressemble à du petit-lait, dans lequel il nage aussi quelquefois des flocons celluleux.

Le produit de la suppuration ne présente pas moins de variétés dans les autres organes. Le pus des muscles est d'un jaune grisâtre ; celui du foie est souvent roussâtre, épais, et mêlé de stries jaunâtres. Le pus des os est ténu, fétide, grisâtre, et teint souvent le linge et la charpie en noir. Enfin, il varie dans ces différentes parties, suivant les progrès de la maladie, l'état de l'individu, et les remèdes employés. Celui du tissu cellulaire lui - même n'est pas toujours identique ; dans le commencement de la suppuration, il est ténu, séreux et rougeâtre, et on le désigne alors sous le nom de *sanie sanguinolente*. Dans les abcès froids, où l'inflammation est à peine sensible, il reste fort liquide, et prend quelquefois une couleur verdâtre.

La suppuration est une terminaison avantageuse, lorsque l'inflammation dépend d'une cause interne extrêmement active, et qu'elle a son siège à l'extérieur. En effet, dans ce cas, il est à craindre que l'élaboration qui a lieu pendant le cours de la maladie, supposé que celle-ci se termine d'une autre manière, ne modifie pas assez les qualités malfaisantes de sa cause, pour les empêcher de nuire à l'économie.

Mais dans toutes les autres inflammations, sans

en excepter celles qui sont externes, la suppuration est une terminaison désavantageuse que
l'on doit chercher à éloigner, attendu que la
maladie ne fait que se convertir en une autre,
en se terminant par un abcès.

C'est sur-tout dans les inflammations intérieures, que la suppuration est à craindre ; et
le danger de cette terminaison est plus ou moins
grand, suivant la nature de l'organe enflammé.
La suppuration de la dure-mère et du cerveau
est presque toujours mortelle. Cependant, quand
le cerveau est à découvert, on voit quelquefois
la suppuration se porter en dehors, et le malade
guérir.

La suppuration des organes renfermés dans
la poitrine, est très-souvent mortelle. Celle du
cœur l'est constamment ; celle des poumons
l'est aussi presque toujours. Mais il y a quelques
cas d'exception pour la suppuration de la
plèvre.

La suppuration des viscères abdominaux est
aussi très-dangereuse et souvent mortelle. On
a cependant vu se former dans la substance du
foie des abcès qui, s'étant portés au-dehors, ont
été ouverts avec succès par l'art.

Les opinions sont singulièrement partagées
sur le mécanisme de la suppuration. Quelques
auteurs pensent que le pus se forme dans tout
le système artériel, et qu'il est déposé par voie
d'excrétion dans la partie enflammée. Cette opinion appartient à *Dehaën*, et se trouve exposée
dans son *Ratio medendi*. Mais elle n'est fondée
sur aucun fait, sur aucune observation. D'ailleurs, si le pus se formoit dans les artères, il
devroit s'en produire dans toutes les inflammations ; et c'est ce qui n'a pas lieu. Une sem-

blable hypothèse n'est donc pas admissible.

L'opinion la plus générale, est que le pus se forme dans la partie même affectée d'inflammation; mais par quelles substances est-il produit ?

Les uns pensent qu'il provient des débris des solides de la partie enflammée. Mais s'il en étoit ainsi, cette partie devroit éprouver une déperdition de substance proportionnée à la quantité de pus qui s'en sépare, et c'est ce qui n'arrive pas. Au contraire, lorsqu'un abcès, même considérable, a été ouvert, ses parois se rapprochent insensiblement ; on n'apperçoit pas dans le produit de la suppuration la moindre trace ni de tissu cellulaire, ni d'aucun autre solide, et la cicatrice se forme sans déperdition de substance. Un vésicatoire entretenu pendant des années entières, a produit une suppuration abondante ; on le supprime, la plaie se cicatrise ; bientôt on ne voit plus de trace de l'exutoire, et la partie où il a été posé n'a éprouvé aucune déperdition.

L'opinion des autres, qui nous paroît la plus probable, est que le pus est produit par les humeurs de toute espèce qui formoient l'engorgement inflammatoire. *Pringle*, *Gaber* et leurs partisans supposoient, pour expliquer le mécanisme de sa formation, une combinaison chimique de la graisse avec la lymphe qui exsude des parties enflammées ; mais cette hypothèse est entièrement abandonnée, et les meilleurs pathologistes de nos jours regardent le pus comme le produit d'une élaboration particulière des humeurs qui ont afflué dans la partie enflammée, par l'action organique des vaisseaux de cette partie. La suppuration se forme

donc dans une partie enflammée, comme la
salive dans les glandes salivaires, l'urine dans les
reins, la bile dans le foie, etc.; et de même que
les qualités des humeurs secrétées sont différentes, suivant que l'action des glandes secrétoires
est augmentée, diminuée ou altérée, de même
aussi le pus varie suivant les modifications de
l'action des parties qui le produisent. En effet,
lorsque l'inflammation est médiocre, mais suffisante pour élaborer les humeurs et les convertir
dans l'espace de dix ou douze jours en pus, ce
liquide a les qualités qu'on appelle louables. L'inflammation est-elle portée à un degré trop haut,
le pus est sanieux et sanguinolent. Si au contraire
elle est lente, si ses symptômes sont à peine prononcés, alors le pus est extrêmement séreux et
ressemble à du petit-lait. On voit ce rapport
constant entre les qualités du pus et les degrés
de l'inflammation, dans les plaies, dans les
ulcères, etc.

Il est des symptômes de l'inflammation, qui
font présumer qu'elle se terminera par suppuration; il en est qui annoncent que la suppuration se forme; enfin, il s'en présente qui font
connoître qu'elle est formée. Ces symptômes
méritent la plus grande attention de la part du
praticien. Considérons - les dans une affection
phlegmoneuse, située extérieurement.

Lorsque l'inflammation a marché rapidement, qu'elle est parvenue en peu de temps à
un très-haut degré, que la douleur est pulsative, que la partie enflammée est pourvue de
beaucoup de tissu cellulaire graisseux, alors on
présume que la maladie se terminera par suppuration.

Si la douleur diminue d'intensité, et que cependant elle continue d'être pulsative ; que l'engorgement, la rougeur et la chaleur diminuent un peu ; que le malade éprouve des frissons, des espèces d'horripilations ; que la tumeur s'amollisse par degré, on juge que la nature travaille à la formation du pus.

Quand tous les symptômes inflammatoires, et sur-tout la rougeur, ont beaucoup perdu de leur activité, que la tumeur s'est amollie dans son centre, et s'est élevée en pointe, qu'on y sent de la fluctuation, tandis que le reste de son étendue présente de l'empâtement, nul doute alors qu'il n'y ait une collection de pus plus ou moins grande au centre de la tumeur.

Il est très-aisé de connoître que la suppuration se forme, et qu'elle est formée, quand l'inflammation a son siège au-dessous de la peau ; mais il est plus difficile de s'en assurer, lorsque l'inflammation est située profondément dans l'interstice des muscles, au-dessous des fortes aponévroses qui environnent les membres. Souvent même la suppuration existe depuis long-temps, qu'on n'en a point encore de signe certain. Mais s'il est difficile de reconnoître l'existence du pus, à la suite d'une inflammation externe, située profondément, il est bien plus difficile encore de s'en assurer, quand la maladie a son siège dans l'intérieur. On ne peut avoir recours alors qu'aux signes rationels, tels que la douleur pulsative, les frissons irréguliers, l'espèce d'horripilation, la petite fièvre que le malade éprouve, la conversion de la douleur pulsative, en douleur gravative, et la diminution des autres symptômes inflammatoires.

Quelquefois cependant la suppuration interne se manifeste au dehors, et présente des signes locaux aussi certains, que si elle avoit son siége à l'extérieur. Par exemple, lorsqu'un abcès au foie, suite de l'inflammation de sa surface convexe se prononce fortement à l'extérieur ; que le pus qui s'est formé durant une péripneumonie intense, se porte au dehors, et y forme une tumeur avec fluctuation, etc.

Lorsque l'inflammation est très-intense, ou qu'elle est due à une cause maligne, elle peut se terminer par gangrène. Toutes les parties du corps peuvent être frappées de gangrène à la suite de l'inflammation ; mais on observe plus souvent cette terminaison dans les affections inflammatoires de la peau, et du tissu cellulaire, que dans celles des autres parties.

La terminaison par gangrène est constamment mortelle lorsqu'elle survient dans l'inflammation d'un organe essentiel à la vie, et elle est en général fâcheuse, quel qu'en soit le siège, en ce qu'elle entraîne la destruction de la partie affectée. Il est cependant certaines maladies inflammatoires dont la cause est extrêmement maligne, et dans lesquelles la terminaison par gangrène est la seule qui soit salutaire. Car on observe dans ces maladies, que, lorsque la nature n'a pas assez de force pour la produire, le malade périt, à moins que l'art ne seconde heureusement les efforts de la nature, par les moyens convenables.

Nous nous sommes bornés ici à indiquer cette terminaison de l'inflammation, parce que la gangrène formant un genre particulier de maladie qui peut reconnoître d'autres causes, nous en traiterons dans un chapitre particulier.

1.   3

L'endurcissement des parties qui étoient enflammées, constitue le mode de terminaison qu'on nomme par induration. Lorsqu'une inflammation se termine de cette manière, l'engorgement inflammatoire, après avoir diminué un peu, reste stationnaire ; la partie acquiert de la dureté ; la rougeur, la chaleur et la douleur se dissipent par degrés, et à mesure que ces symptômes diminuent, l'endurcissement augmente jusqu'à un degré plus ou moins considérable.

Cette terminaison est propre aux inflammations lentes, chroniques, qui n'ont pas assez d'intensité pour se terminer par suppuration. On l'observe le plus ordinairement dans les organes glanduleux, et sur-tout dans les testicules. Elle survient aussi assez fréquemment dans certaines inflammations cutanées, notamment dans celles qui ont lieu aux bords des ulcères, sur-tout aux extrémités inférieures ; enfin, l'induration survient quelquefois dans les inflammations du tissu cellulaire. On en voit des exemples dans les callosités qui entourent le trajet de diverses espèces de fistules, et entr'autres des fistules urinaires et stercorales. Ces callosités sont le résultat d'un engorgement inflammatoire trop peu considérable pour se termin r par suppuration, et qui n'a pu se résoudre à cause de l'irritation entretenue par le passage continuel d'un liquide dans le trajet fistuleux.

Ces callosités et celles qui se forment aux environs de certains ulcères, ne produisent ordinairement d'autres effets fâcheux que de retarder la guérison de ces maladies. Mais l'induration des organes glanduleux est beaucoup plus fâcheuse, puisqu'elle conduit presque toujours à la nécessité d'emporter la partie malade.

Il est cependant quelques cas où l'induration est une terminaison préférable à la suppuration, et sur-tout à la gangrène, par exemple, dans l'inflammation du foie; à moins que l'abcès ne puisse se prononcer au dehors, et qu'en l'ouvrant d'une manière convenable, on n'ait l'espoir d'en procurer la guérison.

L'art emploie divers moyens pour combattre l'inflammation dans son commencement; et il en est d'autres auxquels il a recours lorsque la maladie vise à une des cinq terminaisons dont nous venons de parler.

Les premiers sont la diète, les remèdes internes et les remèdes externes. La diète ne s'entend pas seulement de la privation de toute espèce d'alimens, mais encore de l'administration bien entendue de ce qu'on appelle improprement les six choses *non-naturelles*; savoir : l'air, les alimens, le sommeil et la veille, les excrétions évacuées ou retenues, et les passions de l'ame.

Un air trop chaud devient nuisible dans toutes les espèces d'inflammations, en raréfiant les liquides et les solides; il pourroit même, quand la chaleur est excessive, produire la maladie.

Une atmosphère trop froide tend à resserrer, à crisper les solides, et agit sur les liquides à la manière des répercussifs, c'est-à-dire qu'elle les pousse de la circonférence au centre. Elle est donc aussi très-nuisible dans les affections inflammatoires.

D'après cela on tiendra, autant que possible, les malades affectés d'inflammation, dans un air d'une température modérée, en corrigeant, par les moyens connus, ses excès de chaleur ou de froid.

L'usage des alimens doit être réglé sous le rapport de leur quantité et de leurs qualités.

Lorsque l'inflammation est très-étendue, ou qu'elle occupe un organe important comme le cerveau, les poumons, les viscères abdominaux, on interdit au malade toute espèce d'alimens, sur-tout s'il est d'une forte constitution. Mais si l'on a affaire à une personne foible, on pourra lui prescrire quelques bouillons faits, au moins en partie, avec la chair de veau, tant afin qu'ils soient moins nutritifs, qu'afin qu'ils soient délayans et rafraîchissans.

Dans les inflammations qui ne sont ni étendues, ni graves, on peut permettre quelques potages, et même des alimens plus nourrissans, suivant le degré de la maladie ; mais on aura toujours soin de les choisir parmi les viandes blanches et les substances végétales de facile digestion. On défendra les assaisonnemens avec les aromates, à cause de leur propriété stimulante.

Dans toutes les inflammations, mais sur-tout dans celles qui sont accompagnées de fièvre, on défendra l'usage du vin, excepté dans les cas où la maladie est due à un principe délétère qui la fait tendre à la gangrène.

Le mouvement est nuisible dans les maladies inflammatoires. Il faut donc, en général, que le malade observe le repos le plus parfait possible. Il faut sur-tout que la partie affectée soit dans l'immobilité, et dans une position qui favorise la circulation du sang veineux et de la lymphe. Ainsi lorsque l'inflammation est à la jambe, on fait placer cette partie dans une situation horizontale. L'intensité de la maladie augmenteroit au lieu de diminuer, si le malade restoit debout, ou qu'il tînt la jambe dans la position verticale.

A l'égard du sommeil et de la veille, on pourra, dans les inflammations externes, lorsqu'elles sont accompagnées d'insomnie et d'agitation, avoir recours aux calmans, et même aux narcotiques pour modérer ces deux symptômes. Mais quand l'inflammation a son siège à l'intérieur, on doit être très-réservé sur l'usage des narcotiques qui masquent souvent la marche de la maladie, et peuvent déterminer la gangrène ; et en général, quand l'inflammation est très-intense, même quand elle a son siège à l'extérieur, on doit s'abstenir de ces médicamens, dans la crainte de favoriser la terminaison par gangrène.

On doit dans toutes les inflammations entretenir, suivant le besoin, la liberté des évacuations. On entretient la liberté du ventre par des lavemens ; le cours des urines, par des boissons légèrement diurétiques ; la transpiration, par des diaphorétiques.

Il est aussi très-important d'éloigner du malade tout ce qui peut exciter des émotions vives de l'ame. Les emportemens de la colère sont sur-tout très-propres à aggraver la maladie ; mais dans les inflammations qui sont dues à un principe délétère, la joie et les autres affections gaies peuvent avoir un certain degré d'utilité en remuant le principe vital.

Les remèdes internes les mieux indiqués dans les inflammations, sont ceux que l'on connoît sous le nom d'*antiphlogistiques*, et parmi lesquels les délayans et les rafraîchissans tiennent le premier rang. Il faut, dans leur choix, avoir égard à la constitution du malade, à ses habitudes, et sur-tout à la saison. Dans l'été, on doit recommander particulièrement les boissons froides acidulées, telles que la limonade, soit végétale, soit minérale, les sirops de groseille ou de vinaigre dans une tisane quelconque. Les malades ont d'ailleurs dans cette saison une prédilection très-marquée pour ces sortes de boissons ; mais en hiver elles pourroient irriter l'organe pulmonaire qui, dans ce temps de l'année, est plus susceptible d'être affecté, et déterminer des affections catarrhales. On doit alors préférer les boissons légèrement mucilagineuses, telles que la solution de gomme arabique, la décoction légère de racine de guimauve, de graines de lin, le petit-lait, l'eau de veau, l'eau de poulet, etc. et on aura soin de les donner toujours chaudes. Il importe, dans toutes les saisons, d'introduire dans le sang des personnes affectées d'inflammation, beaucoup de vehicule, pour remedier à la deperdition de la partie séreuse, que ce liquide éprouve dans ces sortes de maladies. Cependant il faut avoir égard à l'effet des boissons sur l'estomac, et en modérer l'usage quand cet organe ne peut en supporter une grande quantité.

Convient-il dans les inflammations de provoquer des évacuations, soit par les vomitifs, soit par les purgatifs ? En général, lorsque la maladie ne tient nullement à l'état des premières voies, les vomitifs peuvent devenir nuisibles en déterminant une métastase. Mais il est certaines inflammations qui dépendent entièrement de l'embarras des premières voies, caractérisé par l'enduit jaunâtre de la langue, l'amertume de la bouche, le mal de tête, des nausées, des envies de vomir ; dans ce cas, un vomitif débarrasse l'estomac et le duodenum des matières que l'on présume être la cause de la maladie, et souvent celle-ci se dissipe. On voit, par exemple, un grand nombre d'érysipèles, et des inflammations légères de l'isthme du gosier céder à un vomitif ; c'est au médecin à juger de ces différences.

Quant aux purgatifs, il faut en user sobrement. Il n'en existe pas d'antiphlogistiques comme on l'avoit prétendu. Ils irritent toujours plus ou moins, et ne peuvent convenir que lorsque l'inflammation dépend d'une cause qui réside dans le canal intestinal. Il faut donc, en général, s'en abstenir dans le commencement de la maladie, et se borner aux lavemens émolliens.

Nous comprenons dans la classe des remèdes externes, les saignées tant générales que locales et les topiques. La saignée générale peut être à la vérité considérée comme un remède interne ; mais nous avons cru devoir en parler ici, afin de ne pas séparer les considérations qu'elle présente, de celles qui appartiennent aux saignées locales.

La saignée générale peut devenir nuisible, lorsque la personne affectée d'inflammation est d'une constitution foible ou débilitée. Elle est dangereuse dans les inflammations produites par une cause maligne, délétère, qui a diminué l'énergie du principe vital. Mais dans toutes les autres inflammations, la saignée produit d'excellens effets, lorsque la constitution du malade permet d'y avoir recours. Elle détermine dans tout le systême un relâchement qui arrête les progrès de la maladie, et en favorise la guérison ; et les avantages qu'on en retire sont d'autant plus marqués, que l'inflammation est plus récente. Le nombre des saignées et la quantité de sang qu'on doit tirer à chaque fois, se règle d'après l'intensité de l'inflammation, l'âge, le tempérament et la force du malade. Il est cependant d'observation que des saignées copieuses et rares, faites par une large ouverture de la veine, produisent un meilleur effet que des évacuations de sang moins abondantes et plus fréquemment répétées. Mais la seule règle à suivre relativement à la quantité de sang que l'on doit tirer dans une maladie inflammatoire aiguë et grave, est de saigner jusqu'à ce qu'il y ait un soulagement remarquable, et c'est ce qu'on obtient ordinairement par une saignée de quatre ou cinq palettes. Mais s'il y avait à craindre que le malade ne perdît trop de ses forces, on ne la feroit pas aussi copieuse.

La saignée purement évacuative, par laquelle on diminue la masse du sang, est la plus utile : il paroît qu'en évacuant une certaine quantité de sang, on augmente la fluidité de celui qui reste dans les vaisseaux, par la soustraction d'une certaine quantité de fibrine ; de manière que la saignée évacuative devient aussi expoliative. Il est aussi très-probable que la saignée agit également ment sur les solides en diminuant l'énergie de leurs forces vitales, et en les rendant moins susceptibles de recevoir l'impulsion de la cause irritante, et de sentir l'aiguillon qui stimule la partie enflammée, et y attire les humeurs. Une expérience journalière vient à l'appui de cette opinion. Lorsqu'on pratique la saignée à l'occasion d'un érysipèle, s'il arrive que le malade tombe en syncope, on observe que, pendant la durée de cet état dans lequel les forces de la vie sont sensiblement diminuées, la rougeur disparoît entièrement, et qu'elle revient ensuite par degrés à mesure que le malade reprend connoissance.

On retire quelquefois des avantages de la saignée révulsive, c'est-à-dire, de celle que l'on pratique loin de la partie qui est le siège de la maladie ; il n'est pas douteux, par exemple, que l'on ne produise plus d'effet dans les inflammations de la tête, en ouvrant la veine saphène, qu'en ouvrant la veine basilique, quoiqu'on ne puisse rendre raison de ce phénomène.

Les saignées locales se font par le moyen des sangsues, ou des ventouses scarifiées ; on fait en Allemagne un assez grand usage de ces dernières ; mais en France on donne, en général, la préférence aux sangsues, tant parce que leur application exige moins d'appareil, qu'à cause de la répugnance que la plupart des malades ont pour l'instrument tranchant.

Pour retirer de bons effets des sangsues, il faut les appliquer sur les environs de l'inflammation. Lorsqu'on les place sur la partie malade elle-même, l'écoulement de sang produit à la vérité un dégorgement assez considérable, et une rémission sensible de tous les symptômes de la maladie ; mais ce soulagement n'est que momentané, et l'inflammation reprend bientôt plus d'intensité qu'elle n'en avoit auparavant, à cause de l'irritation nouvelle produite par les sangsues. Il est donc plus convenable de les appliquer sur un endroit un peu distant de la tumeur inflammatoire.

Ces sortes de saignées sont sur-tout fort utiles dans les inflammations qui affectent des parties situées sous la peau et qui n'intéressent pas cette dernière. Elles déterminent sur l'organe cutané une irritation et un afflux de sang qui diminuent singulièrement l'intensité de l'inflammation. C'est ainsi qu'on les applique avec beaucoup d'avantage sur les paupières, dans l'ophthalmie; à la partie antérieure et supérieure du cou, dans l'angine ; derrière les oreilles, dans les inflammations du conduit auditif externe ; au périnée, dans celle de la vessie, etc.

Les sang-sues sont aussi très-avantageuses dans les hémorroïdes. Mais ici il y a une exception à faire à la règle générale que nous avons donnée pour le lieu de leur application ; car on procure un soulagement plus grand en les appliquant sur les tumeurs hermorroïdales elles-mêmes, que lorsqu'on les applique sur les environs. Aussi est-il à remarquer que les hémorroïdes ne sont pas seulement des maladies inflammatoires, qu'elles sont aussi des tumeurs sanguines qui distendent le tissu cellulaire environnant, et que leur dégorgement immédiat faisant cesser promptement cette distension, calme la douleur qu'elle occasionne.

Dans l'érysipèle, le phlégmon, les fractures compliquées et accompagnées d'une tension très-grande, les sangsues ont moins d'avantage que la saignée générale, à laquelle il faut avoir recours.

En traitant des inflammations particulières aux différentes parties du corps, nous indique-

rons d'une manière spéciale les cas où les sangsues conviennent, et le petit nombre de ceux où
les scarifications leur sont préférables.

Les remèdes topiques dont on fait usage dans
les inflammations, ne sont guères applicables
qu'à celles qui ont leur siège à l'extérieur. Quand
la maladie est située profondément, par exemple, dans la poitrine, dans l'abdomen, ils n'ont
que peu d'action. On seroit même tenté de croire
qu'ils n'en ont aucune, à cause de la distance
qui existe entre l'endroit où on les applique et
la partie malade. Cependant on emploie souvent
des fomentations, ou des cataplasmes émolliens
dans certaines inflammations internes, et l'expérience semble prouver qu'ils ne sont pas tout-
à-fait inutiles et qu'ils produisent du relâchement.
Les vésicatoires que l'on emploie dans ces sortes
d'inflammations ont certainement une grande
efficacité, mais on conçoit qu'ils n'agissent que
comme révulsifs, dans le cas où la cause de la
maladie est très-mobile, et par cela même susceptible de déplacement.

Les topiques forment une partie essentielle du
traitement des inflammations externes, et on les
choisit spécialement dans la classe des répercussifs, dans celle des émolliens et dans celle
des anodins.

Les répercussifs agissent en resserrant les
vaisseaux de la partie enflammée; ils empêchent
par-là les humeurs d'y aborder en grande quantité, et repoussent celles que l'irritation y a
attirées; ils agissent peut-être aussi en émoussant la sensibilité des nerfs de la partie sur
laquelle on les applique, et en diminuant ainsi
l'effet de l'irritation sur cette partie. On a un
exemple très-familier et très-frappant de l'ac-

tion des répercussifs dans la couleur pâle des lèvres des personnes qui viennent de manger des alimens assaisonnés avec du vinaigre.

Les répercussifs conviennent fort bien dans le principe des inflammations modérées de cause externe, dans lesquelles la métastase n'est nullement à craindre, et si l'emploi en est bien dirigé, ils font avorter la maladie. C'est ainsi qu'en administrant promptement ces médicamens dans une entorse, on empêche l'abord des humeurs vers la partie irritée, et on prévient le gonflement inflammatoire qui est sur le point de se développer. Si l'on applique des répercussifs sur une partie qui vient d'être brûlée médiocrement et sans détachement de l'épiderme, on arrête aussi de la même manière, comme nous avons déja eu occasion de l'observer, la maladie dans son principe.

Les répercussifs ne doivent être employés ni dans les inflammations de causes internes, ni dans celles des organes glanduleux, ni dans les inflammations intenses, quel que soit leur siège, ni dans celles qui existent déja depuis quelque temps : car dans ces cas, ils peuvent déterminer des métastases dangereuses, ou donner lieu à la gangrène, en arrêtant l'action organique, par la constriction qu'ils font éprouver aux solides. On a vu des exemples de ce dernier effet dans le panaris.

Lorsque les répercussifs administrés à contretemps ne produisent ni la métastase ni la gangrène, ils peuvent contribuer à l'induration de la partie enflammée. Ainsi on détermine quelquefois l'induration du testicule engorgé, en y appliquant trop tard un topique répercussif : alors ce remède ne fait que répercuter les

parties les plus fluides de la matière de l'engorgement.

Il faudra donc, avant de se déterminer à
l'emploi des répercussifs, faire attention à la
cause de l'inflammation, à la texture de l'organe enflammé, aux degrés et au temps de la
maladie.

On emploie les répercussifs sous forme liquide, ou sous forme de cataplasme. S'agit-il
de l'inflammation d'un membre ou d'une de
ses parties, comme la main, l'avant-bras, le
pied, la jambe, on prépare un bain avec un
liquide répercussif, on y plonge la partie malade et on l'y laisse pendant quelques heures;
ou bien on applique sur cette partie des compresses imbibées d'un liquide de la même nature. Les répercussifs avec lesquels on prépare
le bain ou les fomentations, sont ou de l'eau
froide simplement, ou de l'eau et du vinaigre,
ce qui forme l'oxicrat, ou un mélange d'eau
et d'acétate de plomb, auquel on ajoute quelquefois un peu d'eau-de-vie. Lorsqu'on a affaire
à un engorgement du testicule, on emploie les
répercussifs sous forme de cataplasme que l'on
fait communément avec la terre cimolée des
couteliers, et un peu de vinaigre.

Dans les cas assez nombreux d'inflammations
où les répercussifs ne sont pas indiqués, on a
recours aux émolliens. La propriété qu'ils ont
de relâcher le tissu des solides engorgés, les
rend très-propres à modérer la tension et
les autres symptômes inflammatoires. On les
emploie, comme les répercussifs, sous la forme de fomentation, ou sous celle de cataplasmes, suivant les circonstances.

En général, dans les inflammations qui ont

leur siège dans le tissu même de la peau , on doit préférer les fomentations , parce que les cataplasmes occasionneroient une pression incommode sur les parties enflammées. Ces fomentations , que l'on fait avec l'eau tiède , ou avec une décoction mucilagineuse , doivent être employées chaudes , et être renouvellées très-fréquemment. On entretiendra leur chaleur , sur-tout en hiver , en plaçant des briques chaudes près de la partie malade , ou des bouteilles remplies d'eau tiède ; car lorsque les fomentations émollientes sont refroidies , elles ont l'inconvénient d'agir comme répercussives. C'est pourquoi si on ne pouvoit pas entretenir la chaleur , on leur substitueroit des ablutions de même nature. On pourroit aussi avoir recours aux huileux qui sont de bons relâchans ; mais ils ont l'inconvénient de devenir rances par la chaleur de l'inflammation , ce qui les rend irritans ; c'est pourquoi on leur préfère les décoctions émollientes.

Lorsque l'inflammation est située profondément dans le tissu cellulaire , comme dans le phlegmon , on emploie les émolliens sous forme de cataplasmes. On les compose de différentes substances ; par exemple , on en fait avec de la farine de graine de lin cuite dans une décoction de racine de guimauve. Ce cataplasme a l'avantage d'être très-émollient et de conserver long-temps son humidité. Au défaut de farine de graine de lin , on peut faire un cataplasme avec les feuilles des plantes émollientes , que l'on fait cuire jusqu'à consistance de bouillie , dans une décoction de racines de guimauve, ou dans du lait ; ou bien on fait un cataplasme avec la mie de pain blanc et le lait auxquels on peut ajouter un jaune d'œuf et un peu de safran, pour le rendre anodin. Mais ce cataplasme a l'inconvénient de s'aigrir et de se dessécher très-vîte, et alors il devient répercussif. Il faut donc, lorsqu'on en fait usage, le renouveller très-souvent, pour qu'il n'ait pas le temps de devenir aigre. On varie la composition des cataplasmes suivant la nature de la partie enflammée ; par exemple, pour l'inflammation de l'œil, on en fait un avec la pulpe de pommes cuites, soit seule, soit mêlée avec un peu de farine de graine de lin ou d'eau de guimauve. Au reste, il faut prendre garde en faisant un cataplasme quelconque, que le véhicule soit en trop grande quantité, parce que l'humidité empêche beaucoup la conservation de la chaleur ; il faut encore éviter qu'il soit trop sec, parce qu'alors il se dessèche promptement, et cesse d'agir comme émollient et relâchant.

Lorsque la partie sur laquelle on doit appliquer un cataplasme est couverte de poils, il faut préliminairement la raser, afin de prévenir le tiraillement douloureux qui pourroit résulter de leur agglutination avec le cataplasme.

On étend le cataplasme sur un linge, et on l'applique immédiatement sur la peau. Lorsqu'il est placé entre deux linges, il a beaucoup moins de vertu et n'agit plus que comme humectant ; cependant il est certaines parties sur lesquelles on ne doit jamais l'appliquer immédiatement, tel est l'œil. Sa levée seroit douloureuse, à cause des cils auxquels il s'attacheroit. Dans ce cas et dans tous ceux où il y auroit de l'inconvénient à ce que le cataplasme touchât la peau immédiatement, je le couvre avec un morceau de gaze très-claire.

On doit donner au cataplasme une épaisseur uniforme et convenable , afin qu'il ne se dessèche pas trop promptement ; après l'avoir étendu sur le linge , on replie les bords de celui-ci ; sans cette précaution, le cataplasme s'amincissant à sa circonférence, se dessécheroit plus vîte et se colleroit à la peau.

Dans tous les cas d'inflammation le cataplasme doit être renouvellé toutes les douze heures, et quand la chaleur de la partie est très-grande, on doit le renouveller trois ou quatre fois dans les vingt-quatre heures , et l'arroser dans l'intervalle d'un pansement à l'autre , avec de l'eau de guimauve , pour entretenir son humidité. Enfin , on doit appliquer les cataplasmes un peu chauds , et même si c'est en hiver , il faut entretenir cette chaleur en couvrant suffisamment la partie.

Les topiques anodins ou calmans sont indiqués toutes les fois que les douleurs qui accompagnent l'inflammation deviennent assez vives pour empêcher le repos du malade. Les plus usités sont les décoctions de safran, de têtes de pavots, de jusquiame, de morelle et les solutions d'opium. Il faut user avec prudence de ces moyens, sur-tout de l'opium , parce qu'ils affoiblissent la vitalité de la partie sur laquelle on les applique et qu'ils la disposent à la gangrène.

On a quelquefois recours avec avantage aux topiques irritans que l'on applique sur une partie saine , à dessein d'y attirer l'inflammation fixée sur une partie où elle est accompagnée de plus de danger. C'est ainsi que l'on met un vésicatoire derrière l'oreille , dans l'inflammation du conduit auditif; derrière le cou , dans celle des yeux , etc.

Les indications curatives que présente l'inflammation, lorsqu'après avoir parcouru ses premières périodes, elle tend vers une terminaison quelconque, varient autant que les différentes terminaisons dont la maladie est susceptible.

Lorsque la délitescence est à craindre, il faut éloigner tout ce qui pourroit contribuer à la déterminer. On sera sur-tout en garde contre les répercussifs et l'air froid. Si malgré ces précautions la délitescence s'opère, on irritera la partie, soit par un cataplasme maturatif ou attractif, soit par les vésicatoires, soit par les cautères, afin d'attirer au-dehors le principe morbifique; et on donnera à l'intérieur, suivant l'état du pouls et les forces du malade, des remèdes actifs pris parmi les toniques, les fortifians, les alexitères et les cordiaux.

Si ces moyens ne rappellent pas l'inflammation à l'extérieur, et que le malade ressente des douleurs intérieurement, c'est un signe qu'elle s'y est fixée. Le traitement de cette nouvelle inflammation doit être basé sur la nature de l'organe affecté, les forces du malade et l'intensité de la maladie.

La résolution de l'inflammation étant une terminaison très-avantageuse, lorsqu'elle se prépare, on ne négligera rien pour la favoriser, et on évitera au contraire, avec le plus grand soin, tout ce qui pourroit la troubler. Les cataplasmes émolliens qui ont été administrés pour modérer l'inflammation, suffisent ordinairement pour la conduire jusqu'à parfaite guérison. Ainsi, lorsque l'inflammation diminue, on s'abstiendra des saignées, et on laissera agir la nature. On continuera cependant l'usage des boissons délayantes et le régime convenable.

Lorsque le principe de l'irritation est presque éteint, que la partie enflammée cesse d'être douloureuse, on associe avec avantage les résolutifs aux émolliens ; ainsi on fait cuire dans du vin ou dans de la bière la farine de graine de lin destinée au cataplasme ; ou bien on ajoute à cette farine une farine résolutive, comme celle de fève ou d'orge.

Si l'inflammation a son siége dans une glande extérieure, un emplâtre de savon ou de vigo *cum mercurio*, mêlé avec l'emplâtre de ciguë, concourt à procurer la résolution ; mais l'empressement du chirurgien à satisfaire le desir que le malade a de guérir promptement, le fait quelquefois recourir trop tôt aux résolutifs, qui renouvellent alors l'inflammation et retardent la guérison. Ce n'est que lorsque l'inflammation est presque entièrement dissipée, qu'on doit employer les résolutifs seuls.

Quand l'inflammation marche vers la suppuration, si les symptômes inflammatoires conservent leur intensité, quoique la maladie existe depuis quelque temps, il faut continuer l'usage de tous les moyens propres à diminuer son activité ; car la formation du pus est autant contrariée par la vivacité de l'inflammation, que par sa lenteur. On continuera en conséquence les anti-phlogistiques et les topiques émolliens, qui suffisent le plus souvent pour amener peu-à-peu la suppuration. Un phlegmon est conduit presque toujours à parfaite maturité par l'usage des cataplasmes de farine de graine de lin.

Mais lorsque l'inflammation dépend d'une cause interne, qu'elle a été précédée d'un trouble général qui annonce les efforts de la nature pour porter cette cause au-dehors, et qu'elle n'arrive pas à la suppuration, on doit, même dans le cas où l'inflammation est encore vive, employer les maturatifs et même les attractifs : ces topiques, en augmentant l'irritation, fixent entièrement la cause de la maladie dans la partie enflammée, et déterminent la suppuration, seule terminaison qui soit favorable alors. Il est certains engorgemens inflammatoires qui peuvent être considérés sous ce point de vue, tels sont ceux qui, dans les fièvres putrides et malignes, se développent dans le tissu cellulaire qui environne les glandes parotides, ou même dans toute autre partie.

On emploie encore les maturatifs dans les inflammations externes, situées profondément, et dans lesquelles la suppuration se fait difficilement. On fait un cataplasme maturatif avec parties égales de farine de graine de lin, cuite dans de la bière, et d'oseille que l'on fait cuire avec du sain-doux ou du beurre. On peut y ajouter des oignons de lis cuits sous la cendre, et un peu de basilicum ou d'onguent de la mère. Lorsque l'inflammation a beaucoup d'activité, comme dans le panaris, ce cataplasme, que l'on emploie lorsque le malade ne veut pas qu'on lui pratique une incision, amène souvent la suppuration en 24 ou 36 heures.

Mais lorsque l'engorgement ne présente que des symptômes inflammatoires très-peu prononcés, ou qu'il a son siège dans un organe glanduleux, on se sert spécialement d'un emplâtre maturatif, et notamment du diachylon gommé dont on couvre la tumeur. On le renouvelle tous les sept à huit jours. L'usage de ces moyens dans les cas où l'inflammation doit être suivie de suppuration, convertit peu-à-peu la matière de l'engorgement en un abcès.

Nous indiquerons dans le chapitre de la gangrène, ce qu'il faut faire quand l'inflammation tend à se convertir en cette maladie.

Quant à l'induration, c'est une terminaison qu'il faut toujours tâcher de prévenir, en écartant avec soin tout ce qui pourroit la favoriser. Ainsi dans les inflammations des organes glanduleux, et dans toutes celles qui ne paroissent pas disposées à la résolution ou à la délitescence, on proscrira les topiques astringens et répercussifs, et on mettra en usage tous les moyens qui peuvent favoriser la circulation, et empêcher la stagnation des liquides dans la partie affectée.

CHAPITRE II.

Des Abcès en général.

ON donne le nom d'abcès à une collection de pus dans quelque partie du corps qu'elle se fasse. On excepte seulement de cette dénomination générale, les collections de la même nature qui se font dans l'abdomen, où elles sont appelées *épanchemens purulens* ; et celles qu'on observe dans la poitrine, où elles prennent le nom *d'empyèmes*, quand elles ont lieu dans l'une des deux cavités pectorales ; et celui de *vomiques*, quand elles sont formées dans la substance même du poumon.

Les abcès sont toujours le produit d'une inflammation ; mais tantôt ils se forment dans la partie même qui a été enflammée, tantôt ils occupent un endroit plus ou moins éloigné du siège de l'inflammation : nous les appelons dans le premier cas, *idiopathiques*, et dans le second, *symptomatiques*, ou *abcès par congestion*. Ces deux ordres d'abcès diffèrent beaucoup l'un de l'autre, sous le rapport de leurs symptômes, de leur terminaison et de leur traitement : c'est pourquoi ils doivent être considérés isolément.

ARTICLE PREMIER.

Des Abcès idiopathiques.

Les abcès idiopathiques succèdent souvent à

une inflammation aiguë , caractérisée par des symptômes bien prononcés , et se manifestent dans un espace de temps assez court. Alors ils sont connus sous le nom *d'abcès phlegmoneux* ou *inflammatoires*. Mais quelquefois ils sont la suite d'une inflammation lente , dont les symptômes ne sont pas apparens, au moins dans les premiers temps de la maladie , et dans ce cas , ils ne se forment que très-lentement , et prennent le nom *d'abcès froids*. Cette distinction est également de la plus grande importance.

§. I.er *Des Abcès phlegmoneux* ou *inflammatoires.*

Les abcès phlegmoneux ont été aussi appelés *abcès chauds, abcès par fluxion.* Toutes les fois qu'ils ne sont précédés d'aucune autre maladie que de l'inflammation aiguë , dont ils sont le résultat immédiat , on peut les considérer comme une maladie essentielle. Mais lorsque l'inflammation qui les a produits est survenue dans le cours d'une autre maladie , tantôt ils ne sont que des accidens particuliers , c'est lorsqu'ils n'apportent aucun changement à la marche de la maladie principale ; tels sont les abcès qui surviennent quelquefois à la marge de l'anus dans la phthisie pulmonaire. Tantôt ils jugent la maladie essentielle et en sont la véritable crise ; alors on les appelle *abcès critiques.* C'est ainsi que l'on voit quelquefois la fièvre maligne ou la fièvre putride se terminer par l'inflammation et la suppuration du tissu cellulaire qui environne la glande parotide.

L'abcès phlegmoneux , soit essentiel , soit

accidentel, soit critique, présente toujours les mêmes phénomènes dans sa formation.

Lorsque l'inflammation attaque une partie abondamment pourvue de tissu cellulaire, qu'elle est vive, rapide dans sa marche, que la douleur est pulsative, on doit présumer que malgré les secours de l'art, la maladie se terminera par suppuration.

Si la douleur continue d'être pulsative, que la violence de l'inflammation diminue un peu, que le malade éprouve des frissons, que la tumeur soit moins rénitente, on juge que la nature travaille à la formation du pus.

Enfin, il est certain que le pus est formé, lorsque la chaleur et la rougeur étant beaucoup diminuées, la douleur est convertie en une sensation gravative, que la tumeur s'est amollie, que son centre s'élève en pointe, et qu'en la pressant alternativement dans des endroits opposés, avec les doigts, on sent l'ondulation ou la fluctuation du liquide qu'elle renferme.

Lorsque l'abcès a son siège sous la peau, la fluctuation est toujours facile à distinguer ; mais lorsqu'il est situé sous des muscles épais, ou des aponévroses très-fortes, elle est beaucoup plus obscure et ne peut être sentie que par une main bien exercée. Dans ce cas, le diagnostic se tire de diverses autres circonstances, telles que les frissons irréguliers, la rémission des accidens inflammatoires, le sentiment de pesanteur qui succède à la douleur pulsative, auxquels se joint l'empâtement de la partie. Dans les cas où l'abcès est situé très-profondément, si on l'abandonnoit à lui-même, il pourroit, malgré la tendance de la nature à porter au-

dehors la matière de la suppuration , rester
long-temps dans le même état , c'est-à-dire ,
sans présenter des indices plus certains de son
existence. Mais lorsque l'abcès est situé sous la
peau , le pus distend de plus en plus cette membrane , l'amincit dans le centre de la tumeur ,
et se fait jour à travers , au bout d'un temps
plus ou moins long , suivant l'intensité et la
marche plus ou moins rapide de l'inflammation.

Dans le commencement de la suppuration ,
le pus est disséminé dans les cellules du tissu
cellulaire de la partie enflammée. Il a beaucoup
de consistance , et il est tellement attaché aux
lames de ce tissu , qu'il faut les ratisser avec un
scalpel pour l'enlever. On voit cette disposition
dans les cadavres des personnes qui meurent
avec des abcès , avant que la nature ait rassem-
blé en un foyer la matière purulente. Mais à
mesure que la quantité du pus augmente par
les progrès de la suppuration , il acquiert plus
de liquidité , il distend les cellules qui le contiennent, passe de l'une à l'autre , soit parce
qu'il déchire leurs parois, soit parce qu'elles
communiquent toutes entre elles , et se réunit
enfin au centre de l'engorgement inflammatoire,
en un seul foyer formé par l'écartement des
parties environnantes. Ainsi il soulève la peau
d'une part, comprime les muscles de l'autre, et
les rapproche de l'axe du membre , ou bien il
écarte les faisceaux musculaires, ou enfin il
soulève et aplatit les muscles, suivant que l'abcès est situé sous la peau, au-dessous des organes musculaires , ou dans leurs interstices. La
cavité que la matière purulente se creuse n'est
donc pas due à une déperdition de substance ,

mais à l'écartement, à la distension des parties ;
et ce qui le prouve, c'est qu'après l'ouverture
d'un dépôt, on voit les parties, auparavant
écartées et distendues, se rapprocher. Le foyer
purulent, très-vaste d'abord, diminue considérablement, s'affaisse et disparoît en très-peu de
temps.

Lorsqu'après avoir mis inutilement en usage
tous les moyens propres à procurer la résolution
de l'inflammation, on s'apperçoit que la tumeur
prend la voie de la suppuration, il faut se servir des remèdes propres à favoriser cette terminaison, et à rendre la collection du pus
en un foyer, plus facile et plus prompte. Dans
cette vue, si l'inflammation est intense, on
continuera d'appliquer sur la tumeur les cataplasmes émolliens et relâchans dont on s'est
servi d'abord ; mais si la tension, la douleur
et la chaleur inflammatoires sont moins mar-
quées, ce qui annonce en quelque sorte un état
languissant de la maladie, on fera usage des
cataplasmes ou des emplâtres maturatifs que
nous avons indiqués dans le traitement de l'inflammation en général.

Ces topiques, qui sont plus ou moins irritans,
déterminent dans la tumeur le degré d'action
nécessaire à la formation du pus et à sa réunion
en un foyer. Lorsque la tumeur est considérable, on préfère les cataplasmes ; si elle est peu
volumineuse, on la couvre d'un emplâtre de
diachylon gommé, ou d'onguent de la mère.

Quand, par l'usage de ces moyens, l'abcès est
parvenu à la maturité, c'est-à-dire, que la collection de pus est formée, et que la fluctuation
se fait sentir d'une manière distincte, il est essentiel d'examiner s'il convient d'abandonner

l'ouverture de la tumeur à la nature, ou de la faire par l'art.

Lorsque l'abcès phlegmoneux a son siège sous la peau immédiatement, qu'il est peu volumineux, que la marche de l'inflammation qui l'a produit a été rapide, on doit en abandonner l'ouverture à la nature, sur-tout si la maladie occupe le visage, le cou ou la mamelle chez les femmes, endroits où l'on doit éviter la difformité qui résulteroit de la cicatrice, si on ouvroit les abcès de ces parties avec l'instrument. Les succès que l'on obtient journellement en suivant cette méthode, ont engagé plusieurs praticiens à l'étendre aux abcès phlegmoneux sous-cutanés de toutes les parties, même à ceux qui sont les plus considérables. Mais le précepte qu'ils donnent d'abandonner à la nature tous les abcès phlegmoneux sous-cutanés ne peut être généralisé. On doit l'adopter ou le rejeter, d'après la situation de l'abcès, son étendue, l'endroit de sa surface où la peau doit se percer, etc.

Il est même des abcès phlegmoneux sous-cutanés, qui, par leur peu de volume, sembleroient devoir être abandonnés à la nature, et que certaines circonstances engagent à ouvrir avec l'instrument tranchant. Par exemple, lorsque la marche de l'inflammation a été lente, que la tumeur s'est amollie également par-tout, que la peau a pris une couleur d'un rouge brun, si l'on abandonnoit l'ouverture de l'abcès à la nature, la peau s'amincuroit par la destruction du tissu cellulaire qui forme les lames intérieures de cette membrane ; et privée ainsi d'une partie des vaisseaux qui lui donnent la nourriture, elle deviendroit incapable de se réunir avec les parties sous-jacentes, rendues molles et fongueuses par le séjour prolongé de la matière purulente. On seroit obligé alors d'emporter toute la portion de peau amincie et en partie désorganisée. Un autre cas où l'abcès, quoique peu considérable, doit être ouvert par l'art, même de très-bonne heure, c'est lorsque l'inflammation occupe une partie où la dénudation des tendons, et par suite leur exfoliation est à craindre, comme on l'observe aux doigts dans l'engorgement inflammatoire connu sous le nom de panaris.

Quand on juge que l'ouverture de l'abcès doit être confiée à la nature, on la favorise par les topiques émolliens et relâchans dont on s'est servi pour combattre l'inflammation, et lorsque la tumeur est ouverte, on continue l'usage de ces moyens jusqu'à l'entière guérison de la maladie.

Lorsque l'étendue, ou la situation d'un abcès phlegmoneux en rend l'ouverture nécessaire, on doit attendre, pour la pratiquer, que la collection de pus soit bien formée, ou, comme on dit communément, que l'abcès soit parvenu à sa parfaite maturité. Cette condition est sur-tout exigée dans les phlegmons des glandes, où la tumeur ne doit être ouverte que lorsqu'elle est ramollie dans toutes ses parties. C'est ici un des cas où l'art, lorsqu'il veut trop se hâter, dérange la nature dans sa marche ; car en ouvrant ces sortes de tumeurs prématurément, on arrête les progrès de la suppuration qui doit fondre toutes les duretés qui environnent le foyer de l'abcès, et il en résulte un ulcère calleux, très-difficile à guérir. Ajoutez à cela que quand on ouvre les abcès avant leur parfaite maturité, la douleur est beaucoup plus vive.

Cette règle souffre cependant quelques exceptions, et on doit ouvrir avant la suppuration entière et parfaite, toutes les fois qu'il y aura du danger à attendre trop long-temps; or, voici plusieurs circonstances où ce dernier précepte doit prévaloir. 1.º Lorsque l'abcès avoisine un organe entouré d'une grande quantité de tissu cellulaire graisseux, comme l'extrémité inférieure de l'intestin rectum. Si l'on attendoit, pour ouvrir ces abcès, la fonte totale de l'engorgement par la suppuration, l'intestin seroit dénudé dans une grande étendue, et son agglutination avec les parties voisines deviendroit beaucoup plus difficile.

2.º Lorsqu'il est à craindre que la suppuration n'altère quelque tendon, en le dépouillant entièrement du tissu cellulaire qui l'environne.

3.º Lorsque l'abcès peut causer quelque accident fâcheux, comme font quelquefois les parotides dans les fièvres malignes, en empêchant le libre retour du sang de la tête au cœur; les phlegmons considérables de la partie antérieure du cou, en gênant la respiration et la déglutition.

4.º Lorsqu'il est à craindre que l'abcès ne perce dans une articulation, ou dans quelque cavité, comme dans le bas-ventre, etc. Nous pensons cependant que cette crainte n'est pas aussi fondée qu'on se l'est imaginé; attendu que dans l'inflammation du tissu cellulaire qui unit les parois des grandes cavités à la membrane séreuse qui les tapisse, on observe que cette membrane, lorsque la maladie se termine par suppuration, s'épaissit, et devient une barrière impénétrable au pus, qui trouve plus de facilité à se porter vers la peau en se glissant dans l'interstice des muscles, qu'à pénétrer dans la cavité en perçant la membrane séreuse épaissie. Néanmoins comme la membrane pourroit elle-même être comprise dans l'engorgement inflammatoire, et recevoir quelque atteinte, dans sa texture, par les progrès de la suppuration, et que d'ailleurs on rapporte des exemples de personnes mortes d'un épanchement purulent dans la poitrine à la suite d'un abcès aux parois de cette cavité ou à l'aisselle, dont on avoit trop long-temps négligé l'ouverture, il est plus prudent de s'en tenir au précepte établi, et d'ouvrir ces abcès de bonne heure.

On a mis aussi au nombre des abcès phlegmoneux dont l'ouverture doit être faite de bonne heure, et avant l'entière maturité, ceux qui sont situés sur les os, et ceux qui environnent les gros vaisseaux artériels. On craint, dans le premier cas, que le pus n'altère la substance de l'os ; et dans le second, qu'il n'affoiblisse les parois des artères, et ne les expose à céder par la suite à l'effort du sang, et à se dilater pour former un anévrisme ; mais ces craintes ne sont point fondées. Lorsque le tissu cellulaire qui recouvre un os s'enflamme et suppure, le périoste s'épaissit et garantit ainsi l'os du contact du pus ; ce liquide n'a d'ailleurs aucune qualité irritante et encore moins rongeante, lorsqu'il succède à une inflammation phlegmoneuse, et qu'il n'a point été exposé au contact de l'air. Lorsqu'à l'ouverture d'un abcès situé sur un os on trouve celui-ci carié ou nécrôsé, c'est qu'alors la substance osseuse a été primitivement affectée, et l'abcès, dans ce cas, a été l'effet

et non la cause de l'altération de l'os. Relativement aux artères, on observe, quand le tissu
cellulaire qui les environne a été détruit par la
suppuration, que leurs parois s'épaississent
plutôt qu'elles ne s'amincissent, et qu'ensuite
elles se couvrent de bourgeons charnus qui se
confondent bientôt avec ceux des parties voisines.

Les grands abcès phlegmoneux situés profondément sous des muscles épais, ou sous une
large et forte aponévrose, méritent une attention particulière ; ils ne forment pas, comme
les abcès sous-cutanés, une tumeur proémi-
nente à l'extérieur. La résistance que les muscles et les aponévroses opposent au pus, l'empêchant de se porter vers la peau, il se creuse
des sinus, forme des fusées et s'étend fort loin
dans le tissu cellulaire qui remplit les interstices
des muscles, et dans celui qui les unit aux os.
Dans ces sortes d'abcès, où la fluctuation est
presque toujours obscure, dès qu'on aura acquis, au moyen des signes rationnels, des indices suffisans de l'existence d'une collection de
pus, il faudra se déterminer à pratiquer une incision propre à lui donner issue ; car il y auroit
du danger à temporiser, dans l'espoir que la
fluctuation devînt plus sensible. Je pourrois rapporter ici un grand nombre d'observations qui
prouvent combien on expose le salut des malades, en différant trop long-temps l'ouverture
de ces grands abcès situés sous des muscles
épais ; mais je me bornerai au fait suivant.

Mme *de C.**** fut atteinte, à la suite d'une
couche, d'une fièvre adynamique (putride).
Vers la fin de cette maladie, la partie inférieure
et antérieure de la cuisse droite se tuméfia et

devint très-douloureuse, mais sans augmentation sensible de chaleur et sans changement de couleur à la peau. On appliqua pendant près d'un mois, sur la partie, des cataplasmes émolliens. Appelé en consultation au bout de ce temps, j'appris que la douleur, après avoir été très-vive et pulsative, avoit diminué insensiblement et s'étoit convertie en un sentiment de tension et de pesanteur ; que la malade avoit éprouvé des frissons irréguliers ; et que la tuméfaction s'étoit augmentée graduellement. En appuyant les mains sur les parties latérales inférieures de la cuisse, et en pressant alternativement avec l'une et avec l'autre, je sentis une fluctuation obscure et profonde ; je prononçai qu'il y avoit un abcès considérable sous le muscle triceps crural, et je proposai d'en faire l'ouverture sur le champ. Ma proposition ne fut point adoptée, et l'on s'en tint pendant huit ou dix jours à l'usage des cataplasmes. La malade s'étant enfin décidée, je pratiquai deux incisions, l'une en dehors et l'autre en dedans. Le bistouri pénétra, à travers le muscle triceps crural, dans un foyer d'où il sortit une quantité énorme de pus. Ce muscle étoit séparé du fémur dans une grande étendue, le pus avoit fusé dans le creux du jarret et le long de la partie postérieure de la jambe devant les muscles jumeaux, et malgré deux contre-ouvertures que je pratiquai en arrière, l'une au jarret, et l'autre à la partie postérieure de la jambe, il fut impossible d'empêcher la matière purulente de croupir dans les sinus profonds qu'elle s'étoit creusés. La fièvre lente et le dévoiement colliquatif survinrent, et la malade succomba environ un mois après l'ouverture de l'abcès. Cet abcès énorme, quoique très-voisin de l'articulation du genou, ne l'avoit altérée en aucune manière ; mais comme les muscles qui passent sur cette articulation et l'affermissent, étoient décollés, et que, dans la situation fléchie où se trouvoit la jambe, les ligamens croisés et les latéraux étoient relâchés, le tibia jouissoit d'une mobilité latérale qui rendoit les moindres mouvemens de la jambe très-douloureux.

L'art emploie deux moyens pour ouvrir les abcès ; les caustiques et l'instrument tranchant. Dans les abcès phlegmoneux, les caustiques auroient l'inconvénient d'exciter des douleurs atroces, en agissant sur la peau dont la sensibilité a été augmentée par l'inflammation. Dans un cas où la pusillanimité du malade me força de me servir de la potasse caustique (pierre à cautère) pour ouvrir un abcès phlegmoneux considérable, situé à la partie antérieure et inférieure de l'abdomen, les douleurs produites par la première impression du caustique furent si atroces, que le malade me pria d'ôter la potasse et de faire toutes les incisions que je jugerois convenables.

C'est donc avec l'instrument qu'on doit ouvrir les abcès phlegmoneux. Ceux dont on se sert pour pratiquer cette ouverture, sont la lancette, ou le bistouri. On ouvroit anciennement les abcès avec une lancette destinée à cet usage et que l'on nommoit *lancette à abcès*. A présent on préfère généralement le bistouri ; cependant on peut se servir indifféremment de l'un ou de l'autre de ces instrumens, lorsque l'abcès est superficiel et peu considérable ; mais lorsqu'il est situé profondément, et qu'il y a beaucoup de parties à couper avant d'arriver au foyer purulent , le bistouri mérite exclusivement la préférence.

Il y a deux manières de se servir du bistouri pour ouvrir les abcès. Dans l'une, cet instrument, tenu comme pour couper de dedans en dehors , est plongé dans la tumeur jusqu'au siège du pus , et lorsqu'on voit ce liquide sortir sur les côtés de la lame , on la relève plus ou moins obliquement , suivant l'épaisseur des parties qui doivent être coupées, et l'on agrandit ainsi l'incision. Dans l'autre manière , on tient le bistouri comme pour couper de dehors en dedans , on en plonge la pointe dans la tumeur, et en tirant l'instrument à soi on agrandit l'incision ; ou bien si l'abcès est situé profondément , on coupe peu-à-peu et successivement la peau et les autres parties qui couvrent la matière purulente ; cette première ouverture étant faite , on porte le doigt indicateur dans le foyer de l'abcès, et si l'on juge que l'incision n'a pas assez d'étendue, on l'agrandit en portant le doigt au-dessous de l'un des angles de la plaie pour tendre les tégumens et en incisant vers l'autre.

L'ouverture des abcès phlegmoneux doit être faite dans l'endroit le plus saillant de la tumeur où la peau est amincie , et s'étendre jusqu'à sa partie la plus déclive. Si la pointe de l'abcès est dans la partie supérieure, et que les tégumens paroissent très-mous et très-blancs, il vaut mieux percer cet endroit-là qu'un autre plus inférieur , où l'on ne pourroit ouvrir la peau encore vive et enflammée, sans des douleurs extraordinaires. L'ouverture étant faite , l'on peut dans la suite , en changeant la situation de la partie , si cela est possible, ou en y

faisant une légère compression, empêcher suffisamment le pus, qui sera resté dans l'abcès,
d'y croupir et de se creuser des sinuosités dans
le tissu cellulaire. La direction de cette ouverture doit être parallèle à la longueur de la partie
sur laquelle on opère. Son étendue sera proportionnée au volume de l'abcès et à sa profondeur, c'est-à-dire, qu'elle sera plus grande
dans les abcès considérables et situés profondément, et plus petite dans les abcès médiocres
et superficiels. En général, elle sera toujours
assez grande, si le pus peut s'évacuer aisément.

Quand l'abcès est fort étendu en largeur et la
peau également amincie dans toute la surface
de la tumeur, on pratique, à sa partie la plus
déclive, une incision assez grande pour donner
une libre issue au pus. Dans le cas où la forme,
ou bien la grandeur du foyer ne permettroit pas
au pus de sortir librement par une seule ouverture, il faudroit en pratiquer une ou plusieurs
autres dans les endroits qui paroîtroient les plus
convenables.

En ouvrant les abcès sous-cutanés, on ne
risque jamais d'intéresser des artères considérables; mais lorsque les abcès sont situés profondément, les parties molles qui recouvrent
la collection purulente et qui doivent être in-
cisées, peuvent contenir des artères dont la
lésion seroit suivie d'hémorragie. On doit éviter
de blesser ces vaisseaux en pratiquant l'incision;
et si, malgré les précautions que l'anatomie
suggère à cet égard, ils venoient à être ouverts,
il faudroit en faire la ligature, si elle étoit
possible, ou exercer, dans le cas contraire,
une compression convenable et assez forte pour
arrêter le sang.

Il est des praticiens qui, après avoir ouvert un abcès phlegmoneux, introduisent le doigt indicateur dans l'intérieur du foyer purulent, pour détruire les brides qui peuvent s'y trouver, et dont la quantité dépend toujours de l'époque où l'on ouvre l'abcès. Une semblable pratique est directement contraire au but de la nature et aux règles de l'art ; car les brides dont il s'agit ne sont que des petits vaisseaux et des filets nerveux que la nature conservoit pour opérer le recollement des parties: d'ailleurs cette opération est si douloureuse, que les malades qui l'ont une fois éprouvée la redoutent beaucoup plus que l'incision. Cependant l'introduction du doigt indicateur est quelquefois nécessaire, mais dans la seule vue que nous avons déja indiquée plus haut, c'est-à-dire, pour examiner si l'abcès s'étend au loin, et s'il faut prolonger l'incision, ou faire une contre-ouverture.

Lorsque les circonstances qui ont précédé la formation de l'abcès, font présumer qu'il a été occasionné par la présence d'un corps étranger, il faut, aussitôt après l'ouverture, faire, avec le doigt indicateur, porté dans le foyer, les recherches convenables pour trouver ce corps étranger, et lorsqu'on l'a rencontré, en faire l'extraction. Mais ces recherches doivent être faites avec beaucoup de précaution, pour épargner la douleur au malade.

Autrefois, après l'ouverture d'un abcès phlegmoneux, on s'attachoit à faire sortir, par la compression, jusqu'à la dernière goutte de pus, mais cette manœuvre douloureuse et inutile doit être rejetée de la saine chirurgie. L'introduction d'une grande quantité de charpie dans le foyer purulent seroit également très-nuisible , en ce qu'elle s'opposeroit au dégorgement des parois de l'abcès , en retarderoit le rapprochement et rendroit la guérison plus difficile et plus longue. Aujourd'hui , lorsqu'on a ouvert un abcès , on laisse le pus s'écouler de lui-même , on essuie la plaie en comprimant légèrement , ensuite on la panse à plat, c'est-à-dire , qu'on se borne à mettre de la charpie extérieurement, après en avoir seulement introduit quelques brins entre les lèvres de la plaie ; ou bien , si l'abcès est profond , on introduit dans sa cavité une bandelette de linge effilé , afin de s'opposer à la réunion des bords de l'ouverture ; ensuite on recouvre le tout d'un cataplasme émollient , dont on continue l'usage jusqu'à ce que l'inflammation qui occupe encore la base de la tumeur soit dissipée. Les pansemens suivans se font aussi à plat, avec un plumaceau enduit d'un digestif doux. Celui dont je me sers ordinairement est composé d'un mélange d'onguent de styrax, de cérat et d'huile d'hypéricum, dans les proportions convenables. Après les premiers jours, on abandonne l'usage du digestif, qui pourroit trop relâcher les chairs , et on ne couvre plus la plaie qu'avec de la charpie sèche et des compresses qu'on assujettit par un bandage approprié.

Quand l'abcès est vaste et profond, qu'il n'a pas été ouvert dans une assez grande étendue , ou que l'ouverture n'a pas été faite dans le lieu le plus favorable à la sortie du pus, il se forme des sinus ou clapiers dans lesquels le pus croupit , et cela rend la guérison longue et difficile. On soupçonne l'existence de ces clapiers, lorsque l'abcès fournit beaucoup plus de pus que ne comporte son étendue apparente ; on s'en assure en comprimant la partie, afin de faire sortir le pus qui vient de loin. Une sonde introduite dans ces sinus en fait connoître l'étendue et la direction.

Le but qu'on doit se proposer dans ce cas, est de fournir, s'il est possible, à la matière purulente une issue par laquelle elle puisse s'écouler facilement et entièrement ; car le pus qui croupit devient beaucoup plus nuisible dans un abcès, après qu'il est ouvert, qu'il ne l'étoit auparavant, parce que l'accès de l'air auquel il est exposé, le corrompt promptement. D'ailleurs le pus ainsi retenu empêche les parois du sinus de se rapprocher, et en ramollissant les chairs de ces parois qu'il abreuve continuellement, il leur ôte le degré d'inflammation nécessaire à leur réunion.

L'art nous offre divers moyens pour remplir les indications que présentent ces abcès accompagnés de clapiers ou sinus. Il suffit quelquefois de donner à la partie une situation particulière qui facilite la sortie du pus. D'autres fois il faut agrandir l'ouverture et lui donner une étendue suffisante pour que les matières puissent s'écouler librement. Dans quelques cas, on est obligé d'inciser le sinus fistuleux dans toute sa longueur, jusqu'à son fond. Mais avant de se déterminer à cette incision, on doit tenter la compression qu'on appelle expulsive ; cette compression se fait extérieurement sur le trajet du sinus, avec de la charpie et des compresses graduées qui doivent être disposées de manière qu'elles compriment davantage vers le fond du sinus que du côté de l'ouverture. Si l'on soupçonne que les chairs sont molles et fongueuses, on fait précéder la compression par des injections détersives et légérement stimulantes. Le nombre et la situation des clapiers rendent quelquefois inutiles tous ces moyens : souvent alors on est obligé de pratiquer une contre-ouverture, et on peut le faire de plusieurs manières : ou l'on coupe de dehors en dedans les parties qui couvrent le fond du foyer, pendant qu'on retient le pus dans ce foyer par l'application d'un tampon de charpie sur l'ouverture qui existe déja ; ou bien on coupe les parties tendues par l'extrémité du doigt indicateur, introduit jusqu'au fond du sinus ; ou enfin on incise sur une sonde, lorsque la profondeur du sinus ne permet pas d'en atteindre le fond avec le doigt. On donne à la contre-ouverture une étendue assez grande pour que le pus puisse sortir librement de lui-même, c'est-à-dire, seulement à la faveur de la pente des parties qui le contiennent. Si cette contre-ouverture ne peut pas être assez étendue, on l'entretient et on en assure le but par le moyen d'un séton. Outre cela, pour que cette contre-ouverture procure les avantages qu'on a droit d'en attendre, il faut qu'elle soit faite dans l'endroit même où le pus séjourne et où la pente l'entraîne le plus : ainsi, quand il y a plusieurs clapiers dans lesquels le pus est retenu, il faut faire autant de contre-ouvertures qu'il y a de ces réduits caverneux, à moins qu'on ne puisse en faire une qui soit commune à tous.

Lorsque tous les secours dont on vient de parler sont insuffisans ou impraticables, on peut encore recourir aux injections pour laver les cavités où le pus s'accumule. Ces injections doivent se faire à grande eau et avec une liqueur qui ait des qualités convenables à l'état des chairs. Il est nécessaire de les renouveller au moins deux fois le jour, si la suppuration est abondante, afin de prévenir l'altération des matières qui s'accumulent d'un pansement à l'autre. On doit, pour peu que la cavité soit considérable, se servir d'une seringue qui soit grande, et qui puisse former un gros jet, afin que l'injection puisse détremper et entraîner entièrement les matières. On favorise leur sortie en plaçant, s'il est possible, la partie de manière que la liqueur ressorte de la cavité par sa pesanteur, et non par le seul effort de l'injection qui doit se faire sans violence.

Enfin, les canules d'argent ou de gomme élastique nous offrent, dans les abcès sinueux et fistuleux, une ressource qui n'est pas à négliger : par leur moyen on donne une issue libre et continuelle à la matière purulente ; on empêche son croupissement, et l'on favorise le rapprochement et le recollement des parois du sinus. Des détails plus étendus sur cet objet appartiennent à un genre de maladies dont nous parlerons dans la suite ; ce sont les fistules.

ARTICLE II.

Des Abcès froids.

On donne le nom d'abcès froids à ceux qui résultent de la fonte purulente d'une tumeur dans laquelle les symptômes qui caractérisent l'inflammation n'ont point été marqués, surtout au commencement de la maladie. Ces abcès ont leur siège dans les glandes lymphatiques, ou dans le tissu cellulaire. Il ne sera question ici que de ceux qui occupent ce dernier tissu.

Les caractères extérieurs des abcès froids ont une telle ressemblance avec ceux des abcès par congestion , que souvent on les confond dans la pratique comme dans la théorie. Les uns et les autres sont à la vérité le produit d'une inflammation lente , obscure ; mais il y a entr'eux une différence essentielle et bien remarquable ; la voici : dans les abcès froids , le foyer purulent se trouve à l'endroit même où le pus s'est formé , et ne s'étend pas au-delà des bornes de la tumeur ; tandis que dans les abcès par congestion , le pus résultant de la carie du corps d'une ou de plusieurs vertèbres , passe dans le tissu cellulaire, et va former au loin une tumeur quelquefois très-volumineuse.

Les abcès froids dépendent toujours d'une cause interne , et lorsqu'ils ont été précédés d'une contusion ou d'une pression , on ne doit regarder cette circonstance que comme cause déterminante ou occasionnelle. Le vice scrofuleux leur donne presque toujours naissance. Le vice rhumatismal peut aussi produire dans le tissu cellulaire des engorgemens lymphatiques qui sont susceptibles de se terminer par un abcès froid.

Ces abcès peuvent se former dans toutes les parties du corps , mais plus particulièrement dans celles ou le tissu cellulaire est abondant. On en voit rarement à la tête , souvent au cou, à la poitrine , au dos , aux lombes , aux membres tant supérieurs qu'inférieurs. Leur siège le plus ordinaire est sous la peau. Il s'en forme cependant quelquefois dans le tissu cellulaire qui unit les membranes séreuses de la poitrine et de l'abdomen aux parois de ces cavités , dans l'interstice des muscles , et notamment de ceux qui occupent la région portérieure de la cuisse, où j'en ai rencontré assez souvent.

Les abcès froids commencent par une tumeur plus ou moins volumineuse, dure, à base large, circonscrite, immobile, sans chaleur, sans changement de couleur à la peau, sans douleur; le malade n'a éprouvé aucune douleur avant le développement de la tumeur, soit dans le lieu que celle-ci occupe, soit dans un endroit éloigné. Cette dernière circonstance distingue essentiellement l'abcès froid de l'abcès par congestion. La tumeur s'étend peu-à-peu en largeur, elle s'amollit et s'élève; mais la fluctuation ne devient manifeste qu'après avoir été quelque temps obscure et profonde. A mesure qu'elle se développe, le malade éprouve dans la tumeur une douleur sourde que la pression augmente. Jusqu'ici le mode inflammatoire a été à peine marqué; mais bientôt un certain degré de chaleur se fait sentir; la peau prend une teinte rouge pâle, et s'amincit; la tumeur s'élève de plus en plus, la rougeur devient plus vive, la douleur et la chaleur augmentent, la peau blanchit, s'ouvre enfin, et la matière purulente s'évacue; l'ouverture est d'abord très-petite, mais elle ne tarde pas à s'agrandir; ses bords s'amincissent et elle dégénère en une fistule souvent très-longue à guérir, et quelquefois même incurable.

Comme les qualités du pus sont en général d'autant meilleures que l'inflammation a été plus vive et sa marche plus rapide, conditions qui ne s'observent pas dans la formation des abcès froids, le pus de ces sortes d'abcès, bien différent de celui des abcès phlegmoneux, est

mal élaboré, peu consistant, séreux, d'un
jaune verdâtre, semblable à du petit-lait trouble, qui contient encore des flocons de matière
caséeuse. Il prend ordinairement une odeur
fétide aussitôt qu'il est exposé au contact de
l'air. Les parois du foyer, dépourvues d'inflammation, ne présentent pas des conditions aussi
favorables au recollement que dans les abcès
phlegmoneux. Elles sont plus ou moins épaisses, consistantes, et forment une espèce de
kyste, résultat de la lenteur de l'accumulation
du pus qui a pressé peu-à-peu les lamés du tissu
cellulaire les unes contre les autres.

On tenterait en vain, dans la plupart des cas,
de résoudre les tumeurs qui donnent naissance
aux abcès froids : il y auroit même peut-être
de l'inconvénient à en obtenir la résolution,
parce qu'il seroit à craindre que la matière
morbifique qui les produit ne refluât vers l'intérieur et n'allât exercer ses ravages sur quelques organes essentiels à la vie. Ces sortes de
tumeurs doivent être considérées comme un
mouvement critique et dépuratoire, par lequel
la nature tend à reléguer dans les parties extérieures un principe hétérogène qui affectoit
l'intérieur. Suivant cette idée, tous les secours
de l'art doivent tendre, d'un côté, à corriger la
disposition vicieuse générale qui a donné lieu à
la maladie ; et de l'autre, à accélérer la ma-
turation ou la fonte purulente de la tumeur.
On remplit la première indication, en prescri-
vant au malade un régime et des médicamens
internes, appropriés à l'espèce de vice qui a
produit l'affection locale. On satisfait à la
seconde, en appliquant sur la tumeur des topiques maturatifs. On la couvre ordinairement

d'un emplâtre de diachylon gommé, que l'on renouvelle tous les huit ou dix jours.

Lorsque la tumeur est ramollie, et que la fluctuation est bien distincte, on doit donner issue à la matière purulente, en pratiquant une ouverture convenable ; mais cette ouverture ne doit être faite que quand la tumeur est ramollie dans toute son étendue, et son intérieur entièrement fondu par la suppuration. Si on la pratiquoit avant cette époque, le dégorgement des parois deviendroit très-difficile, et la maladie pourroit dégénérer en une fistule dont la guérison ne s'obtiendroit qu'avec beaucoup de peine. D'un autre côté, si l'on différoit trop cette ouverture, ou qu'on en confiât le soin à la nature, la peau s'aminciroit excessivement avant de se percer ; son organisation s'altéreroit, et le recollement en deviendroit très-difficile et peut-être même impossible.

La situation des abcès froids oblige quelquefois de les ouvrir avant leur parfaite maturité, parce qu'il seroit à craindre alors qu'ils ne s'étendissent dans des endroits où la disposition des parties pourroit s'opposer au rapprochement des parois du foyer. C'est ainsi, par exemple, que je me suis déterminé plusieurs fois à ouvrir de bonne heure ceux de ces abcès qui ont leur siège à la partie latérale inférieure du cou, pour les empêcher de s'étendre derrière et dessous la clavicule, dont la disposition à l'égard de la poitrine, ne permettroit pas aux parois du foyer de l'abcès de se rapprocher et de se réunir.

On préfère communément pour pratiquer l'ouverture des abcès froids, la pierre à cautère (potasse caustique), à l'instrument tran-

chant, dans la vue d'exciter les propriétés vitales des parois de la tumeur, d'en déterminer
plus promptement le dégorgement, et de donner à l'ouverture une plus grande étendue,
pour ménager au pus une libre sortie, et empêcher que la plaie ne se ferme avant que le recollement ait pu se faire.

La manière de se servir de ce caustique est
simple : on couvre la partie moyenne inférieure
de la tumeur d'un emplâtre de diachylon
gommé, percé d'une ouverture oblongue,
dont l'étendue est proportionnée à la quantité
de potasse concrète qu'on veut employer. On
place sur la partie de la tumeur, que le trou
de l'emplâtre a laissé à découvert, un ou plusieurs morceaux de cette potasse, et on les maintient avec un peu de charpie. Un second emplâtre plus grand que le premier, couvre le tout,
et si la partie le permet, l'appareil est soutenu par des compresses et un bandage peu
serré.

La plupart des praticiens enlèvent le caustique au bout de trois ou quatre heures, parce
qu'alors il a désorganisé la peau dans toute son
épaisseur. Mais lorsqu'on n'a employé que la
quantité de potasse caustique proportionnée à
l'étendue de l'escarre que l'on veut avoir, il n'y
a aucun inconvénient de la laisser beaucoup
plus long-temps. Je ne l'enlève ordinairement
qu'au bout de vingt-quatre heures. Toutefois il
ne faut pas perdre de vue que la potasse caustique étend son action beaucoup au-delà de
l'endroit sur lequel on l'applique, et que l'escarre qu'elle produit est communément cinq
ou six fois plus large que le morceau de ce
caustique qui a été appliqué.

A la levée de l'appareil, si le pus ne s'échappe pas de lui-même à travers l'escarre, on la fend avec le bistouri, dans la vue de faciliter l'évacuation de ce liquide. Le bistouri doit être enfoncé perpendiculairement à travers l'escarre jusqu'au foyer purulent, et lorsqu'on voit le pus sortir sur les côtés de la lame, on agrandit l'ouverture en retirant l'instrument. Cette ouverture ne doit avoir que l'étendue nécessaire pour permettre au pus de s'évacuer peu-à-peu. Si elle étoit trop grande, le foyer se videroit tout-à-coup, et l'air y auroit un accès trop facile. Or, l'observation apprend que l'air devient très-nuisible lorsqu'il s'introduit dans le foyer de ces sortes d'abcès. Il est des praticiens qui, pour prévenir cette introduction de l'air, attendent que le pus sorte de lui-même ; dans ce cas, la tumeur se vide peu-à-peu, les parois se rapprochent à mesure que le pus s'écoule, et l'air ne peut avoir aucun accès dans le foyer. Cette méthode, très-bonne en elle-même, ne peut convenir que quand la peau qui couvre l'endroit de la tumeur sur lequel la potasse caustique a été appliquée est très-mince ; car lorsque la peau a conservé à-peu-près son état naturel, l'action du caustique ne s'étend pas à toute l'épaisseur des parois de la tumeur, et celle-ci, lorsque l'escarre se détache, n'est pas ouverte. Il faudroit alors occasionner beaucoup de douleur en incisant des parties couvertes de bourgeons charnus, et rendues très-sensibles par l'inflammation.

Après l'ouverture de l'abcès, les pansemens doivent être simples. Ils consistent à couvrir l'escarre avec un emplâtre d'onguent de la mère que l'on soutient par des compresses et quelques tours de bande , et que l'on renouvelle plus ou moins fréquemment suivant l'abondance de la suppuration. L'escarre se détache au bout de dix ou douze jours, le pus coule en plus ou moins grande quantité , le foyer de l'abcès se dégorge et diminue de capacité ; ses parois se recollent , et la plaie se ferme et se cicatrise. Lorsque le recollement des parois se fait trop attendre , on a recours aux injections détersives stimulantes , et à la compression expulsive, si la structure de la partie le permet.

Si l'abcès froid est très-volumineux , s'il est placé près d'un os dont on ait à craindre l'altération, il faut user des plus grandes précautions pour empêcher, autant qu'il est possible, que l'air ne s'introduise dans le foyer , et ne frappe sa surface interne. Or la potasse caustique ne met pas toujours à l'abri de cet inconvénient, parce que l'ouverture qu'on fait , au moyen de ce caustique , est toujours trop grande , pour qu'on puisse modérer à volonté l'écoulement du pus ; en sorte que le foyer se vidant tout-à-coup , ses parois très-amples ne peuvent pas revenir assez vîte sur elles-mêmes pour empêcher l'accès de l'air et les accidens qui en résultent.

Pour éviter ces accidens on a imaginé d'ouvrir les grands abcès par le moyen d'un séton. Cette méthode singulièrement vantée par quelques auteurs, qui l'ont également proposée pour toutes les espèces d'abcès , me paroît moins avantageuse que la suivante.

Elle consiste à vider le foyer au moyen de la ponction. Pour cet effet , on plonge obliquement dans la partie la plus déclive de la tumeur la lame d'un bistouri étroit qu'on enfonce jusques dans le foyer. Lorsqu'on a fait sortir par cette ouverture la quantité de pus qu'on juge convenable , on en rapproche les bords, et on les maintient réunis au moyen d'un emplâtre agglutinatif. Cinq , six ou huit jours après , mais toujours avant que la tumeur ait repris le même volume qu'elle avoit avant la première ponction, on en fait une seconde de la même manière et avec les mêmes précautions. On réitère ainsi la ponction jusqu'à ce qu'on ait obtenu le recollement des parois du foyer. Quelquefois les bords de l'ouverture faite par une des ponctions se séparent, s'enflamment un peu, et l'ouverture reste fistuleuse ; mais cette fistule ne tarde pas à se tarir , si l'abcès est simple et sans carie des os voisins. Je me suis servi quelquefois, pour faire cette ponction, d'une aiguille à cataracte ; mais j'ai remarqué que l'ouverture faite avec cet instrument étoit ordinairement trop petite pour n'être pas bouchée par les moindres flocons albumineux qui nagent dans la matière purulente. Le nombre des ponctions qu'on est obligé de faire est indéterminé , et varie suivant le volume de l'abcès et la quantité de pus qu'on évacue chaque fois : j'en ai fait jusqu'à six pour des abcès très-volumineux dont la terminaison a été heureuse. Les avantages de cette méthode sont évidens : par son moyen on modère à volonté l'écoulement de la matière purulente ; on donne aux parois de l'abcès le temps de revenir sur elles-mêmes , et on prévient ainsi l'accès de l'air , dont l'impression, comme nous l'avons dit , est toujours très-fâcheuse. Cette méthode convient sur-tout lorsqu'on a des doutes sur les caractères de l'abcès froid , qui peut si facilement être pris pour un abcès par congestion. Dans ces cas douteux, elle a le double avantage de procurer la guérison de la maladie, si elle peut avoir lieu, et de retarder les progrès du mal et la mort du malade, si cette fâcheuse terminaison ne peut être évitée.

Je pourrois emprunter de différens auteurs un grand nombre d'observations qui prouvent les bons effets du procédé que je viens de décrire. Je pourrois aussi en rapporter plusieurs qui me sont propres; mais je me bornerai aux deux suivantes, qui m'ont paru fort remarquables.

I.re OBERVATION. M. *Barot*, âgé de 18 ans, d'une complexion assez robuste, vint, en l'an 6, à Paris pour étudier la médecine. Au mois de nivôse de l'an 7, il ressentit des douleurs qui se portoient alternativement sur différentes articulations du corps, particulièrement sur celles de la hanche et du genou. Elles ne furent pas très-intenses d'abord, mais au mois de floréal, elles étoient si fortes, qu'elles empêchoient le malade de marcher. Les digestions étoient troublées et la perte de l'appétit presque complète. Il prit un vomitif, et, quelques jours après, une potion purgative qui produisirent le meilleur effet; les douleurs disparurent, mais revinrent deux mois après. Elles se portoient alors alternativement sur les régions du dos, des lombes et de la fesse. Fortement occupé de ses études, M. *Barot* abandonna sa guérison aux soins de la nature. Les douleurs continuèrent, avec des variations dans leur intensité, jusqu'au mois de pluviôse de l'an 8, époque à laquelle elles diminuèrent beaucoup et se fixèrent sur la région de l'aine gauche. Elles ne se faisoient sentir que lorsque le malade se levoit, après avoir resté long-temps assis, et n'étoient que momentanées. Le 14 ventôse de l'an 8, il sentit dans l'aine, en portant sa main à sa poche, une tumeur de la grosseur d'un œuf de perdrix, et la prit d'abord pour une hernie. Mais en réfléchissant qu'il n'avoit pas fait d'effort, et qu'il avoit ressenti des douleurs aux lombes et au dos, il abandonna cette première idée, et la tumeur lui présentant d'un autre côté une fluctuation manifeste, il crut bientôt avoir acquis la certitude de l'existence d'un abcès par congestion, venant d'une carie de la colonne vertébrale. M. *Barot* n'ignoroit pas que cette affection est au-dessus des ressources de l'art, qu'elle est constamment et rapidement funeste. Voyant que sa maladie faisoit des progrès, il consulta plusieurs personnes, et d'après leur avis il entra à l'hôpital de la Charité. Le jour qui suivit son entrée, il fut tourmenté, durant toute la journée, par des vomissemens qui lui donnèrent à peine un moment de relâche. On ordonna un vomitif qui produisit l'effet desiré. Son régime se composoit d'une petite quantité d'alimens. Sa boisson étoit une décoction de plantes amères. Il prenoit aussi de l'eau de riz, parce qu'il avoit le dévoiement. Quelques douleurs se manifestèrent aux lombes et la tumeur éprouva une légère augmentation de volume.

Le 5 prairial, trentième jour de son entrée à l'hôpital, la tumeur étoit de la grosseur d'un œuf de poule d'inde, et toujours indolente ; la pression la faisoit disparoître et le liquide qu'elle contenoit sembloit se perdre entre les muscles qui forment les parois antérieure et latérale de l'abdomen. Je résolus d'ouvrir cette tumeur ; mais comme son caractère étoit équivoque, je crus devoir prendre les précautions convenables pour empêcher l'entrée de l'air dans le foyer de l'abcès. M. *Barot* étant couché sur le dos, j'enfonçai dans la partie moyenne de la tumeur une aiguille à cataracte. Aussitôt que l'instrument fut retiré, j'appliquai une ventouse que je ne relevai qu'au bout d'une minute ; deux autres ventouses furent successivement appliquées, mais la troisième ne produisit aucun effet. Par ce moyen j'obtins environ quatre onces d'un pus inodore, présentant la consistance et la couleur du petit-lait épaissi et trouble ; je couvris ensuite l'ouverture d'un emplâtre de diachylon gommé, que je soutins par des compresses et un bandage de corps. Après l'opération, le malade voulant se mettre sur son séant, sentit couler une petite quantité de liquide par la petite ouverture. Vers le soir il eut quelques frissons : des douleurs et une légère chaleur se firent sentir dans les parois de l'abcès, dont l'ouverture etoit fermée le lendemain. La chaleur et la douleur augmentèrent jusqu'au quatrième jour de la ponction, époque où elles commencèrent à diminuer. Ces symptômes d'une légère inflammation, bornée à la partie antérieure de l'abcès, furent combattus par la diète, les boissons délayantes et l'application des cataplasmes emolliens : ils étoient entièrement dissipés le onzième jour. Les jours suivans n'offrirent rien de remarquable : le dévoiement disparoissoit et revenoit de temps à autres. Le malade etoit sans fièvre et digéroit facilement ; les parois de l'abcès étoient devenues très-épaisses, la collection purulente avoit même augmenté, de manière que je me déterminai à faire une autre ouverture, cinquante-sept jours après la première. Je suivis le même procédé, excepté que l'instrument dont je me servis étoit plus étroit. La quantité de pus obtenue fut peu considérable. Cette seconde ponction ne fut suivie ni de douleurs ni d'inflammation. La tumeur conserva à-peu-près son même volume, ce qui me faisoit croire que l'ouverture n'avoit pas été assez grande pour donner issue au pus ; mais une troisième ponction, qui fut pratiquée dix-huit jours après la seconde, prouva que le volume de la tumeur tenoit plus à l'épaississement des parois de l'abcès qu'à la quantité de pus qu'il contenoit ; ce liquide étoit devenu épais et visqueux. Après la troisième ponction, la tumeur diminua de jour en jour ; un sillon qui se portoit de droite à gauche la partageoit en deux petites duretés qui annonçoient le recollement de ses parois. Le malade se trouva parfaitement bien le premier mois qui suivit la troisième ponction. De nouvelles douleurs se firent ensuite sentir dans les lombes, et firent craindre la récidive de la maladie. Cependant un vésicatoire appliqué sur la partie latérale gauche de la colonne vertébrale les fit disparoître, et M. *Barot* sortit de l'hôpital le 14 vendémiaire de l'an 9, parfaitement guéri.

Deux ans après cette cure, il revint à l'hôpital pour y être traité d'une hydropisie ascite, à laquelle il succomba. L'ouverture de son corps ne laissa appercevoir d'autres traces de l'abcès, qu'une ligne blanchâtre, longitudinale, dans le tissu cellulaire de la partie inférieure de la région iliaque. Cette ligne correspondoit au

siège du foyer purulent, dont les parois, formées par le tissu cellulaire rapproché et condensé, s'étoient converties de nouveau en une
substance cellulaire, lorsque la pression qui
leur avait donné naissance n'eut plus lieu.

IIme O_{BS}. Mlle ***, âgée de 19 ans, d'une
bonne constitution, née de parens sains, et très-
saine elle-même, éprouva, vers la fin de l'an
onze, une douleur rhumatismale dans la cuisse
gauche. Elle attribua cette douleur au froid
dont elle fut saisie, après s'être échauffée à la
danse, dans un lieu découvert. Après avoir
persisté pendant plusieurs mois, la douleur disparut, et revint ensuite dans le courant de l'hiver; mais alors elle se fixa à la région lombaire gauche, qu'elle n'abandonna pas, jusqu'au commencement de l'été de l'an douze.
À cette époque, il se manifesta, dans la même
région lombaire, une tumeur qui augmenta
insensiblement jusqu'au mois de vendémiaire
de l'an treize, où je fus appelé pour donner des
soins à la malade. La tumeur avoit alors au
moins cinq pouces de diamètre; elle étoit indolente, sans chaleur, sans changement de couleur, et présentoit une fluctuation sensible. Sa
situation, et les douleurs qui l'avoient précédée, me faisoient craindre la carie des vertèbres
des lombes; je portai un pronostic fâcheux, et
je témoignai aux parens de la malade, le desir
que j'avois de m'aider des lumières de quelqu'un de mes confrères. Un des praticiens les
plus distingués de Paris fut appelé en consultation. Son avis, sur le caractère et la gravité de
la maladie, fut en tout conforme au mien;
mais nos sentimens furent partagés sur le trai-

tement. Il vouloit qu'on ouvrît la tumeur avec la potasse caustique, et qu'on attendît, pour faire cette ouverture, que la peau fût amincie et prête à se déchirer. Je pensai, au contraire, qu'il falloit l'ouvrir en faisant une ponction avec un bistouri à lame étroite, et pratiquer cette ouverture sur-le-champ. Satisfait des raisons sur lesquelles je fondois mon opinion, et que je déduirai en parlant des abcès par congestion, mon confrère se rendit à mon avis, et je procédai à l'opération, en sa présence, de la manière suivante. La malade étant couchée sur le côté droit, j'enfonçai obliquement de bas en haut, dans la partie moyenne un peu inférieure de la tumeur, un bistouri très-étroit, que je retirai dès que je vis le pus sortir sur les côtés de la lame. Ce liquide était séreux, d'une couleur jaunâtre ; lorsque j'en eus tiré environ six onces, je suspendis son cours, en tirant la peau transversalement, pour rapprocher les deux lèvres de la petite incision, sur laquelle fut appliqué un emplâtre de diachylon gommé. Huit jours après, je pratiquai une seconde ponction qui donna issue à une quantité de pus presque égale à celle qui étoit sortie par la première opération. Dans l'espace d'un mois et demi, trois autres ponctions furent successivement pratiquées ; mais à chaque fois, la quantité de pus étoit moindre, et j'étois obligé d'enfoncer le bistouri plus profondément, pour arriver au foyer de l'abcès. La dernière piqûre se rouvrit au bout de cinq ou six jours, et dégénéra en une fistule, qui ne fut entièrement tarie et cicatrisée qu'au bout d'un mois. Après la troisième ponction, en touchant la partie antérieure latérale gauche de l'abdomen, je sentis une tumeur indolente, peu volumineuse, que je crus formée par le rapprochement des parois de l'abcès. Cette tumeur s'est dissipée peu-à-peu, et Mlle *** s'est trouvée entièrement guérie, et a joui depuis d'une très-bonne santé.

Dans le traitement des abcès froids, les secours de l'art ne se bornent pas à l'ouverture de la tumeur, et aux moyens externes que les circonstances locales peuvent exiger. Comme ces abcès dépendent toujours d'une cause interne, il faut prescrire au malade un régime et des médicamens internes appropriés à l'espèce de vice qui a produit la maladie. L'établissement d'un exutoire est souvent nécessaire aussi, pour empêcher que la cause qui a donné lieu à l'abcès, et qu'il n'est pas toujours possible de détruire, ne se porte sur quelque organe essentiel, et ne détermine des accidens funestes.

ARTICLE III.

Des Abcès par congestion.

La dénomination d'abcès par congestion a été donnée, par les auteurs, à des tumeurs purulentes de nature très-différente. Ainsi on s'en est servi pour désigner les abcès qui sont le produit d'une inflammation lente, mais qui se manifestent dans l'endroit où le pus s'est formé; et ceux dont la source primitive est plus ou moins éloignée du lieu où se fait la collection purulente. On a même quelquefois désigné, sous le même nom, certaines tumeurs qui ne contiennent pas de pus, comme les loupes, etc.

Pour éviter toute équivoque dans les mots

comme dans les choses, nous bornons la dénomination d'abcès par congestion, à ceux dont le pus, produit par la carie du corps des vertèbres, ou d'une grande articulation, comme celle du fémur avec le bassin, fuse dans le tissu cellulaire, va se réunir en un foyer, et former une tumeur dans un endroit plus ou moins éloigné de celui où il s'est formé. Il ne sera question ici que des abcès par congestion, qui dépendent de la carie des vertèbres. Nous parlerons de ceux qui accompagnent la carie des grandes articulations, en traitant des maladies des os.

Les abcès par congestion reconnoissent constamment pour cause, la carie du corps d'une ou plusieurs vertèbres dorsales ou lombaires, rarement des cervicales. Cette carie elle-même dépend souvent d'une cause morbifique interne, comme le vice scrofuleux, le vice rhumatismal, ou autre, qui se fixe sur la colonne vertébrale, produit l'engorgement de ses ligamens, celui du tissu spongieux du corps des vertèbres, et par suite, son ulcération. Mais la carie de la colonne vertébrale, et les abcès par congestion, dépendent aussi très-fréquemment de l'habitude de la masturbation, sur-tout chez les garçons, lorsqu'elle est portée très-loin.

Cependant toutes les caries de la colonne vertébrale ne sont pas accompagnées d'abcès par congestion. L'ouverture d'un grand nombre de corps de personnes mortes de cette maladie, m'a fourni l'occasion de remarquer que, quand la carie est superficielle, elle est suivie d'un abcès par congestion, et que, lorsqu'elle attaque profondément le corps des vertèbres, dont elle convertit alors la substance en une espèce de putrilage, elle donne lieu à la courbure de l'épine, et constitue l'affection qu'on appelle *mal vertébral de Pott,* maladie dont nous parlerons par la suite.

Quelles que soient les causes des abcès par congestion, le malade éprouve, long-temps avant la manifestation de l'abcès, au voisinage des os dont la carie a donné lieu à la formation du pus, une douleur sourde, obscure, mais continue, qu'il regarde ordinairement comme rhumatismale. Cette douleur n'est souvent suivie d'aucune altération dans la santé du malade; quelquefois cependant son teint devient pâle et jaunâtre; mais les fonctions continuent à s'exercer comme dans l'état naturel. A mesure que le pus se forme, la douleur diminue, et au bout d'un temps plus ou moins long, il se manifeste une tumeur dans un endroit quelconque, plus ou moins éloigné de la colonne vertébrale, par exemple, au dos, aux lombes, dans quelque point de la région abdominale, à la marge de l'anus, mais le plus souvent à l'aine. Le tissu cellulaire, qui s'étend de cette région à la colonne vertébrale, lâche et abondant, n'oppose qu'une foible résistance au pus. Celui-ci, poussé par l'action du diaphragme et des muscles abdominaux, fuse le long du psoas et des vaisseaux iliaques, et va se creuser un foyer à la partie antérieure supérieure de la cuisse, derrière l'aponévrose *fascia-lata.*

La tumeur se forme et augmente peu-à-peu, ou elle paroît tout-à-coup avec un volume assez considérable. Elle est indolente, ne change ni la couleur ni la chaleur de la peau. Elle est molle ou dure, suivant qu'elle est placée immédiatement sous la peau ou sous une aponévrose épaisse, plus molle, moins tendue quand le malade est dans la position horizontale que lorsqu'il est debout. Cette tumeur présente dans toute son étendue une fluctuation plus ou moins distincte, suivant que le foyer est situé superficiellement ou profondément. Lorsqu'on la comprime, elle se déplace et soulève quelqu'une des parties environnantes.

Les abcès par congestion ne doivent pas être confondus avec les abcès d'une autre espèce, qui, situés profondément sous des muscles épais ou des aponévroses, n'ont point été ouverts assez tôt, et se sont étendus au loin dans les endroits où le pus a trouvé moins de résistance. On évitera aisément cette méprise, si l'on a égard à la situation de l'abcès, aux circonstances qui l'ont précédé, et à la manière dont il s'est formé. Ainsi on distinguera un abcès par congestion d'un abcès froid, si l'on fait attention que dans celui-ci le malade n'a éprouvé aucune douleur avant le développement de la tumeur, et que celle qu'il éprouve dans les progrès de la maladie, a toujours son siège dans le lieu même où se forme la collection purulente; tandis que dans l'abcès par congestion, le malade a constamment éprouvé, long-temps avant la manifestation de la tumeur, une douleur sourde dans quelque point de la colonne vertébrale, plus ou mois éloigné du siège de la tumeur, et n'en ressent au contraire aucune dans cette dernière.

Rarement le siège de la douleur trompe le praticien expérimenté sur la véritable nature de la maladie. Cependant quand la tumeur se montre dans un endroit peu éloigné de celui où le pus s'est formé, le diagnostic est plus dif-

ficile ; mais, dès que la douleur à précédé la
formation de l'abcès, on est autorisé à croire
que c'est un abcès par congestion.

Voici deux exemples, l'un d'un abcès froid,
l'autre d'un abcès par congestion, dans lesquels la douleur m'a fait connoître la nature de
la maladie.

Ire OBSERVATION. Un homme portoit à la
partie supérieure du dos, vers l'épaule droite,
une tumeur volumineuse, sans changement de
couleur à la peau, et dans laquelle la fluctuation étoit évidente. Le malade n'avoit pas
éprouvé de douleurs avant la manifestation de
la maladie, ni dans son commencement. Depuis
peu de temps seulement, la tumeur étoit devenue un peu douloureuse. Quelques personnes
craignoient la carie des vertèbres dorsales ou
cervicales ; mais l'absence de la douleur avant
la formation de la tumeur me fit prononcer que
c'étoit un abcès froid, dont l'ouverture devoit
être faite avec la potasse caustique, à la partie
la plus déclive ; j'appliquai ce caustique, et le
lendemain je fendis l'escarre ; il en sortit une
grande quantité de pus séreux, qui se tarit peu-
à-peu, et le malade guérit complètement ; ce
qui prouve, comme je l'avois annoncé, qu'il
n'avoit qu'un dépôt froid.

IIme OBS. Un malade venant de Bicêtre à
l'hôpital de la Charité, portoit vers l'angle
inférieur de l'omoplate gauche, un abcès qui
s'étoit formé peu-à-peu, sans douleur, sans
chaleur, sans changement de couleur à la peau.
J'appris que long-temps avant le développement
de la tumeur, le malade avoit éprouvé, à la

partie supérieure du dos, une douleur sourde qu'il avoit rapportée à des fraîcheurs. Ce caractère me fit reconnoître un dépôt par congestion. J'en fis l'ouverture ; la plaie dégénéra en une fistule ; le pus qui étoit séreux, prit une odeur fétide, la fièvre survint, les forces s'épuisèrent, et le malade mourut dans le marasme, au bout de dix mois. A l'ouverture du corps, je trouvai un sinus fistuleux qui pénétroit dans la poitrine en passant au-dessous de la sixième côte, et montoit delà entre la plèvre et les côtes, jusqu'aux trois premières vertèbres dorsales dont le corps étoit carié.

Il seroit inutile de rapporter d'autres exemples, pour prouver que la douleur dorsale ou lombaire qui a précédé la formation des abcès par congestion, est un signe presque caractéristique de la maladie. On ne confondra pas cette douleur avec le lumbago, en sachant que celui-ci est une douleur non-continue qui a son siège dans les muscles des lombes, par conséquent moins profondément que la douleur dont il est ici question. Ensuite la pression exercée avec les doigts sur la région lombaire n'augmente nullement cette dernière douleur, tandis qu'elle rend beaucoup plus vive celle du lumbago.

Une fois formés, les abcès par congestion augmentent successivement de volume, le pus continuant d'être fourni par les parties dont l'altération a produit la maladie. La tumeur, en s'agrandissant, amincit la peau, et si elle est située sous une aponévrose, elle la soulève et en écarte les fibres ; elle s'élève en pointe ; la peau s'amincit de plus en plus, et s'ouvre spontanément, ou bien l'art prévient l'opération de la nature. Dans l'un et l'autre cas, il sort de la plaie une quantité de pus beaucoup plus considérable que ne semble le comporter l'étendue de la tumeur, parce que ce liquide vient de loin, et qu'il est en partie contenu dans des sinus qui le fournissent au foyer principal. Il est mal élaboré, peu consistant, grisâtre ou jaunâtre, inodore et contient des flocons albumineux. La santé du malade, qui avant l'ouverture de l'abcès n'avoit pas été sensiblement altérée, se dérange ensuite au bout d'un temps plus ou moins long. Le pus acquiert une odeur fétide et des qualités irritantes qui déterminent l'inflammation des bords de l'ouverture par laquelle il s'écoule. Il est résorbé par les vaisseaux lymphatiques, et va troubler toutes les fonctions de l'économie animale. La maigreur et la fièvre hectique surviennent; bientôt le dévoiement colliquatif les accompagne, la fièvre hectique et la consomption font des progrès, et le malade finit par succomber dans le marasme le plus affreux. On trouve constamment, à l'ouverture du cadavre, le corps d'une ou de plusieurs vertèbres carié, et quelquefois l'extrémité postérieure d'une ou de plusieurs côtes.

Quand l'ouverture de la tumeur est très-petite, que le trajet fistuleux est étroit et tortueux, que l'air y entre difficilement, que la carie a peu d'étendue, les progrès de la maladie sont lents, et les malades peuvent vivre encore un temps assez long, par exemple, un an et même plus. Mais lorsque l'ouverture de l'abcès est grande, que le sinus qui conduit de cette ouverture aux vertèbres cariées est large, court et direct, que la carie occupe une grande étendue, la marche de la maladie est beaucoup plus rapide, et les malades périssent promptement.

On conçoit, d'après ce qui précède, que le pronostic des abcès par congestion est toujours fâcheux. En effet, rien ne pouvant remédier à la carie qui les produit, ni par conséquent tarir la source du pus, la perte du malade est inévitable.

Les abcès par congestion ayant constamment une terminaison fâcheuse, il faut tâcher de les prévenir. Lors donc qu'on est appelé pour donner des soins à un malade qui éprouve une douleur sourde, continue dans la région dorsale ou lombaire, il ne faut rien négliger pour en découvrir la cause. Si, par les questions que l'on fait au malade, on apprend que cette douleur est due à la masturbation, il faut le détourner de cette pernicieuse habitude, en lui faisant connoître le danger qui le menace. S'il y a lieu de croire que la douleur dépend d'un principe morbifique fixé sur la colonne vertébrale, ses cartilages ou ses ligamens, on peut appliquer sur la région douloureuse un vésicatoire ou un moxa. Il est vrai que ces moyens, lorsque la maladie existe depuis quelque temps, deviennent inutiles; mais il n'y a pas d'inconvénient d'y recourir et même de les réitérer tant que la tumeur n'est pas apparente. On administre en même temps, à l'intérieur, le suc des plantes amères, les anti-scorbutiques, les sudorifiques, etc.

Lorsque l'abcès est formé, tous les exutoires sont inutiles et ne servent qu'à tourmenter le malade. Il faut alors diriger ses vues vers les moyens propres à retarder le terme de la mort. Or, il est d'observation, que le dépérissement du malade et tous les accidens qui suivent l'ouverture du dépôt, dépendent de l'impression de l'air atmosphérique, soit que ce fluide agisse sur les parois du foyer et en modifie tellement l'action vitale qu'elles produisent un pus de mauvaise nature, soit qu'il agisse sur le pus lui-même, après sa formation, et en altère directement les qualités. C'est d'après cette observation de l'effet nuisible de l'air sur les abcès par congestion ouverts, que tous les praticiens ont unanimement conseillé de différer l'ouverture de ces abcès, autant qu'il est possible. J'ai moi-même professé et enseigné cette doctrine, sans restriction, jusqu'à ces derniers temps ; mais de nouvelles observations et les réflexions qu'elles m'ont suggérées, m'ont fait changer d'opinion et m'ont engagé à réformer ma pratique à cet égard. Aujourd'hui je n'hésite pas d'ouvrir les abcès par congestion dès qu'ils se montrent à l'extérieur, et que la fluctuation y est sensible. Voici les raisons de cette conduite : dans ces sortes d'abcès, le danger vient de l'étendue de la carie et de la grandeur du foyer purulent. Au commencement de la maladie, la carie a peu d'étendue, mais elle augmente peu-à-peu à mesure que l'on s'éloigne du moment où le mal s'est développé ; en sorte que quand la maladie est ancienne, on trouve à l'ouverture du corps, les vertèbres cariées dans une large surface. De même l'étendue du foyer est d'abord peu considérable et la quantité de pus qu'il contient médiocre ; mais la quantité de ce liquide augmente de jour en jour, ainsi que la grandeur du foyer qui le renferme. En considérant les abcès par congestion sous ce double rapport de l'étendue de la carie et de la grandeur du foyer purulent, on voit clairement qu'ils doivent être d'autant plus graves et plus dangereux, qu'ils sont plus anciens et plus volumineux : car d'un côté, on peut d'autant moins espérer la guérison de la carie, qu'elle a fait des progrès plus considérables ; et de l'autre, l'étendue du foyer rend le rapprochement de ses parois plus difficile, donne lieu à une suppuration plus abondante et rend l'accès de l'air plus facile et plus grand.

C'est donc pour prévenir l'augmentation du foyer et les progrès de la carie, que j'ouvre de bonne heure les abcès par congestion. Mais avant de faire cette ouverture, on doit prévenir les parens du malade de la gravité de la maladie, et des suites funestes qu'elle peut avoir. En la pratiquant, on doit prendre toutes les précautions possibles pour empêcher que l'air atmosphérique ne porte son impression dangereuse sur les parois du foyer et sur le pus qui y croupit toujours en plus ou moins grande quantité. La potasse caustique dont on se sert communément pour ouvrir ces sortes d'abcès, a l'inconvénient de faire une ouverture avec perte de substance, qu'on ne peut pas fermer à volonté pour modérer et graduer la sortie du pus ; en sorte que les parois ne pouvant revenir assez vîte sur elles-mêmes, l'air prend la place de ce liquide, et exerce son influence pernicieuse sur les parties malades. Le séton, tant vanté par quelques auteurs, seroit préférable à la potasse caustique ; mais il a l'inconvénient de faire des ouvertures trop grandes, et qui s'agrandissent encore par l'inflammation et la suppuration de leurs bords. La ponction, pratiquée comme nous

l'avons indiqué , en parlant des abcès froids ,
est sans contredit la meilleure méthode qu'on
puisse employer pour l'ouverture des abcès par
congestion. Mais comme l'accès de l'air est
encore plus nuisible ici que dans aucune autre espèce d'abcès, on doit faire cette ponction avec un
bistouri très-étroit ; plonger cet instrument très-
obliquement, en tendant fortement la peau , afin
de pouvoir suspendre plus aisément le cours du
pus quand on viendra à lâcher la peau , l'ouverture de celle-ci se trouvant alors éloignée de
celle du sac purulent ; enfin , ne tirer qu'une
quantité médiocre de pus à chaque ponction ,
pour favoriser le retour des parois de l'abcès sur
elles-mêmes , et la diminution graduelle de son
foyer. Cette méthode n'empêche pas la mort
des malades , mais elle sert du moins à éloigner
cette fatale terminaison. Le reste du traitement
local se borne à des soins de propreté. On couvre l'ouverture avec un emplâtre de diachylon gommé, et si elle dégénère en une fistule ,
comme cela a lieu quelquefois , on renouvelle
souvent l'appareil , sur-tout si la suppuration
est abondante. Si les environs de la fistule s'enflamment , on y applique un linge couvert de
cérat. On administre intérieurement les boissons
amères , et sur-tout le quinquina, pour prévenir,
ou au moins pour retarder, autant que possible , les effets de la résorption du pus.

Nous terminerons ce qui a rapport aux abcès
par congestion , par quelques observations sur
cette cruelle maladie.

I.ʳᵉ Observation. M. *Seguin* , natif de
Paris , âgé de 18 ans , d'une constitution foible,
fut attaqué , sur la fin de l'an 7 , à la suite d'un

dévoiement qui dura trois mois , de douleurs
sourdes et constantes , qui occupèrent alternativement les articulations des extrémités inférieures et la région lombaire. Ces douleurs
devinrent graduellement plus intenses , sur-tout
dans cette dernière région où elles se fixèrent
exclusivement au bout de huit mois. Des bains
furent employés inutilement pour les calmer. Il
se manifesta ensuite, à la partie inférieure, latérale droite du bas-ventre , une tumeur peu volumineuse , sans douleur et sans changement
de couleur à la peau. Cette tumeur augmenta
peu-à-peu de volume , et à mesure qu'elle fit des
progrès , les douleurs lombaires diminuèrent ,
mais ne cessèrent pas , et il s'en développa d'autres dans l'articulation du fémur gauche avec le
bassin. Le malade entra à l'hôpital de la Charité le
10 thermidor an 8 , environ un an après l'invasion
des premières douleurs , et trois à quatre mois
après la formation de la tumeur. Celle-ci étoit
alors de forme ovoïde , circonscrite , molle ,
cédant facilement à la pression , élevée en
pointe dans son centre où la peau étoit très-
amincie. Les douleurs de l'articulation iléo-
fémorale gauche étoient très-vives , augmen-
toient par la station , et sur-tout par la progression. Le malade avoit le teint pâle , jaunâtre et
de la foiblesse , sans fièvre. Je reconnus facilement la nature de l'abcès, et le 17 thermidor, la
peau étant considérablement amincie dans une
grande étendue , je plongeai dans la partie inférieure de la tumeur, la pointe d'un bistouri
à lame étroite. Il sortit par l'ouverture, qui avoit
deux ou trois lignes d'étendue , une très-grande
quantité de pus blanchâtre , ténu et sans odeur.
Un emplâtre de diachylon gommé fut appliqué

par-dessus. Le lendemain l'ouverture étoit cicatrisée, et la tumeur d'un volume aussi considérable qu'avant la ponction. Une nouvelle ponction fut pratiquée , et le pus qui en sortit avoit déja acquis une mauvaise odeur. Le soir même il survint de la fièvre avec augmentation considérable de chaleur à la peau ; soif intense , céphalalgie insupportable et léger dévoiement. Les douleurs lombaires persistèrent. Les jours suivans , continuation de la fièvre. La seconde ouverture resta fistuleuse , et il continua d'en sortir une grande quantité de pus de mauvaise nature. On y fit des injections avec une décoction de quinquina. Le malade fut mis à l'usage de la décoction blanche, de l'extrait de quinquina et du diascordium. La fièvre et le dévoiement cessèrent le 4 fructidor , mais ce ne fut que pour quelques jours , et dans le courant de ce mois le malade maigrit considérablement , devint très-foible , et prit du dégoût pour les alimens. Dans le mois de vendémiaire , augmentation de la fièvre , redoublemens vers le soir par intervalles , frissons irréguliers , continuation des douleurs lombaires , dévoiement colliquatif , peau très-aride , épuisement général des forces, marasme. Les bords de l'ouverture fistuleuse étoient devenus très-douloureux ; les injections furent supprimées. Le 2 brumaire , assoupissement profond , délire , langue sèche , suppuration moins abondante et plus fétide. Les jours suivans , alternatives de délire et de calme , souvent assoupissement , augmentation du dévoiement colliquatif , marasme complet. Le 11 , météorisme , respiration laborieuse et avec râle, coma profond ; le malade mourut à midi. A l'inspection du cadavre, on trouva le corps des trois dernières vertèbres lombaires, leurs cartilages et la partie antérieure latérale droite du sacrum, totalement désorganisés par la carie; les muscles psoas et iliaque, formant une espèce de poche qui étoit remplie de matière purulente. Cette poche communiquoit avec l'ouverture fistuleuse et avec les parties cariées. Les articulations fémorales étoient dans leur intégrité; les reins volumineux, les uretères et les bassinets distendus.

IIme O B S. Jean Buttels, tailleur, âgé de 30 ans, d'une assez bonne constitution, et n'ayant eu en sa vie, d'autres maladies notables que quelques affections vénériennes, dont il fut bien traité, commença à éprouver, vers le mois de prairial an 9, des douleurs vagues et sourdes dans la colonne vertébrale; bientôt ces douleurs se fixèrent spécialement dans la partie latérale droite de la région lombaire. D'abord légères, elles n'empêchèrent pas le malade de travailler; mais elles augmentèrent progressivement d'intensité, et devinrent si vives au bout de huit mois, sur-tout dans la position verticale et dans la progression, qu'il fut forcé de s'aliter; cependant, comme il les attribuoit à des fraîcheurs, et qu'il croyoit qu'elles se dissiperoient d'elles-mêmes, il ne consulta personne. Au bout de trois à quatre semaines qu'il garda le lit, elles diminuèrent un peu et lui permirent de se lever. Mais vers le milieu de pluviôse an 10, c'est-à-dire, neuf mois après l'invasion de ces douleurs, il se forma à l'aine droite une petite tumeur qui augmenta par degré, sans occasionner aucune douleur, et sans changer la couleur de la peau. Prenant cette tumeur pour un bubon vénérien, il entra à l'hôpital destiné à ces sortes de ma-

ladies, où l'on reconnut que le malade s'étoit
trompé. Il en sortit sans subir aucun traitement. Mais voyant que sa santé s'altéroit sensiblement, il se fit transporter, le 16 floréal
an 10, à l'hôpital de la Charité. La tumeur
étoit alors de la grosseur d'un œuf de poule,
indolente, n'avoit pas changé la couleur de la
peau, et présentoit de la fluctuation. Le malade fut assujetti à un régime convenable. Au
bout de huit jours, la tumeur s'étant sensiblement élevée en pointe, et menaçant d'une rupture prochaine, je l'ouvris avec les précautions
que j'ai indiquées ci-dessus; il sortit par la petite
incision, une grande quantité de pus séreux,
inodore, dans lequel flottoient beaucoup de
petits flocons blanchâtres. Je plaçai sur l'ouverture un peu de charpie que je maintins par
des compresses. L'ouverture ne se ferma pas :
les jours suivans un emplâtre d'onguent de la
mère fut substitué à la charpie. Le pus con-
tracta une odeur fétide, et continua de sortir
en grande quantité. Les douleurs lombaires se
calmèrent ; la plaie devint fistuleuse, prit la
forme ronde et acquit bientôt la largeur d'une
pièce de 15 sous ; elle laissoit voir en haut le
commencement du trajet fistuleux, et en bas,
à la partie supérieure externe de la cuisse, un
clapier où la matière purulente s'accumuloit, et
d'où elle ne sortoit que par la pression qu'on
exerçoit journellement dessus.

La foiblesse du malade fut en augmentant,
et les traits de son visage s'altérèrent peu-à-peu,
jusqu'au 2 messidor que la fièvre survint ; dès
lors la suppuration fut moins abondante ; et au
bout de quelques jours le malade fut tourmenté
d'une toux sèche, qui fut bientôt accompa-

gnée de l'expectoration d'une matière jaunâtre et puriforme. La fièvre lente, les sueurs, le dévoiement et les symptômes pectoraux qui continuèrent jusqu'à la fin du mois de messidor, épuisèrent tellement les forces du malade, qu'il ne pouvoit plus, pour ainsi dire, exécuter aucun mouvement du tronc. Dans le commencement de thermidor, le dévoiement diminua et la suppuration augmenta un peu. Les yeux devinrent caves et troubles, le teint olivâtre, la peau sèche et rude. La plus petite quantité d'alimens oppressoit le malade et excitoit la toux. Sa voix s'éteignit, son pouls devint d'une foiblesse et d'une petitesse extrêmes. Enfin, parvenu au marasme le plus affreux, il expira le 24 thermidor. A l'examen anatomique de son corps, on vit que l'ouverture fistuleuse se rendoit dans une poche située à la partie inférieure, antérieure et latérale droite de l'abdomen, et formée dans le tissu cellulaire du péritoine, qui dans cet endroit étoit épaissi et condensé. Cette poche communiquoit avec un conduit fistuleux, qui se rendoit en passant au-devant des psoas, et ensuite derrière le diaphragme, jusqu'au corps des deux ou trois dernières vertèbres dorsales, dont la partie antérieure et latérale droite, ainsi que l'extrémité postérieure des côtes correspondantes étoit cariée. La carie occupoit aussi les trois premières vertèbres lombaires. Le poumon gauche étoit en grande partie détruit par la suppuration, et la cavité pectorale du même côté contenoit une assez grande quantité de pus séreux et très-fétide.

III.ᵐᵉ C. Au mois de thermidor an 12, je

fus appelé en consultation avec *M. Guillotin*,
docteur-régent de la Faculté de médecine de
Paris, pour *Louis-Jacques Peureux*, âgé de
19 ans. Ce jeune homme portoit à la partie supérieure et antérieure de la cuisse gauche, une tumeur volumineuse, indolente, sans chaleur, sans
altération de la couleur de la peau, et dans
laquelle on sentoit la fluctuation d'un liquide.
Cette tumeur augmentoit et devenoit plus tendue lorsque le malade étoit debout ; elle dimi-
nuoit et devenoit plus molle lorsqu'il étoit
couché. En questionnant *Peureux*, nous apprî-
mes qu'il avoit joui d'une bonne santé jusqu'à
l'âge de 12 à 13 ans, où il commença à se livrer
à la masturbation, et qu'il avoit tellement abusé
de cette pernicieuse habitude, qu'à l'âge de 17
ans, il étoit tombé dans un état de foiblesse et
de langueur qui faisoit craindre le marasme le
plus complet. Effrayé de son état, et sur-tout
de la diminution de ses facultés intellectuelles,
il chercha à se corriger de sa mauvaise habitude; mais tous ses efforts, à cet égard, ne
servirent qu'à la diminuer un peu sans la détruire entièrement. L'air de la campagne, une
bonne nourriture, et par-dessus tout, une sur-
veillance active que les parens du malade exer-
cèrent sur lui, améliorèrent un peu son état.
Cependant il continuoit à ressentir dans la région
lombaire une douleur accompagnée de foiblesse,
douleur qui s'étoit manifestée depuis long-temps.
Bientôt ce symptôme augmenta et força le malade de se tenir penché en devant. La tumeur
de l'aine ne tarda pas à se montrer, augmenta
peu-à-peu, sans causer aucune douleur, et
arriva enfin à l'état dont nous avons parlé plus
haut. Nous jugeâmes que cette maladie étoit

un abcès par congestion , qui feroit périr le malade. Les parens de *Peureux* ne pouvant luï faire administrer chez eux les secours qu'exi-geoit sa maladie , se décidèrent à le mettre à l'hôpital de la Charité , où il entra le 26 ther-midor an 12. Le 29 je plongeai dans la tumeur la lame étroite d'un bistouri , et je tirai par cette ouverture environ six onces d'un pus séreux, jaunâtre , dans lequel nageoient des flocons albumineux ; ensuite j'en rapprochai les bords , et je la couvris avec un emplâtre de diachylon gommé. Le 30 , elle fut entièrement cicatrisée. Le 6 fructidor, je pratiquai une se-conde ponction , qui donna issue à une quantité de pus à-peu-près égale à celle que j'avois tirée la première fois. Les bords de cette piqûre , réunis avec un emplâtre de diachylon gommé , furent cicatrisés deux jours après. Une troisiè-me ponction fut pratiquée le 12 ; mais elle ne donna issue qu'à une quantité médiocre de pus, dont la sortie étoit empêchée par des flocons albumineux qui se présentoient à l'ouverture et la bouchoient exactement. Le 30 , le malade se plaignit d'une vive douleur dans l'aine. Le 5 vendémiaire, la tumeur étoit un peu affaissée , et la douleur considérablement diminuée. Le 12 , une des piqûres se rouvrit et laissa suinter une assez grande quantité de pus séreux. Ce liquide qui jusques-là n'avoit eu aucune odeur, devint bientôt d'une fétidité insupportable. La fièvre lente survint, ainsi que le dévoiement , et les forces s'épuisèrent de jour en jour. Le 24 brumaire, le malade , se plaignit d'une douleur dans la région lombaire gauche , où je décou-vris une tumeur avec fluctuation. La compres-sion exercée sur cette tumeur , faisoit sortir une plus grande quantité de pus par la piqûre qui s'étoit rouverte, et dont les bords s'étoient écartés et enflammés. Tous les accidens allèrent en augmentant; le marasme devint excessif, et *Peureux* succomba le 29 pluviôse.

A l'ouverture du corps, on trouva un large sinus qui s'étendoit depuis la tumeur de l'aine jusqu'aux quatre premières vertèbres des lombes, dont le corps étoit carié dans une grande étendue. La tumeur, située dans la région lombaire gauche fut ouverte : il en sortit une grande quantité de matière sanieuse. Le foyer qui renfermoit cette matière, communiquoit avec la partie supérieure du sinus dont il vient d'être parlé, dans l'endroit correspondant au corps des vertèbres cariées.

CHAPITRE III.

De la Gangrène.

La gangrène est la mort d'une partie du corps ; c'est-à-dire, l'abolition parfaite du sentiment, du mouvement et de toute action organique dans cette partie. Cette dernière condition est absolument nécessaire à la définition de la gangrène ; car le sentiment et le mouvement peuvent être anéantis, et la vie se conserver, comme on le remarque dans la paralysie ; maladie dans laquelle l'action organique des vaisseaux n'est pas éteinte.

La gangrène ne doit pas être confondue avec l'asphyxie locale ou l'état de mort apparente d'une partie : elle en diffère, en ce que dans cette dernière maladie, la vie n'étant, pour ainsi dire, que suspendue, la partie affectée est susceptible d'être revivifiée. Ainsi, la gangrène est à l'asphyxie locale, ce que la mort est à l'asphyxie générale. Il y a des exemples d'asphyxie locale, dans lesquels la chaleur, la sensibilité, le mouvement, le battement des artères, enfin, tous les phénomènes de la vie, après avoir paru anéantis pendant plusieurs jours, se sont ranimés peu-à-peu et ont repris toute leur vigueur. *De la Motte* rapporte l'observation d'un garçon de billard, dont la main droite fut tellement asphyxiée, à la suite d'un coup de bâton reçu sur la partie externe de l'avant-bras, qu'elle parut comme morte pendant dix jours ;

mais au bout de ce temps, la chaleur revint peu-à-peu, le battement des artères se fit sentir, et la main se rétablit dans son état naturel.

Lorsque l'artère principale d'un membre a été liée, on a cru quelquefois que ce membre étoit privé de la vie, parce qu'il ne présentoit plus au-dessous de la ligature, ni sentiment, ni mouvement, ni pulsation des artères. Cependant il arrive souvent, qu'après avoir resté quelque temps dans cet état, il se revivifie par degrés.

Il est d'autant plus important de bien distinguer cette asphyxie locale de l'état de gangrène, qu'on s'exposeroit, sans cela, à amputer un membre susceptible d'être rappelé à la vie, ou à pratiquer d'autres opérations qui pourroient être suivies d'accidens plus ou moins graves. Or, on évitera cette fâcheuse méprise, si l'on fait attention que, dans les cas où la vie paroît éteinte dans un membre dont les propriétés vitales existent encore, l'épiderme ne se détache point comme dans la gangrène, et qu'on n'observe pas cette dissolution putride, d'où résulte l'odeur infecte, particulière à cette maladie.

Cependant la dissolution putride et la gangrène ne doivent pas être regardées comme identiques : en effet, la mortification précède toujours la dissolution putride, ou cette espèce de fermentation qui détruit la composition organique de la partie frappée de gangrène, et dégage plusieurs de ses élémens sous forme de gaz, d'une odeur fétide. Il est vrai que, dans beaucoup de gangrènes, la pourriture s'empare si promptement de la partie affectée, que les symptômes de la dissolution putride se manifestent presque aussitôt que ceux de la mortifi-

cation : mais on n'en doit pas moins distinguer
ces deux états qui ont été confondus par plusieurs auteurs. On les observe très-bien et d'une
manière successive, dans la gangrène qui résulte
de la ligature principale d'un membre, et dans
celle que produit la congélation; car dans ces
deux cas, on voit évidemment que la vie est
éteinte dans la partie, quelque temps avant le
développement des phénomènes de la putréfaction.

Lorsque la gangrène est bornée aux tégumens
communs et au tissu cellulaire sous-cutané, on
lui donne simplement le nom de gangrène. Elle
prend celui de sphacèle, quand elle pénètre
profondément et qu'elle attaque les chairs, les
vaisseaux et les os même; en un mot, quand
un membre est frappé de mortification dans
toute son épaisseur. Mais la gangrène et la mortification ne sont réellement que deux degrés de
la même maladie, et la distinction qu'en ont
faite plusieurs auteurs, n'est fondée sur aucune
base solide. En effet, la gangrène étant la mort
absolue de la partie qu'elle affecte, ou bien la
vie est complétement éteinte dans cette partie,
et alors la gangrène existe; ou bien la vie n'est
pas entièrement anéantie, et dans ce cas elle peut
être ranimée, et la gangrène n'existe pas. En
conséquence, le nom de gangrène qu'on a donné
à cet état d'affoiblissement des propriétés vitales, dans lequel la partie qui en est affectée
est menacée de mortification, ne lui convient
pas.

Lorsque la cause de la gangrène attire dans
la partie affectée une quantité très-grande d'humeurs, l'engorgement précède la mortification,
et les sucs arrêtés dans la partie malade,

entrent très - promptement en dissolution putride. Alors la gangrène est appelée gangrène humide.

Si, au contraire, la cause de la maladie empêche l'abord des sucs, ou si elle vient à saisir la partie lorsque celle-ci ne contient que la quantité d'humeurs qu'elle doit contenir naturellement, comme alors cette cause agit en coagulant les liquides, et en crispant les solides, le membre diminue de volume et se dessèche, les chairs deviennent plus coriaces et plus difficiles à couper que les chairs vives. Dans ce cas, la gangrène prend le nom de gangrène sèche.

La marche, les phénomènes et les indications curatives de la gangrène, diffèrent suivant les causes qui ont déterminé la maladie. Ces causes sont externes ou internes. Nous allons nous occuper successivement de la gangrène produite par les unes et les autres de ces causes.

ARTICLE PREMIER.

De la Gangrène de causes externes.

Les causes externes qui peuvent produire la gangrène sont, l'inflammation, la contusion, la compression lente, la brûlure, la congélation et l'interception du cours des liquides.

§. I.ᵉʳ *De la Gangrène produite par l'inflammation.*

L'inflammation est une des causes les plus fréquentes de la gangrène : elle la produit de deux manières bien différentes, que l'on doit sur-tout considérer relativement à la méthode curative de cette maladie. Tantôt la mortification résulte de l'intensité de l'engorgement inflammatoire ; tantôt elle est due à la malignité de la cause de l'inflammation, et c'est ce qui a lieu le plus communément. Mais comme cette dernière espèce de gangrène se rapporte à celle de cause interne, il ne sera question ici que de la gangrène produite par l'intensité de l'inflammation.

La vie ne subsistant que par le cours du sang des artères dans les veines, lorsque l'engorgement inflammatoire est porté au point d'intercepter entièrement le cours du liquide qui doit traverser les vaisseaux d'une partie, le mouvement vital y est éteint, et cette partie tombe en gangrène.

Quand la gangrène est la suite d'une inflammation superficielle, telle que l'érysipèle ou le phlegmon, elle est bornée à la peau, ou au tissu cellulaire, et il est à remarquer à cet égard, que ce dernier tissu est de toutes les parties du corps celle où la vie s'éteint avec le plus de facilité : aussi trouve-t-on très-souvent le tissu cellulaire gangrené, sans que la peau qui le recouvre ait perdu la vie, ni même quelquefois changé de couleur. C'est ce qui arrive, sur-tout dans les infiltrations urineuses, où l'urine exerce sur le tissu cellulaire une impression si grande, que la gangrène s'en empare très-promptement.

Lorsque l'inflammation, au lieu d'être superficielle, occupe le tissu cellulaire intermusculaire, et même celui qui se trouve dans l'épaisseur des muscles d'un membre, comme dans les fractures *comminutives*, les plaies d'armes à feu, l'affluence des humeurs qui en résulte distend les aponévroses : celles-ci compriment fortement les parties qu'elles renferment et qui sont le siège de l'engorgement, et cette compression arrête le cours du sang et anéantit le principe vital dans tout le membre. Dans ce cas, la gangrène a été attribuée, par *Quesnay*, à l'étranglement, qu'il regarde comme une des causes les plus fréquentes de la maladie dont il s'agit. L'opinion de *Quesnay* ayant été adoptée presque généralement, il convient d'examiner si l'on peut admettre l'étranglement comme cause de gangrène, dans le sens de cet auteur.

Suivant lui, l'étranglement résulte d'une contraction exercée sur les vaisseaux et sur toutes les autres parties qui composent un membre, par l'aponévrose qui les environne, et c'est en étranglant ainsi les muscles et les vaisseaux de la cuisse, que l'aponévrose *fascia lata*, dans les inflammations de ce membre, peut produire la gangrène.

Mais pour que les aponévroses pussent produire la gangrène en étranglant de cette manière les membres qu'elles enveloppent, il faudroit qu'elles jouissent de la faculté contractile ; il faudroit même que cette faculté allât jusqu'au point de resserrer fortement ces aponévroses ; encore est-il fort douteux que leur contraction pût être assez énergique pour produire la gangrène ; car on exerce souvent, sur toute la longueur d'un membre, au moyen des bandages, une compression plus forte que celle que pourroient exercer les aponévroses, si elles étoient douées de la contractilité, et la gangrène en est rarement le résultat.

Cependant les aponévroses contribuent à

éteindre le principe vital dans les parties molles, en les comprimant ; mais cette compression,
qui n'est nullement due à la contractilité , ne
s'exerce que dans certaines circonstances que je
vais exposer d'une manière succincte.

Je suppose, dans une fracture compliquée du
fémur , une cause irritante quelconque , par
exemple, une esquille enfoncée dans les parties
molles où elle excite une vive irritation ; cette
irritation jointe à celle que la blessure a occasionnée , et notamment à l'irritation des nerfs
qui peuvent être déchirés , produit l'engorgement des muscles et du tissu cellulaire intermusculaire, en y attirant les humeurs ; mais
comme l'aponévrose *fascia lata* a une étendue
proportionnée au volume de la cuisse ; qu'elle
jouit d'un ressort proportionné à la densité de
son tissu, il en résulte que, se prêtant difficilement au développement des parties qu'elle
recouvre, elle exerce, en vertu de son ressort,
une constriction qui bride leurs vaisseaux et
porte une forte atteinte à leurs propriétés vitales. C'est en déterminant ainsi l'étranglement
des parties sous-jacentes , que les aponévroses
contribuent à produire la gangrène ; mais elles
n'étranglent que comme un anneau autour d'un
doigt, auquel il survient un gonflement. Ce
n'est point le diamètre de l'anneau qui a diminué , mais le volume du doigt qui a augmenté.

L'étranglement que l'on regarde comme une
cause fréquente de la gangrène , n'est donc
qu'une circonstance particulière de l'engorgement, déterminée par une cause irritante, qui a
attiré les humeurs dans les parties situées sous
l'aponévrose d'un membre , comme on le remar-

que souvent dans les fractures *comminutives*. Il est de ces fractures où le gonflement devient énorme en deux ou trois jours. Alors non-seulement les parties situées au-dessous de l'aponévrose, mais aussi le tissu cellulaire sous-cutané et les tégumens eux-mêmes sont engorgés.

Lorsque la gangrène résulte uniquement de la violence de l'inflammation, ou des étranglemens que cette dernière détermine, voici quels sont ses symptômes et sa marche.

L'inflammation qui étoit l'état primitif de la maladie, et dont tous les phénomènes, tels que la chaleur, la rougeur, la tension, etc., étoient portés à un très-haut degré, diminue à mesure que l'engorgement devient excessif, et cela n'a guères lieu que le septième ou le huitième jour. Le jeu des artères étant empêché par le sang qui les remplit, la chaleur s'affoiblit de plus en plus et la partie devient froide ; la tumeur s'affaisse ; la rougeur vive de l'inflammation devient plus foncée et passe promptement du violet au noir ; la sensibilité diminue et s'éteint bientôt entièrement ; la contractilité musculaire et l'élasticité s'anéantissent ; les chairs deviennent compactes et un peu pâteuses ; l'épiderme se détache et forme des phlictènes qui contiennent une sérosité noirâtre ; enfin, la partie exhale une odeur fétide et cadavéreuse, effet de la putréfaction qui s'est emparée des fluides et des parties solides. Cette odeur, *sui generis*, est tellement caractéristique de la mortification, que dès qu'elle frappe l'odorat du chirurgien-praticien, il est assuré qu'il y a aux environs une personne affectée de gangrène.

Si la gangrène est superficielle, on voit un cercle inflammatoire se former autour de la partie morte; la suppuration s'établit, l'escarre devient vacillante, et ne tarde pas à se détacher entièrement.

Lorsque le mal s'étend plus profondément, que l'engorgement occupe tout un membre, il survient aussi de l'inflammation autour de la partie morte; mais on a quelquefois de la peine à distinguer si la gangrène est bornée à la peau et au tissu cellulaire, ou si elle pénètre profondément dans l'épaisseur du membre. On ne peut s'en assurer positivement qu'en incisant les parties gangrenées. Si les incisions faites à une certaine profondeur occasionnent de la douleur, et font couler du sang, on en conclura que la gangrène n'occupe pas toute l'épaisseur du membre; mais si les incisions les plus profondes ne causent aucune douleur, c'est une preuve que le membre est gangrené dans toute son épaisseur; en un mot, qu'il est sphacélé.

Le pronostic de la gangrène est toujours fâcheux, puisque la maladie entraîne la destruction d'une partie plus ou moins étendue, et plus ou moins importante; mais la gravité du mal varie singulièrement, suivant son siège, son étendue et la nature des parties affectées.

La gangrène, bornée à l'extérieur d'un membre, n'intéressant que la peau et le tissu cellulaire, n'est pas une maladie bien fâcheuse. La nature sépare l'escarre, et l'ulcère simple qui résulte de sa chûte se cicatrise promptement et facilement, sur-tout quand la peau n'a pas été détruite dans une grande étendue. Cependant, lorsque la gangrène intéresse la peau qui recouvre les tendons, les os, les articulations, le pronostic est plus fâcheux. En effet, à la chûte de l'escarre, les tendons ou les os sous-jacens se trouvent dénudés, et ils s'exfolient presque toujours. Les articulations peuvent être intéressées, les capsules synoviales ouvertes; alors le liquide qu'elles contiennent s'écoule, l'air produit une impression nuisible sur les surfaces articulaires, et il peut en résulter des accidens très-graves.

Lorsque la gangrène pénètre dans toute l'épaisseur d'un membre, qu'il y a sphacèle, le malade est nécessairement privé de la portion gangrenée, et tout ce qu'on peut espérer alors, c'est de lui sauver la vie.

Si la gangrène attaque un membre jusques près du tronc, elle est bien plus dangereuse encore; car, ou elle gagne le tronc, et alors elle fait périr le malade; ou bien la nature pose une ligne de démarcation entre le membre sphacélé et le tronc, et la perte du membre entier est inévitable.

La gangrène qui s'empare des organes intérieurs, est presque toujours mortelle. Cependant une portion d'intestins peut être gangrenée sans que le malade succombe : c'est ce qu'on observe quelquefois dans les hernies étranglées.

La gangrène présente trois indications générales : 1.º prévenir la maladie lorsqu'elle n'est point encore déclarée; 2.º en arrêter les progrès lorsqu'une fois elle est survenue; 3.º faciliter la séparation des escarres gangreneuses, ou retrancher, selon l'exigence des cas, la partie gangrenée, et conduire l'ulcère qui en résulte à parfaite guérison. On satisfait à ces indications par des moyens différens, suivant la cause de la maladie.

Dans la cure des inflammations qui tendent

à dégénérer en gangrène, par un engorgement extrême, l'essentiel est de détendre la partie malade, et de la débarrasser au plus tôt des humeurs qui la surchargent. La diète, la saignée, les boissons délayantes, rafraîchissantes, et les applications émollientes, relâchantes et anodines se présentent d'elles-mêmes pour satisfaire à ces intentions. Le quinquina, qui a été regardé par quelques praticiens, comme un spécifique contre la gangrène, seroit ici nuisible, en ajoutant à l'état d'irritation qui existe déja.

Il est, dans certains engorgemens inflammatoires, des circonstances qui exigent l'emploi de moyens particuliers pour prévenir la gangrène. Lorsqu'il existe dans le membre affecté des aponévroses qui, en s'opposant au développement de l'engorgement, réagissent sur les parties enflammées qu'elles enveloppent, de manière à arrêter la circulation des humeurs, et à éteindre la vie de ces parties, on doit, de bonne heure, inciser, débrider ces aponévroses, pour favoriser le développement des parties engorgées, et s'opposer à leur étranglement. Ainsi, on prévient la gangrène d'une portion d'intestin étranglée dans une hernie, en débridant l'ouverture herniaire. Dans les plaies d'armes à feu, qui intéressent les membres dont les muscles sont environnés par des aponévroses épaisses, on remplit le même objet en débridant amplement ces aponévroses.

Lorsque les secours dont nous venons de parler, poussés aussi loin qu'il est possible, ne réussissent pas, et qu'on voit la tumeur s'affaisser, la chaleur s'éteindre, la rougeur s'obscurcir, l'élasticité s'anéantir, les chairs devenir compactes et un peu pâteuses ; quand on observe enfin les signes de la cessation de l'action vitale des parties engorgées, les saignées sont inutiles, aussi bien que les topiques émolliens et relâchans. Il faut alors recourir aux moyens qui réveillent l'action organique des vaisseaux, tels que les cataplasmes composés avec la poudre des plantes aromatiques, cuites dans le vin, une décoction très-forte de quinquina, aiguisée avec l'alkool camphré, ou toute autre analogue.

Mais comme dans une inflammation très-étendue, la gangrène se manifeste d'abord à l'endroit où l'inflammation est plus considérable, le traitement de cet endroit et celui du reste de la partie enflammée doivent être différens. Je suppose, par exemple, que dans une violente inflammation qui occupe la jambe et le pied, celui-ci passe du rouge au violet, que sa chaleur et sa sensibilité diminuent, enfin qu'il soit menacé de gangrène, il est certain qu'il convient d'y appliquer des anti-septiques ; pendant que l'on continue d'appliquer les émolliens et les relâchans sur la jambe qui conserve encore sa chaleur, sa rougeur et sa sensibilité inflammatoires.

On a proposé de pratiquer dans l'endroit menacé de gangrène, et où la chaleur commence à s'éteindre, des scarifications ou des incisions, pour favoriser l'action des médicamens sur les parties qui ne sont pas encore gangrenées ; mais, ou toute action vitale est anéantie dans l'endroit malade, et alors, outre que les scarifications sont inutiles, elles exposent encore la partie au contact de l'air, et accélèrent la dissolution putride ; ou bien la gangrène n'existe pas encore, et dans ce cas, les scarifications sont nuisibles, soit en irritant les parties menacées de gangrène, et en augmentant leur engorgement lorsqu'elles ont encore un certain degré de force vitale, soit en faisant tomber ces mêmes parties dans l'affaissement, et accélérant ainsi la mortification. Ici les scarifications produisent le même effet que dans les parties extrêmement infiltrées : on sait que ces parties sont presque toujours frappées de mortification peu de temps après la sortie de la sérosité ; les symptômes de la gangrène se manifestent d'abord aux endroits incisés, et se propagent ensuite dans les environs. Aussi les bons praticiens ont-ils renoncé à toute espèce d'incision, dans la vue de prévenir la mortification ; et lorsqu'ils en pratiquent, ce n'est, comme nous l'avons dit plus haut, que pour reconnoître, dans les cas douteux, l'étendue en profondeur de la gangrène, et la distinguer du sphacèle.

Lorsque la gangrène est bien décidée, et qu'elle a cessé de faire des progrès, on doit s'occuper de remplir la troisième indication que nous avons établie, laquelle consiste à favoriser l'opération par laquelle la nature se débarrasse des escarres gangreneuses, dans les gangrènes superficielles, et de retrancher le membre, lorsque la mortification s'est emparée de toute son épaisseur, c'est-à-dire, lorsqu'il y a sphacèle.

Considérons d'abord la marche de la nature dans la séparation des parties mortes, d'avec celles qui jouissent encore de la vie.

Quand la mortification cesse de faire des progrès, il se développe, comme nous l'avons déja dit, autour de la partie gangrenée qui est devenue un véritable corps étranger, une légère inflammation que sa couleur vermeille fait aisément distinguer de l'inflammation, qui annonce le progrès ultérieur de la maladie, et qui présente une couleur violette.

L'inflammation qui environne la partie gangrenée est bientôt suivie de la suppuration, et alors on commence à apercevoir entre les parties vives et les parties mortes une ligne de séparation dont la largeur et la profondeur augmentent chaque jour. La matière de la suppuration est d'abord un peu sanieuse et en petite quantité : peu-à-peu elle devient plus abondante et de meilleure qualité, et en même temps les parties gangrenées perdent de leur union avec les parties saines voisines ; cette union diminue de plus en plus, et cesse enfin entièrement.

Le temps que la nature emploie à séparer les parties mortes des parties vivantes est plus ou moins long, suivant les forces du malade, et le degré d'énergie vitale des parties saines qui confinent à la gangrène. Ainsi, la peau dont la vie est plus active que celle du tissu cellulaire, se sépare plutôt des escarres gangreneuses que ce tissu.

C'est donc véritablement la nature qui détache les parties gangrenées, au moyen de l'inflammation et de la suppuration qui en est la suite. Si l'art vouloit opérer lui-même cette séparation, il causeroit beaucoup de douleur, et il pourroit même contribuer au progrès de la mortification, en mettant à découvert des parties dont l'action vitale est affoiblie et souvent prête à s'éteindre.

Pour favoriser l'établissement de la suppuration, on doit, si l'inflammation est languissante, employer des médicamens toniques et fortifians; dans le cas contraire, on a recours aux émolliens et aux relâchans. Quant à la partie gangrenée, on est dans l'usage de la couvrir avec un emplâtre de styrax; mais l'odeur très-forte de ce médicament, ajoutée à celle de la gangrène, est extrêmement désagréable au malade. Le pansement de cette partie est absolument inutile, parce que les topiques n'ont aucune action sur les parties qui sont privées de la vie. Il suffira donc d'appliquer sur cette partie une substance propre à empêcher sa dissolution putride, telle, par exemple, que le quinquina en poudre.

Lorsque la gangrène est superficielle, on doit couper les escarres à mesure qu'elles se détachent, pour diminuer l'odeur infecte qu'elles répandent. Mais en enlevant ces escarres, on évitera avec soin de tirailler, et sur-tout d'intéresser les parties vivantes, afin d'épargner au malade des douleurs inutiles et toujours nuisibles. La chûte des escarres laisse un ulcère simple qui se cicatrise à la manière des plaies avec perte de substance.

Quand la gangrène intéresse un membre entier, on attend que la nature ait posé une ligne de démarcation entre le vif et le mort, par le développement du cercle inflammatoire, et alors on retranche le membre gangrené. On a cependant des exemples de membres sphacélés qui ont été séparés des parties vivantes par les seuls efforts de la nature; mais l'art doit épargner à la nature ce travail extrêmement long et pénible, pendant lequel le membre tombe en dissolution putride et exhale une odeur insup-

portable; d'ailleurs l'humeur putride, continuellement en contact avec les parties douées de la
vie, peut être résorbée, et la fièvre lente est une
suite nécessaire de cette résorption; or, on
préviendra tous ces inconvéniens par l'amputation du membre. Mais dans quel endroit doit-
on pratiquer cette opération? Anciennement on
conseilloit de la faire dans la partie gangrenée,
pour empêcher la douleur et sur-tout l'hémorragie; mais c'étoit dans un temps où l'on ne
connoissoit pas de moyen propre à arrêter cette
hémorragie, qui devenoit souvent mortelle.
On a ensuite proposé d'amputer dans le vif,
pour débarrasser le malade de toute la partie
gangrenée, et épargner à la nature le travail
de cette séparation. Voici la doctrine que l'on
suit généralement aujourd'hui : le sphacèle
occupe-t-il la jambe, on pratique l'opération au lieu d'élection, si la maladie ne s'étend
pas au-delà, parce qu'il ne faut pas conserver
au malade un tronçon de membre qui lui
seroit fort incommode. Si la gangrène s'étendoit plus haut, on scierait le tibia au-dessus de
son articulation avec le péroné. A la cuisse, au
bras, à l'avant-bras, l'amputation doit toujours
être faite dans la ligne qui sépare le mort d'avec
le vif, en suivant d'ailleurs les règles qui concernent cette opération, et que nous exposerons
par la suite.

Mais avant de se déterminer à l'opération, il
faut être bien sûr, comme nous l'avons déja dit,
que les progrès du sphacèle sont arrêtés. Ce
précepte, applicable à toutes les espèces de
gangrènes, regarde sur-tout celle qui dépend
d'une cause interne. L'amputation faite prématurément a souvent des suites fâcheuses, et ne

sert qu'à compromettre l'art et la réputation du chirurgien.

§. II. *De la Gangrène produite par la contusion.*

La contusion, dont nous traiterons par la suite en particulier, est une cause assez fréquente de la gangrène. Elle la produit de deux manières différentes : 1.º en ruinant la texture des solides, et détruisant entièrement leur action organique ; 2.º en affoiblissant excessivement cette action.

Dans les violentes contusions, lorsque l'organisation des chairs est entièrement détruite, ces parties doivent déja être regardées comme mortes, c'est-à-dire, gangrenées. La gangrène est alors le résultat immédiat de la contusion: les sucs contenus dans les vaisseaux de la partie écrasée s'infiltrent, la putréfaction s'en empare, et leur corruption est bientôt suivie de celle de toute la partie. La désorganisation produite par la contusion est tantôt superficielle, bornée à la peau et au tissu cellulaire, et alors c'est la gangrène proprement dite ; tantôt elle s'étend dans toute l'épaisseur du membre, et le sphacèle en est le résultat.

Abandonnée à elle-même, une partie qui a été entièrement privée de la vie par une forte contusion, tombe bientôt en pourriture. Les parties vivantes qui confinent à celle qui a été entièrement désorganisée, et qui ont été elles-mêmes contuses, mais à un moindre degré, éprouvent un afflux d'humeurs, et un engorgement inflammatoire, plus ou moins grand, suivant le degré d'irritation que les nerfs de ces parties ont éprouvé. Quelquefois la tension et le gonflement inflammatoires sont portés si loin, que la gangrène en est promptement la suite ; et lorsque la partie affectée est volumineuse, comme le bras, la jambe, la cuisse, l'engorgement gangreneux s'étend souvent jusqu'au tronc inclusivement, et fait périr le malade.

La contusion, sans être assez forte pour désorganiser les parties, peut cependant produire la gangrène, en affoiblissant tellement l'action organique des chairs, qu'elles succombent, pour ainsi dire, sous le poids des liquides qui y abordent. Cet affoiblissement de l'action organique des chairs est un des effets les plus remarquables, et en même temps les plus fâcheux de la contusion. Il est accompagné quelquefois d'une rupture intérieure, d'où résulte une infiltration de sang dans le tissu cellulaire, qui accélère encore les progrès de la mortification.

Dans les fortes contusions, l'engorgement des parties n'est pas borné à celles dont l'action organique et la sensibilité sont presque éteintes, et qui ne peuvent plus se débarrasser des sucs que la circulation leur fournit continuellement : il s'étend aussi aux parties sur lesquelles l'instrument a agi avec moins de force. Mais comme les vaisseaux de ces parties ont conservé toute leur action organique, et que leurs nerfs ont éprouvé une irritation très-forte, il en résulte que leur engorgement est inflammatoire et susceptible de se terminer par résolution, par suppuration ou par gangrène; pendant que celui des parties les plus violemment contuses est mou, pâteux, indolent, et se termine presque toujours par gangrène.

Lorsque la contusion a désorganisé immédiatement une partie, que l'action vitale de
cette partie est complètement éteinte, la conduite à tenir est différente, suivant l'étendue de la désorganisation. Si la contusion
n'a désorganisé que la peau, soit qu'il y ait
ou non solution de continuité, on doit abandonner à la nature la séparation des parties
frappées de mort ; appliquer sur les parties
voisines, des topiques propres à prévenir une
trop grande inflammation, et à la modérer
quand elle existe ; enlever les escarres gangreneuses à mesure que la nature en opère la
séparation. Mais lorsque la contusion a désorganisé un membre dans toute son épaisseur,
on compromettroit la vie du malade, en con-
fiant à la nature la séparation de la partie
désorganisée. Cependant si le membre désorganisé est peu considérable, par exemple, si
c'est un doigt, on ne compromet nullement la
vie du malade, en abandonnant à la nature la
séparation de ce membre ; mais il résulte de cette
séparation une plaie très-grande, irrégulière,
dont la cicatrisation, naturellement difficile,
est encore souvent contrariée par la présence
de quelques esquilles, et cette cicatrice est difforme et irrégulière ; au lieu que si l'on ampute
le doigt dans l'articulation qui est immédiatement au-dessus de la partie désorganisée, en conservant des lambeaux de peau, autant que le
désordre le permet, la plaie qui résulte de l'o-
pération guérit promptement, et la cicatrice est
régulière et peu apparente. Aussi, dans des cas
semblables, on ne doit jamais hésiter de recourir à l'amputation.

Si le membre désorganisé par une contusion

violente est plus volumineux, par exemple, si c'est le pied, la main, la jambe, etc., et qu'on en abandonne la séparation à la nature, il résulte de cette conduite deux inconvéniens : le premier, et le plus grand des deux, est la chance que court le malade par le développement des accidens inflammatoires dont nous avons parlé ; car lorsque ces accidens sont survenus, on chercheroit en vain à les combattre par les saignées copieuses, la diète la plus sévère et tous les autres moyens anti-phlogistiques. Le second inconvénient, c'est qu'en supposant que le malade échappe aux accidens primitifs, et que la nature sépare la partie désorganisée, il en résulte une plaie irrégulière, au centre de laquelle on trouve ordinairement l'os divisé en éclat, et des esquilles qui s'étendent au loin. Cet os devient malade, s'oppose à la cicatrisation de la plaie ; et si le blessé vient à guérir au bout d'un temps, toujours très-long, il lui reste un moignon irrégulier, et quelquefois un tronçon de membre très-désagréable et très-incommode par sa longueur, comme cela s'observe lorsque c'est le pied, ou la partie inférieure de la jambe qui a été sphacélé.

Lorsqu'on se détermine à l'amputation, il faut avoir égard à l'impression que la contusion a produite sur tout le système ; car s'il y avoit stupeur, commotion générale, délire, affaissement considérable des forces, ce qui annonce une altération des sources de la sensibilité, on conçoit que l'amputation seroit un moyen inutile, et on attendroit, pour la pratiquer, des circonstances favorables.

Quand la contusion n'a pas été portée jusqu'à

la désorganisation de la partie, et que la gangrène est à craindre par la violence de l'engorgement, qui ne tarde pas à survenir, il faut
employer les remèdes internes et externes, propres à prévenir l'inflammation. Ainsi, on aura
recours à la saignée, qu'on réitérera plus ou
moins, suivant les forces du malade, son tempérament et la violence de la contusion. A l'extérieur, on emploiera, dans les premiers jours,
les remèdes propres à réprimer l'abord des humeurs, tels que les résolutifs et même les répercussifs ; mais lorsqu'il y aura une tension inflammatoire trop grande, on renoncera à ces moyens
qui, en bridant l'action des solides, pourroient
déterminer la mortification. On leur substituera
les émolliens que l'on appliquera sur la partie
enflammée, tandis que l'endroit où la vie paroît
presque éteinte, sera couvert avec les anti-septiques corroborans dont nous avons parlé.

Si la gangrène survient, malgré ces précautions, on doit examiner son étendue et se conduire en conséquence. Est-elle superficielle, on
l'abandonne à la nature, en favorisant cependant
dant la suppuration et la chûte des escarres, par
les émolliens et les relâchans. Le sphacèle exis-
te-t-il, on attend que la nature ait posé la ligne
de démarcation entre le vif et le mort, et alors
on a recours à l'amputation.

§. III. *De la Gangrène, produite par une
compression lente.*

Si une partie est soumise à une pression forte
et continuelle, ses vaisseaux s'affaissent, les
sucs y circulent difficilement, ils finissent par
ne plus y aborder, et la vie s'y éteint au bout

d'un temps plus ou moins long. C'est ainsi que
la compression inégale exercée par les attelles
dans les fractures , et notamment dans celles
de la cuisse et de la jambe , a souvent produit
des escarres gangreneuses aux endroits les plus
saillans du membre. On doit rapporter à la
même cause les escarres gangreneuses qui se
forment aux endroits saillans du corps , sur
lesquels les malades sont restés long-temps couchés ; telles sont les escarres qu'on voit survenir
dans les fièvres de longue durée , à la partie
postérieure du bassin. Elles sont , en effet , produites par la pression , long-temps continuée ,
à laquelle cependant la cause de la maladie peut
se joindre ; et dans ce cas , c'est l'irritation déterminée par la pression, qui attire cette cause
sur la partie comprimée. Aussi remarque-t-on
alors que la gangrène a beaucoup plus d'étendue, et qu'elle fait des progrès plus rapides que
lorsqu'elle est due uniquement à la compression. La mal-propreté peut aussi rendre plus
efficace la compression ; mais souvent celle-ci
suffit seule , comme on l'observe chez des personnes riches, qui peuvent se procurer toutes
sortes d'aisance, et se garantir de la mal-propreté.

Lorsque les escarres gangreneuses, produites
par cette cause, engagent les malades à changer de position, comme il existe dans toutes
les parties des endroits plus saillans les uns que
les autres, sur lesquels le poids du corps porte
davantage , il se forme de nouvelles escarres
aux endroits que la nouvelle position comprime le plus. Ainsi , lorsque des malades auxquels il est survenu des escarres au sacrum ,
pour être resté long-temps couchés sur le dos ,

se couchent sur un côté , il survient de nouvelles escarres au grand trochanter de ce côté-
là , et même quelquefois à celui du côté opposé,
lorsqu'ils viennent à se coucher sur ce dernier
côté. J'ai vu un jeune perruquier, qu'une affection vénérienne des plus graves força de rester
au lit pendant long-temps , et à qui il étoit
survenu des escarres sur ces diverses parties ,
réduit à se tenir sur les coudes et les genoux ,
qui furent aussi bientôt recouverts d'escarres.
Le malade finit par périr.

Les parties situées sous ces escarres , sont à
la longue affectées par cette pression continuelle : de-là les nécroses du sacrum , etc.

Madame *de Ch.*** avoit une paralysie des muscles postérieurs du cou. Sa tête, obéissant à son
propre poids et l'action des muscles antérieurs,
s'inclina en avant. La mâchoire inférieure
exerça sur la partie supérieure de la poitrine
une pression qui détermina la gangrène des
parties molles qui recouvrent le bord inférieur de cette mâchoire. La partie de cet os,
dénudée par la chûte de l'escarre, fut affectée de nécrose, et une portion s'en détacha.
J'ai vu le cartilage de l'oreille, percé de part
en part , à la suite d'une pression long-temps
continuée.

Lorsqu'on s'apperçoit qu'un malade , après
être resté long-temps couché sur une même
région , a quelques points de cette région
rouges, excoriés, menacés de gangrène , il faut
le faire changer souvent de position, le tenir
très-proprement, couvrir les parties menacées
avec un sparadrap de Nuremberg, ou de dia-
chilon gommé , et les garantir de la compression, en plaçant sous le malade des coussins

de crin , qui font que ces parties portent à faux.

Quand les escarres sont formées, on les couvre avec un emplâtre quelconque ; la suppuration s'établit, les escarres tombent, et il en résulte un ulcère, qu'on panse comme un ulcère simple, et qu'on guérti facilement, si le malade peut reprendre des forces et garder une position différente de celle qui a produit la maladie. Quant aux escarres qui surviennent sur les endroits saillans d'un membre fracturé, que les attelles ont trop comprimés, on les couvre également d'un emplâtre, et on évite que ces endroits soient de nouveau trop fortement comprimés.

§. IV. *De la Gangrène produite par la brûlure.*

Lorsqu'un corps, dont la température est supérieure à celle de l'eau bouillante, tel qu'un fer rouge, est appliqué pendant quelques instans à la surface du corps vivant, il désorganise les solides sur lesquels il agit, et les convertit en escarres gangreneuses. Les corps brûlans ne produisent pas toujours la gangrène d'une manière immédiate ; et à cet égard on peut comparer les effets de l'action du feu à ceux de la contusion. Mais comme nous traiterons de la brûlure dans un chapitre particulier, il ne sera question ici que de la gangrène qui en est la suite immédiate.

Cette gangrène est le plus souvent produite par des corps solides, qui sont bons conducteurs du calorique, et qui sont susceptibles d'en contenir une grande quantité, tels que les métaux. Elle dépend aussi assez fréquemment de la combustion des vêtemens, ou de l'exposition plus ou moins longue d'une partie à un brasier ardent. On connoît, dans ces cas, la mortification à la couleur noire de la partie brûlée ; il s'établit bientôt un cercle inflammatoire, qui forme la ligne de démarcation entre le vif et le mort ; l'escarre gangreneuse se sépare, et l'ulcère qui en résulte guérit promptement, s'il n'est pas profond ; mais si la chûte de l'escarre a mis à découvert un tendon, ou un os, l'ulcère sera beaucoup plus grave et plus difficile à guérir.

La gangrène peut aussi être produite immédiatement par un corps chaud liquide, plus dense que l'eau ; alors l'épiderme se détache, et laisse voir la peau, dont la couleur jaune-grisâtre indique toujours la désorganisation. Quelquefois l'escarre est superficielle et n'intéresse qu'une partie de l'épaisseur de cette membrane. Dans ce cas, il reste, après la chûte de l'escarre, une plaie large très-superficielle. Mais d'autres fois la peau est désorganisée dans toute son épaisseur ; et cela a lieu sur-tout, lorsque le corps brûlant est gras, comme de l'huile, du bouillon, et que ce liquide a pénétré entre les habillemens et la peau, et a conséquemment séjourné plus ou moins long-temps sur la partie. Alors l'escarre gangreneuse occupe toute l'épaisseur de la peau, et l'ulcère qui résulte de sa chûte est beaucoup plus profond et plus grave que dans le premier cas.

Lorsque la brûlure a pénétré jusqu'aux os d'un membre, et qu'il ne reste plus rien de vivant, si le malade résiste aux accidens qui accompagnent ce dernier degré de la combustion, la nature travaille bientôt à la séparation des parties mortes d'avec les parties vives, et on peut lui confier cette séparation, si le sphacèle est borné au niveau d'une articulation, ou dans la continuité d'un os peu considérable, comme une phalange, un os du métacarpe, etc.; mais si le sphacèle est borné dans la continuité d'un os considérable, il faut avoir recours à l'amputation, lorsque l'état du malade le permet.

§. V. *De la Gangrène produite par la congélation.*

La gangrène produite par la congélation, s'observe spécialement dans les régions septentrionales. Le froid très-rigoureux diminue l'action organique des vaisseaux, émousse la sensibilité des nerfs, coagule les liquides, et fait ainsi disparoître tous les phénomènes de la vie, tels que la chaleur, le sentiment, le battement des artères, etc. Il résulte de là que les parties qui ont été exposées à l'action d'un froid très-intense, paroissent véritablement mortes, et sont en effet quelquefois privées de la vie. Mais souvent elles ne sont que dans un état de mort apparente et peuvent être revivifiées.

Les parties qui ont été ainsi gelées deviennent en outre froides, insensibles et immobiles; elles s'engorgent un peu, et prennent une couleur livide, à-peu-près comme les parties enflammées qui se gangrènent. Si la personne, dont un membre a été gelé, n'est pas secourue à temps et convenablement, la nature pose la ligne de démarcation entre le vif et le mort; la suppuration s'établit, et le membre gangrené tombe spontanément. L'art est seulement quelquefois obligé, lorsque la mortification s'est arrêtée au niveau d'une articulation, de couper un tendon ou quelque partie ligamenteuse. On a vu très-souvent la chûte des membres gelés se faire de cette manière. J'ai été témoin de la séparation spontanée des orteils, des os du métatarse, de celle du pied, qu'on a seulement secondée en coupant le tendon d'achille, ou quelques-uns des ligamens qui environnent l'articulation.

On a cru que le froid n'agissoit, pour éteindre l'action vitale, qu'en coagulant les liquides ; mais les phénomènes qui accompagnent la congélation, annoncent que le froid porte aussi son action sur les solides, et notamment sur les vaisseaux et les nerfs. Il agit, comme nous l'avons dit plus haut, sur les premiers, en diminuant et en éteignant même leur action organique; sur les seconds, en émoussant leur sensibilité, et s'opposant ainsi à l'exercice de leurs fonctions.

Les effets d'un froid rigoureux ne se font pas également sentir sur toutes les parties du corps; les plus éloignées du centre de la circulation sont celles qui se refroidissent les premières quand la circulation est diminuée ou suspendue. Chacun sait, par exemple, que les orteils, le pied, le bas de la jambe, les extrémités des doigts, le nez, les oreilles, éprouvent plus promptement et plus vivement les effets du froid, et se congèlent plus facilement que les autres parties du corps.

L'action du froid ne se borne pas toujours aux parties extérieures ; lorsqu'elle dure long-temps, elle s'étend jusqu'aux parties les plus intérieures, et s'annonce par les effets suivans : les nerfs éprouvent une irritation générale et douloureuse; un frissonnement se répand par

tout le corps, qui devient pâle, rigide et engour-
di : le sentiment et le mouvement diminuent,
la circulation se ralentit, la chaleur naturelle
s'affoiblit, l'anxieté est très-grande ; un sommeil profond survient, et si l'action du froid
se prolonge, la vie s'éteint entièrement. Il n'est
pas rare de voir dans les contrées du nord, des
personnes périr ainsi par un froid très-rigoureux.

Les effets du froid sur le corps sont d'autant
plus grands et plus sensibles, qu'il se fait une
transition plus soudaine d'un certain degré de
chaleur à un grand froid ; et même dans les
pays septentrionaux, où l'on peut supporter,
sans inconvénient, un degré considérable de
froid soutenu, une augmentation subite de son
intensité, sur-tout lorsqu'elle est accompagnée
de vent, occasionne fréquemment des affections gangreneuses et des morts subites.

L'expérience a fait connoître pour le traitement de la congélation des parties du corps,
une méthode à laquelle la théorie n'auroit peut-
être jamais conduit. Suivant le grand axiôme,
que *les maladies guérissent par leurs contraires,*
la chaleur auroit paru seule capable de dissiper
un mal que produit un froid actuel ; mais toutes
les voïes de la circulation étant fermées, la
raréfaction des sucs, retenus trop étroitement,
romproit les vaisseaux avant que les sucs fussent en état de passer librement dans les vaisseaux voisins, et les parties qu'on voudroit
ainsi dégeler, tomberoient en gangrène, et la
pourriture ne tarderoit pas à s'en emparer.
C'est ce qu'on voit arriver aux pommes gêlees :
si on les approche du feu, elles perdent tout
leur goût et se corrompent bientôt ; si, au contraire, on les plonge à plusieurs reprises dans

de l'eau froide , qu'on les essuie et qu'on les fasse bien sécher , elles jouissent encore de leur première saveur , et peuvent être long-temps conservées.

En conséquence , voici la méthode de traitement que l'on doit suivre dans les congélations , tant locales que générales. Je suppose d'abord que la congélation n'affecte qu'une partie du corps , par exemple , un pied , une main , etc. on la plonge dans l'eau la plus froide qu'on puisse trouver , mais sans être glacée ; ou bien on la couvre avec de la neige , qu'on renouvelle fréquemment ; la neige surtout est très-propre à dégeler les parties ; elle y rappelle la chaleur à mesure qu'elle se fond. Il faut continuer ce secours sans interruption , jusqu'à ce que la partie commence à se dégourdir et que la vie y revienne. A mesure que la neige , ou l'eau très-froide revivifie la partie affectée , on voit les taches violettes et noires disparoître , l'enflure diminuer et les autres accidens se dissiper. On juge que la partie tend à reprendre son état naturel , quand elle devient molle , chaude , rouge et sensible : c'est là le moment d'employer les moyens propres à réveiller l'action organique des vaisseaux, tels que des frictions avec des flanelles chaudes, des fomentations spiritueuses et aromatiques , ou des cataplasmes résolutifs et confortatifs. D'un autre côté , on administre intérieurement les cordiaux et les fortifians propres à ranimer la circulation languissante , et à imprimer au sang un mouvement qui puisse le faire passer librement dans les vaisseaux de la partie congelée.

Si la congélation avoit gagné jusqu'au tronc,

s'il y avoit mort apparente ou asphyxie générale, on emploieroit les mêmes moyens ; on
couvriroit le corps avec de la neige, on frotte-
roit toutes les parties avec la même substance,
ou à son défaut, avec une éponge ou un linge
trempé dans de l'eau très-froide, et aussitôt
que le malade donneroit quelques signes de vie,
on le baigneroit dans de l'eau légèrement tiède,
dont on augmenteroit graduellement la chaleur. On emploie aussi alors des frictions spiritueuses et aromatiques. Dès que le malade
peut avaler, on a recours aux cordiaux, et
notamment à l'ammoniaque, pour réveiller
l'action organique des solides et ranimer le
mouvement du sang. Ces secours doivent être
continués pendant long-temps, et on ne doit
désespérer de leur succès que quand la putréfaction commence à se manifester. L'expérience
a appris que des personnes gelées, qu'on croyoit
mortes, ont été rappelées à la vie au bout de
plusieurs jours. Mais dans ce cas, comme dans
celui de congélation partielle, le malade doit
être placé dans un lieu dont la température
ne soit guères plus élevée que celle de l'atmosphère.

Dans les cas de congélation locale, lorsque
les secours ont été administrés trop tard, ou
que la congélation a éteint entièrement l'action
vitale, il faut attendre que la gangrène soit
bornée. Quand on verra un cercle inflammatoire se développer au-dessous de la partie mor-
tifiée, quand la suppuration s'établira, on
décidera alors si l'on doit abandonner à la
nature la séparation de cette partie, ou s'il ne
convient pas mieux de pratiquer l'amputation.

§. VI. *De la Gangrène produite par l'interception du cours des liquides.*

Cette espèce de gangrène peut être déterminée par la ligature, ou par la compression des vaisseaux principaux d'une partie.

Si on lie l'artère principale d'un membre, et que les collatérales ne fournissent pas, par leurs anastomoses, une quantité de sang suffisante à sa nourriture, la gangrène se manifeste. C'est sur-tout dans les plaies où un vaisseau principal a été ouvert, ou à la suite de l'opération de l'anévrisme, qu'on voit la gangrène survenir par défaut de sucs nourriciers. Dans ce cas, voici ce qu'on observe.

Le membre se refroidit peu-à-peu, à moins qu'on n'y entretienne une chaleur artificielle qui pourroit en imposer pour la chaleur naturelle si on n'y prenoit garde ; il s'empâte un peu ; sa sensibilité diminue ; une pesanteur énorme s'y fait sentir ; on ne sent plus les battemens des artères. Cependant alors le membre n'est pas encore gangrené : on a vu la chaleur et la sensibilité revenir huit jours après le développement des symptômes qui annonçoient la perte de la vie. Mais quand la gangrène doit résulter de l'interception du cours du sang, l'épiderme se détache, le membre change de couleur, devient bleuâtre, verdâtre et fétide, comme un corps qui entre en putréfaction. Alors il est véritablement frappé de gangrène et la putréfaction s'en empare promptement. Tantôt la gangrène se borne à la partie moyenne du membre, par exemple, à la partie moyenne de la jambe, comme on l'a souvent observé, après l'opération de l'anévrisme à l'artère poplitée : tantôt la gangrène s'étend jusqu'à la ligature ; rarement au-dessus.

Lorsque la nature a établi une ligne de démarcation entre la partie gangrenée et la partie vivante du membre, il faut, si l'état du malade le permet, en venir à l'amputation, qu'on ne doit pas trop différer, de crainte que les forces ne s'épuisent, au point de rendre l'opération inutile.

Quand après la ligature de l'artère principale d'un membre, il ne survient que des escarres qui sont bornées à la peau, elles ne dépendent pas toujours du défaut de sucs nourriciers ; quelquefois elles sont dues à la pression exercée par des corps environnans ; c'est ainsi qu'après l'opération de l'anévrisme à l'artère poplitée, j'ai vu survenir des escarres aux orteils ou sur le dos du pied, par défaut de sucs nourriciers ; tandis que la pression en produisoit une sur la malléole externe. On couvre ces escarres avec un emplâtre d'onguent de la mère, pour favoriser la suppuration et leur détachement, qu'on n'obtient ordinairement, dans ce cas, qu'au bout d'un temps très-long.

Nous avons dit qu'on pouvoit aussi intercepter le cours des liquides et produire la gangrène par la compression. En effet, si l'on applique sur une partie d'un membre, une compression circulaire, capable d'intercepter le cours du sang veineux et de la lymphe, bientôt le membre se gonfle, prend une couleur livide et la gangrène s'en empare ; c'est une gangrène humide, et celle que produit la ligature de l'artère principale d'un membre est de la même nature.

Mais si la compression s'exerce sur toute la longueur du membre, au moyen d'un bandage roulé très-serré, si elle empêche, d'un côté, le cours du sang artériel, et de l'autre, le cours du sang veineux et de la lymphe, alors le volume du membre diminue considérablement, et tantôt l'atrophie, tantôt la gangrène sèche s'en empare. L'atrophie pourra survenir si le membre étoit parfaitement sain avant la compression ; mais lorsque le membre que l'on soumet à une compression forte et générale n'est pas dans un état sain, c'est quelquefois alors la gangrène sèche qui s'en empare. Ce cas est rare ; cependant en voici un exemple.

Un jeune homme reçut à la jambe un coup de fusil qui lui fractura les os de cette partie. La fracture ne fut pas *comminutive*, parce que le fusil n'étoit chargé qu'avec du petit plomb. Le pansement fut fait avec un bandage roulé très-serré, et qui couvroit non-seulement la jambe, mais aussi le pied. Les sucs nourriciers ne purent plus arriver dans le membre ; son volume diminua considérablement, la vie s'y éteignit et la gangrène sèche s'en empara. Quand le sphacèle fut manifeste, on apporta le malade à l'hôpital de la Charité ; il étoit très-foible ; il avoit la jambe extrêmement mince ; les muscles de ce membre étoient affaissés, noirâtres, et semblables à de la viande fumée. On pouvoit les inciser sans faire sortir une goutte de sang, et sans exciter la moindre douleur ; la foiblesse du malade ne nous permettant pas de pratiquer l'amputation, nous désarticulâmes le péroné, et nous sciâmes le tibia à deux pouces au-dessous de l'endroit où la gangrène étoit bornée ; mais la pourriture d'hôpital s'étant déclarée,

et la destruction des parties molles s'étant étendue jusqu'à l'articulation du genou , nous fûmes
forcés, peu de temps après, de pratiquer l'amputation de la cuisse.

ARTICLE II.

De la Gangrène de cause interne.

Nous envisageons comme gangrène de cause
interne, 1.º la gangrène produite par la malignité de la cause de l'inflammation ; 2.º celle
qui survient dans le cours d'une fièvre putride ,
ou maligne ; 3.º La gangrène que l'on a spécialement désignée sous le nom de gangrène
sèche.

§. I.er *De la Gangrène produite par la malignité
de la cause de l'inflammation.*

Lorsque la gangrène est produite par la
malignité même de la cause de l'inflammation,
la maladie s'appelle *inflammation maligne ou
gangreneuse* , parce que la gangrène se manifeste presque aussitôt que l'inflammation. On
peut rapporter à ce genre d'inflammation , le
charbon , la pustule maligne , etc. , maladies
dont nous traiterons par la suite , en particulier.

La marche et les phénomènes de l'inflammation gangreneuse ne sont pas les mêmes dans
tous les cas. Quelquefois la maladie se présente
sous l'aspect d'un érysipèle. La partie malade
prend une couleur plus foncée que la rougeur
ordinaire de l'érysipèle : le malade y ressent
d'abord une douleur et une chaleur plus ou

moins vives ; ensuite cette partie devient froide et insensible : elle présente au toucher une espèce de solidité compacte , qui n'a plus rien de cette tension qui est propre aux inflammations ordinaires , ni de cette élasticité naturelle que la fluidité des sucs donne aux chairs vives. Elle se couvre de taches noires , qui s'étendent avec rapidité. Les malades perdent presque tout-à-coup la sensibilité ; ils sont ordinairement assez tranquilles ; le pouls est petit et sans vigueur ; il s'affoiblit peu-à-peu , et les malades périssent , lorsque la gangrène est fort étendue : il y a de la ressource, lorsque cette sorte de gangrène est circonscrite et bornée à un certain espace.

D'autres fois l'inflammation gangreneuse attaque toute l'épaisseur d'un membre, et se montre sous les dehors de ces engorgemens excessifs qui surviennent quelquefois dans les fractures *comminutives*. La partie affectée acquiert tout-à-coup un volume considérable : elle est d'abord chaude , tendue et douloureuse ; mais elle devient bientôt froide , insensible et légèrement pâteuse. La rougeur inflammatoire , dont les nuances sont très-variées dans cette espèce d'inflammation gangreneuse , se convertit promptement en une couleur noire plus ou moins foncée. Le pouls est petit , misérable ; la prostration des forces est excessive ; le malade a un délire tranquille ; le hoquet survient. Le corps se couvre d'une sueur froide qui est bientôt suivie de la mort. La marche de cette espèce d'inflammation est quelquefois si rapide , que le malade périt en vingt-quatre heures ; d'autres fois il ne succombe qu'au troisième ou quatrième jour.

L'inflammation maligne ou gangreneuse, quel que soit l'aspect sous leqnel elle se montre , est toujours causée par un hétérogène pernicieux , répandu dans l'économie animale , et qui fait périr l'endroit où il se rassemble.

Cette inflammation est en général très-fâcheuse ; mais le danger qui l'accompagne est plus ou moins grand, suivant que les efforts de la nature, pour pousser à l'extérieur tout le principe morbifique, ont suffi, ou qu'ils ont été impuissans. Dans le premier cas, le malade conserve la vie aux dépens de la partie sur laquelle la cause de la maladie s'est entièrement déposée. Mais dans le second, une partie de cette cause reste encore répandue dans l'économie animale, et fait périr promptement le malade.

L'indication générale qui se présente le plus naturellement dans cette affection, c'est de fortifier et de ranimer le principe vital affoibli et languissant, afin qu'il puisse résister à la malignité de l'humeur gangreneuse. Les saignées ne conviennent point dans ce cas, puisqu'elles diminuent la force de l'action organique. Loin d'arrêter les effets funestes de cette malignité, elles peuvent au contraire les accélérer. On ne doit donc pas trop légèrement recourir à ce remède, dans ces inflammations languissantes, qui tendent si fort à la gangrène. Il y a des exemples sans nombre de maladies inflammatoires causées par des substances malignes qui tendent immédiatement à éteindre le principe vital, dans lesquelles la saignée, si utile dans d'autres cas, n'a d'autre effet que celui d'accélérer la mort.

Pour mieux apprécier les indications particu-

lières que fournit l'inflammation gangreneuse,
il faut considérer cette maladie sous deux états
différens ; savoir, lorsquelle fait encore des
progrès, et que la vie de la partie n'est pas
complètement éteinte, et lorsqu'elle est entièrement dégénérée en gangrène, et que l'inflammation ne fait plus de progrès à la circonférence
de cette gangrène. Dans le premier cas, loin de
s'opposer au progrès de cette inflammation, il
faut la ranimer : elle dépend, comme nous
l'avons dit, d'une cause maligne dont on doit
favoriser l'expulsion, et qu'on doit laisser déposer entièrement. Dans cette vue, on administre à l'intérieur les toniques et les cordiaux
les plus puissans, pour ranimer le principe
vital affoibli et languissant : on se sert avec succès des topiques résolutifs fort actifs, et quelquefois même des sinapismes les plus animés.

Dans le second cas, c'est-à-dire, lorsque la
mortification s'est emparée de toute la partie
qui a été attaquée d'inflammation maligne, il
faut soutenir les forces du malade par des cordiaux, et s'il reste de l'espérance pour la vie,
on pense à procurer la séparation des chairs
mortes d'avec les chairs vives. Lorsque la gangrène est bornée à une certaine étendue de la
surface d'un membre, si les parties saines qui
confinent à celles qui sont gangrenées, présentent une légère inflammation bien conditionnée,
on abandonne à la nature la séparation des escarres, et on favorise l'établissement de la suppuration, par le moyen des émolliens et relâchans. Mais lorsqu'on ne voit dans les chairs
voisines de la gangrène aucune disposition à la
suppuration, on peut toucher la circonférence
des chairs mortes avec une dissolution de mer-

cure dans l'acide nitrique, ou avec quelque autre caustique liquide, afin de susciter au bord des chairs vives voisines, une petite inflammation qui puisse faire naître une suppuration louable, suffisante pour la séparation des chairs mortes.

Lorsque la gangrène produite par une inflammation maligne occupe toute l'épaisseur d'un membre, il faut, comme dans les autres espèces de sphacèle, en venir à l'amputation; mais on ne doit avoir recours à cette opération que lorsque les progrès du sphacèle sont arrêtés, et que le cercle inflammatoire bien conditionné qui forme la ligne de démarcation entre le vif et le mort, est développé. Les amputations faites dans ce cas, avant que la mortification fût bornée, ont été suivies de la gangrène du moignon, et presque toujours de la mort du malade.

§. II. *De la Gangrène qui survient dans le cours d'une fièvre putride, ou maligne.*

La gangrène qui survient dans le cours d'une fièvre essentielle, soit putride, soit maligne, s'empare d'une partie qui présentoit auparavant un point d'irritation, ou bien elle se développe sur une partie non irritée que la nature est plus disposée à frapper qu'une autre. Lorsqu'une personne attaquée d'une gonorrhée avec inflammation du prépuce, ou d'un ulcère vénérien primitif sur cette partie ou sur le gland, vient à essuyer une fièvre putride ou maligne, la matière morbifique se porte sur la verge, et y produit une inflammation qui se termine bientôt par la gangrène.

Nous avons vu, à l'hôpital de la Charité,

trois exemples de gangrène, développée de cette manière. Dans le premier, la nature opéra elle-même la séparation de la verge gangrenée; dans le second, la gangrène se borna si irrégu- lièrement, que nous fûmes forcés d'en venir à l'amputation; et dans le troisième, le malade ne perdit que le prépuce et une partie du gland.

Lorsqu'il n'y a pas de point d'irritation en- tretenu par une maladie locale antérieure à la fièvre essentielle, c'est souvent une partie irri- tée par la mal-propreté, ou par la pression qu'occasionne le poids du corps, que la na- ture choisit pour y déposer le principe morbifi- que en y déterminant la gangrène. C'est ainsi que se forment les escarres gangreneuses qui surviennent à la partie postérieure inférieure du bassin, dans certaines fièvres putrides, ou malignes. On ne doit pas confondre ces escar- res avec celles dont nous avons parlé précé- demment, et qui sont produites uniquement par la pression.

Quel que soit le siège de ces espèces de gan- grène, on les regarde comme symptomatiques, quand elles arrivent dans le commencement ou dans la vigueur de la maladie, sans la faire cesser, et sans avoir de bornes fixes, tant que cette maladie continue; et comme critiques, lorsquelles jugent la maladie. On a beaucoup d'exemples de maladies aiguës qui se sont ter- minées par la gangrène d'une partie. Ces gan- grènes sont salutaires, lorqu'elles se placent avantageusement, ou qu'elles ne s'étendent pas excessivement.

Lorsque la gangrène qui survient dans le cours d'une maladie aiguë est superficielle, bornée à la peau et au tissu cellulaire, on abandonne à la nature la séparation de l'escarre. Quand la gangrène occupe toute l'épaisseur d'un membre, l'art vient au secours de la nature en pratiquant la séparation ou l'amputation de la partie sphacélée; mais on ne doit, comme nous l'avons déja dit, en venir à l'opération, qu'après que toute la cause morbifique est déposée, que la mortification est fixée, et qu'on en connoît manifestement les bornes.

§. III. *De la Gangrène sèche.*

La gangrène sèche est celle qui n'est point accompagnée d'engorgement, et qui est suivie d'un dessèchement, qui empêche la partie morte de tomber en dissolution putride, sans cependant la préserver de l'odeur infecte, caractéristique de la mortification.

Cette espèce de gangrène attaque presque toujours les extrémités inférieures, où l'action vitale est moins énergique qu'ailleurs, vraisemblablement à cause de leur plus grand éloignement du centre de la circulation. Elle est plus fréquente dans la vieillesse, que dans les autres âges, et les femmes en sont plus rarement affectées que les hommes.

Les symptômes de la gangrène sèche présentent beaucoup de variétés. Quelquefois la partie affectée commence à devenir froide, parce que, comme nous le dirons plus bas, la cause de la maladie agit d'abord sur les vaisseaux qui portent les sucs à la partie mourante, et que la chaleur cesse avec le jeu des artères; ces vaisseaux se resserrent par leur propre ressort; les chairs mortifiées deviennent plus fermes, plus coriaces et plus difficiles à couper que les chairs vives. Dans ce cas, si l'on ampute le membre gangrené bien au-dessus de l'endroit où la maladie paroît se terminer, le malade ne sent rien; les chairs sont sans pourriture, comme celles d'un homme récemment mort; il ne sort qu'un peu de sang noirâtre.

Les malades éprouvent quelquefois un sentiment de chaleur brûlante, quoique la partie soit actuellement froide; quelquefois ils sentent un froid très-douloureux. Il y a des gangrènes sèches qui s'emparent d'une partie sans y causer de douleur; les malades s'aperçoivent seulement d'un sentiment de pesanteur, de stupeur ou d'engourdissement, et d'un froid fort supportable.

La gangrène sèche est précédée et suivie de changemens considérables dans la couleur de la partie. Ordinairement l'endroit qui est menacé de mortification, devient rouge et comme un peu enflammé, sans qu'il y ait ni tumeur, ni tension, ni chaleur remarquable. La vivacité de cette rougeur s'obscurcit bientôt, et dégénère en lividité et ensuite en noirceur. Quand la gangrène s'étend, elle est devancée par la rougeur dont nous venons de parler, et on peut regarder cette rougeur comme l'avant-coureur de la mortification : ainsi, à mesure qu'elle chemine, on prévoit le progrès du mal, et on juge de son état par les changemens qui arrivent à cette rougeur.

La noirceur est un des principaux caractères de la gangrène sèche, cependant elle n'en est pas inséparable. On trouve dans les auteurs quelques exemples de gangrène dans laquelle les parties affectées, au lieu de prendre une

couleur noire, deviennent pâles, ou d'un blanc
terne. Cette variété de la maladie, qui est très-
rare, a été appelée gangrène blanche. Le changement de couleur qui survient à une partie qui
tombe en gangrène, n'arrive pas toujours par
degrés, comme nous venons de le dire, car
quelquefois la peau et les chairs se noircissent
sur-le-champ.

Les gangrènes sèches ne sont pas ordinairement accompagnées de phlyctènes ; je dis ordinairement, parce qu'on trouve plusieurs observations qui nous assurent qu'une gangrène peut
être sèche, quoique accompagnée de phlyctènes. Quelquefois l'épiderme se détache sans
former des phlyctènes : d'autres fois la peau et
les chairs se dessèchent, et deviennent aussi
noires et aussi arides que si elles avoient été
séchées au soleil, ou à la fumée.

Pendant que les phénomènes dont nous venons de parler se passent dans la partie affectée,
si le malade n'a éprouvé aucune maladie antérieure à la gangrène, le reste du corps est en
bon état, si ce n'est quelquefois des lassitudes, et une foiblesse extrême du pouls. Lorsque
la cause de la maladie s'est entièrement déposée
sur la partie malade, et que le progrès de la
gangrène s'arrête, ces lassitudes disparoissent, le pouls se relève, et l'on voit bientôt
paroître autour de la partie gangrenée le cercle
inflammatoire rouge et vermeil, qui annonce
les efforts de la nature pour séparer les parties
mortes d'avec les parties vives. Mais lorsque la
cause de la gangrène ne s'est pas entièrement
déposée sur le membre affecté, et qu'une partie
de cette cause est restée répandue dans l'économie animale, les forces diminuent de plus en

plus, le délire survient, le corps se couvre d'une sueur froide, et le malade meurt.

Le progrès des gangrènes sèches est ordinairement fort lent ; quelquefois il est très-rapide. On a des exemples de ces gangrènes qui ont été un an à s'étendre du gros orteil au genou ; pendant que d'autres se sont étendues du gros orteil jusqu'au ventre, en moins de trois jours. Ce progrès différent des gangrènes sèches, dépend, sans doute, de la quantité et de l'activité de la cause de la maladie.

Le pronostic de la gangrène sèche est très-fâcheux, lorsqu'elle dépend d'une cause interne. Suivant *Fabrice de Hilden*, cette maladie est si funeste, que pendant quarante ans qu'il a exercé la médecine et la chirurgie, aucun de ses malades n'en est échappé. Cependant on trouve dans les auteurs un grand nombre d'observations de gangrènes sèches qui se sont terminées heureusement, et dont les malades ont été quittes pour la perte d'un membre, ou d'une partie d'un membre.

Les causes de la gangrène sèche sont externes ou internes. Les causes externes qui sont très-rares, agissent en interceptant immédiatement le cours du sang, et en expulsant les sucs contenus dans les vaisseaux de la partie qu'elles font périr ; telles sont les compressions dont nous avons parlé en traitant de la gangrène de cause externe, et sur lesquelles il seroit inutile de revenir ici.

Les causes internes agissent en éteignant l'action organique des vaisseaux artériels d'une partie, et en causant ensuite, par cette extinction, la perte de la partie. Ces causes sont de plusieurs sortes ; le virus vénérien, le vice scor-

butique produisent quelquefois la gangrène
sèche. Les causes des maladies aiguës, en se dé-
posant sur une partie, peuvent la faire tomber
subitement en mortification, sans y causer aucun engorgement, ni inflammation précédente.
Mais le plus souvent la gangrène sèche arrive
sans avoir été précédée par aucune autre maladie, et la cause qui la produit est aussi peu
connue dans sa source et dans sa nature, que
dans sa manière d'agir.

L'extrême caducité et l'épuisement ont été
regardés comme une des causes les plus fréquentes de la gangrène sèche. Il est certain que
cette maladie attaque très-fréquemment les vieillards foibles et épuisés ; mais il ne l'est pas également qu'elle soit due uniquement à l'épuisement qu'amène la vieillesse, puisqu'on voit un
grand nombre de vieillards foibles et épuisés,
qui ne sont jamais attaqués de cette maladie ;
pendant que d'autres personnes, beaucoup plus
fortes et moins avancées en âge, en sont atteintes.
Cependant on ne peut pas disconvenir que la
vieillesse ne dispose singulièrement à la gangrène sèche, en favorisant l'action des causes
de cette maladie, et peut-être même en faisant
naître ces causes, sur-tout chez les personnes
qui ont abusé des plaisirs de l'amour, et qui sont
tourmentées par la goutte.

Parmi les causes de la gangrène sèche, il y
en a une qui s'introduit dans le corps par la
voie des alimens ; c'est le seigle ergoté. On
nomme ainsi cette espèce de seigle dont les
épis n'ont que six à sept pouces de long, sont
cornus, et ne contiennent que quelques grains
noirs par dehors, et blancs en dedans. Le seigle ergoté est abondant dans les années pluvieu-

ses et dans les lieux aquatiques, ce qui fait que
la gangrène qu'il produit devient épidémique
toutes les fois que le blé venant à manquer, les
pauvres gens sont réduits à manger de ce seigle,
lorsqu'il est trop nouveau. Elle commence à
régner immédiatement à la suite de la moisson,
et finit quelques mois après. Elle attaque plus fréquemment les hommes que les femmes, et elle se
manifeste plus souvent aux pieds qu'aux mains.

Les symptômes de cette maladie sont locaux
et généraux. Les extrémités des membres sur
lesquels la cause commence à agir, s'engour-
dissent, et le mouvement y est fort empêché. Il
survient dans l'intérieur de la partie, des douleurs atroces, qui augmentent quand cette partie est exposée à la chaleur, et qui s'appaisent
un peu quand elle est exposée au froid. Cette
douleur qui commence d'abord aux extrémités
des orteils, gagne ensuite le pied, la jambe et
même la cuisse ; ou bien de l'extrémité des
doigts, elle s'étend à l'avant-bras et au bras ;
elle cesse par une gangrène qui noircit et dessèche la partie, et au bout de plusieurs mois elle
la fait tomber. On a vu des gens dont les uns
avoient perdu une jambe, les autres un bras.
Il y a des malades qui n'éprouvent aucune douleur, et qui perdent un ou plusieurs orteils, sans
le sentir ; il y en a, mais cela est rare, à qui le
bout du nez tombe.

Les symptômes généraux sont les suivans : la
maladie commence par une lassitude, sans
fièvre. La pâleur s'empare du visage et de toute
l'habitude du corps ; le bas-ventre s'enfle et devient dur ; le malade devient stupide, et son
esprit s'affoiblit à mesure que la maladie fait du
progrès ; l'excrétion de l'urine et des excrémens

n'est point interrompue, mais ces derniers sont fétides ; le corps maigrit à vue d'œil ; le pouls est petit et si foible qu'on ne le sent presque pas, excepté lorsque les douleurs sont dans leur violence ; car alors il y a une légère apparence de fièvre, et quelque petite sueur à la tête et à l'épigastre. Le malade conserve néanmoins l'appétit, mais les alimens chauds l'incommodent, et lui causent des sueurs.

La gangrène sèche présente trois indications générales ; prévenir le mal, en arrêter les progrès et les accidens, le guérir lorsqu'il est arrivé.

Pour prévenir la gangrène sèche, il faut détruire la cause de la maladie ou en empêcher les effets. La chose est facile lorsque cette cause est une compression externe que l'on peut faire cesser, ou dont on rend les effets nuls, en prenant les précautions que nous avons indiquées précédemment. Mais la gangrène sèche, produite par la compression est rare ; cette maladie dépend presque toujours, comme nous l'avons dit plus haut, d'une cause interne, qui éteint immédiatement l'action vitale des vaisseaux d'une partie. Or, la médecine ne possède encore aucun moyen doué d'une vertu propre à détruire les causes internes de la gangrène sèche, ou à empêcher les effets de ces causes ; en sorte que lorsque cette gangrène est une fois déclarée, elle continue, malgré tous les secours de l'art, à faire des progrès jusqu'à ce que la cause qui la produit soit entièrement déposée sur la partie qu'elle fait périr.

Le quinquina a été regardé par plusieurs praticiens anglais très-recommandables, comme un grand spécifique contre la gangrène en général, et particulièrement contre celle qui dépend d'une cause interne ; mais des observations postérieures à celles qu'on a publiées en Angleterre sur la vertu anti-septique de ce remède , démontrent qu'il n'a aucune prise immédiate sur la cause de la gangrène , et qu'il n'agit , pour arrêter les progrès de la maladie et faciliter la séparation des parties mortifiées, que comme tonique très-puissant. Sous ce rapport, le quinquina est un des meilleurs remèdes que l'on puisse employer pour arrêter les progrès de la gangrène, et pour mettre les parties saines en état de se débarrasser de celles qui sont mortes. Dans les gangrènes de cause interne, accompagnées de la foiblesse du pouls, et d'une prostration extrême des forces musculaires , on ne sauroit employer trop tôt le quinquina ; mais lorsque la gangrène est précédée d'une violente inflammation , on ne doit l'administrer que quand les symptômes inflammatoires sont appaisés , que la mortification est décidée , et que la foiblesse et l'affaissement commencent à se manifester. On a uniquement en vue alors, en donnant le quinquina, de soutenir les forces vitales et d'aider à la chûte des parties gangrenées.

Dans les gangrènes où le quinquina convient, la meilleure manière de l'administrer est de le donner en substance ; mais son usage est sujet à un grand inconvénient ; c'est que souvent l'estomac a de la peine à le supporter sous cette forme ; cependant on ne peut pas espérer de le remplacer efficacement par les diverses préparations qu'on en a faites. Il faut donc aider , autant que possible , l'estomac à le supporter , en l'associant à un peu de bon vin vieux , ou à quelque eau spiritueuse. Quant à la dose de ce

médicament , la règle est d'en donner toujours
autant que l'estomac peut en supporter. En général, on ne doit guères compter sur ses bons
effets , si le malade ne peut pas en prendre une
once dans les vingt-quatre heures ; on le donne
quelquefois à une dose beaucoup plus forte,
avec le plus grand succès.

La prostration des forces et la foiblesse
extrême du pouls, dans la gangrène sèche et
dans toutes celles qui dépendent d'un principe
délétère répandu dans l'économie animale ,
indiquent naturellement les cordiaux. Aussi
leur usage est-il très-ancien ; mais l'expérience
a démontré le peu de succès de ces remèdes , et
depuis que le quinquina a été appliqué avec
succès au traitement de la gangrène , on a
renoncé à la plupart des préparations cordiales,
dont les anciens faisoient un si grand usage. On
les a remplacées par le vin vieux, dans lequel
on délaie le quinquina, ou que l'on donne seul,
à une dose proportionnée au degré de foiblesse
du malade.

Dans certaines gangrènes sèches , il y a plus
à espérer du côté du régime que du côté des
médicamens ; c'est ce que montre le fait suivant, rapporté par *Quenay*, dans son Traité de
la Gangrène. Un homme qui étoit dans l'usage
de boire du vin assez amplement, fut affligé ,
pendant plusieurs mois , d'une gangrène sèche
qui récidivoit de temps en temps. M. *de la
Peyronie* jugea à propos de lui interdire le vin,
et de le réduire à l'eau et au lait pour tous alimens. La gangrène qui l'engagea alors à prescrire cette conduite , se termina heureusement,
et n'a pas reparu. L'épuisement et la caducité
qui donnent lieu à cette maladie , ou qui du

moins en favorisent le développement et le progrès, indiquent les alimens analeptiques ou fortifians; et ces alimens sont aussi indiqués dans toutes les gangrènes où les forces sont abattues.

La seconde indication de la gangrène sèche a sur-tout rapport aux douleurs atroces dont cette maladie est quelquefois précédée. Ces douleurs dépendent de l'action de la cause de la maladie sur les nerfs destinés au sentiment, et ne cessent que quand ces nerfs sont complètement désorganisés. L'opium offre, contre ces douleurs, une ressource plus assurée que les anodins ordinaires dont on s'est servi jusqu'à ces derniers temps. Administré à l'intérieur, à une dose convenable, et appliqué même à l'extérieur, l'opium ne calme pas seulement les douleurs, il contribue aussi souvent à arrêter le progrès du mal, comme nous le dirons plus bas.

La troisième indication consiste à procurer la séparation des parties gangrenées d'avec les chairs vives. Cette séparation dépend entièrement de la nature, et doit lui être confiée. Autrefois on emportoit les escarres, ou l'on y pratiquoit des scarifications profondes; mais l'expérience a appris que ces opérations indiscrètes sont presque toujours fâcheuses. Les efforts de la nature, pour séparer les parties gangrenées s'annoncent, comme nous l'avons dit précédemment, par une espèce de cercle inflammatoire, d'un rouge vermeil, qui est bientôt accompagné de la suppuration, et c'est cette suppuration qui, de même que dans les autres espèces de gangrène, sépare les parties gangrenées. Pour favoriser l'établissement de la suppuration, on applique sur les parties enflammées un digestif simple. A mesure que les escarres gangreneuses se séparent, on en coupe les lambeaux détachés ; et après la chûte complète des parties mortes, on traite la plaie qui en résulte comme une plaie simple. Nous supposons ici la gangrène superficielle, c'est-à-dire, bornée à la peau et au tissu cellulaire. Si elle étoit bornée à un ou plusieurs orteils, on pourroit aussi abandonner la chûte de ces parties à la nature.

Mais si la gangrène intéresse un membre entier, on attend que la nature ait posé la ligne de démarcation entre le vif et le mort. Lorsque cette ligne est tracée., on pratique l'amputation dans la partie saine, si toutefois le malade est assez fort pour la supporter. Mais si ses forces sont affoiblies au point de faire craindre qu'il succombe à l'opération, on coupe le membre dans la partie gangrenée, le plus près possible de la partie saine, et on préserve le moignon de la pourriture en l'embaumant, pour ainsi dire, avec des remèdes balsamiques. Le bout du moignon se sépare comme une escarre, et plus facilement que le membre entier, dont la conservation auroit été fort incommode au malade. On conçoit aisément que si la nature est victorieuse, la chûte des chairs gangrenées découvrira une portion de l'os qui sera morte ; que cette portion qui débordera sera incommode, et empêchera la cicatrice de se former entièrement : mais l'expérience a appris que l'on peut en toute sûreté laisser à la nature le soin de se débarrasser de cette portion d'os, dont la résection seroit difficile, embarrassante, et ne pourroit être faite assez près des chairs, sans les blesser, et sans déchirer une partie de la cicatrice peut-être déja avancée. D'ailleurs on ne seroit pas sûr d'emporter par ce moyen toute la portion de l'os qui est morte ; et s'il falloit attendre que la nature séparât le reste, on auroit fait inutilement l'opération, parce qu'avec le temps elle auroit également séparé le tout. La séparation de cette portion d'os morte, s'opère au bout d'un temps plus ou moins long : on l'a vue arriver quelquefois au bout de deux mois, d'autre fois au bout de cinq mois, et dans quelques cas, seulement au bout d'un an. Pendant que la nature travaille à cette séparation, le chirurgien n'a d'autre indication à remplir que de panser l'ulcère comme un ulcère simple, et de soutenir les forces du malade, par un régime convenable.

Pott a décrit une espèce de gangrène qui a beaucoup de rapport avec celle dont nous venons de parler, et dans laquelle il a administré avec avantage l'opium à l'intérieur. Nous allons exposer le plus succinctement possible, ce que cet auteur dit de cette affection.

Elle attaque les extrémités inférieures, se manifeste dans quelques cas sans aucune douleur, ou avec une douleur légère ; mais le plus souvent le malade éprouve, sur-tout la nuit, un grand mal-aise dans toute l'étendue du pied et de son articulation avec la jambe, même avant que ces parties offrent quelque signe de maladie.

Pour l'ordinaire elle se montre d'abord à la partie interne ou à l'extrémité d'un ou de plusieurs orteils, par une petite tache noire ou bleuâtre. A l'endroit de cette tache, on trouve toujours l'épiderme un peu détaché, et la peau qui est au-dessous, a une couleur rouge foncée. Delà elle devient visible à la face supérieure ou inférieure de ces mêmes orteils. Lorsqu'elle attaque le pied, c'est sa partie supérieure qui manifeste la première son état de maladie par la tuméfaction, le changement de couleur et quelquefois par une élévation à la peau. Mais un des premiers signes de la mortification dont il s'agit, est une séparation ou un détachement de l'épiderme. Ses progrès diffèrent suivant les individus : chez quelques-uns ils sont lents, et la maladie met un temps considérable à passer d'un orteil à un autre, et delà au pied et à la cheville ; chez d'autres, ses progrès sont rapides et horriblement douloureux.

Les deux sexes sont sujets à cette affection. Mais pour une femme chez qui *Pott* l'a observée, il a vu au moins vingt hommes en être attaqués. Il croit l'avoir beaucoup plus souvent rencontrée chez les gens riches, voluptueux, grands mangeurs, et ceux qui boivent beaucoup, que parmi les pauvres et ceux qui travaillent pour vivre. Elle attaque souvent les personnes avancées en âge ; mais elle n'est pas particulière à la vieillesse ; elle n'est en général précédée ni accompagnée d'aucun vice sensible de la partie ou du tempérament. *Pott* pense cependant qu'elle attaque plus fréquemment ceux qui ont été sujets à des douleurs vagues aux pieds, qu'ils ont appelées goutteuses, et plus rarement ceux qui ont eu la goutte décidée et régulière. Quelques-uns ont supposé qu'elle provenoit d'une ossification des vaisseaux ; mais *Pott* ne trouve à cette opinion d'autre fondement que celui d'une simple conjecture.

Une expérience longue et réitérée lui a prouvé que le quinquina administré à l'intérieur, et les topiques stimulans, ne sont d'aucune utilité dans cette maladie. Il a donné le quinquina en décoction, en extrait, en substance ; il l'a joint au nitre, au sel d'absinthe, à la racine de serpentaire de Virginie, au musc, etc. ; il l'a employé en fomentations, en cataplasmes ; et toujours la gangrène a continué à faire des progrès, peut-être un peu plus lents, mais s'est néanmoins terminée par la mort.

Mais si *Pott* n'a retiré aucun avantage de l'administration du quinquina, il a obtenu des succès complets de l'usage de l'opium qu'il donna d'abord à un malade, dans la vue de calmer ses douleurs. Chez ce malade, la gangrène avoit fait tant de progrès, qu'au bout de quinze jours les petits orteils étoient entièrement gangrenés, le gros orteil étoit devenu noirâtre, le pied très-enflé et altéré dans sa couleur ; les douleurs étoient si vives qu'elles produisoient l'insomnie. *Pott* donna d'abord à ce malade deux grains d'opium, qui n'ayant pas produit l'effet desiré, furent réitérés le lendemain, et produisirent quelque bien. Il continua de donner la même dose le matin et le soir pendant trois jours, au bout desquels le malade éprouva un soulagement parfait, joint à un état évidemment plus favorable du pied et de la cheville. Encouragé par ce succès, *Pott* augmenta la dose du remède, c'est-à-dire, qu'il en donna un grain toutes les trois ou quatre heures, prenant soin de veiller à son effet narcotique, et de vider exactement le ventre par des lavemens. Au bout de neuf jours, à compter de celui où

il administra la première dose d'opium, toute
l'enflure du pied et de la cheville disparut entièrement ; la peau recouvra sa couleur naturelle,
et toutes les parties mortifiées commencèrent à
se séparer. Au bout d'une autre semaine, elles
se séparèrent toutes, et tombèrent. La matière
purulente étoit de bonne qualité, et les chairs
vermeilles. L'usage de l'opium fut continué
jusqu'à la chûte complète des parties putréfiées
et de leurs os. A mesure que l'ulcère se déter-
gea, on diminua la dose de l'opium, dont l'u-
sage fut abandonné par degrés.

Pott a ensuite administré l'opium dans beaucoup d'autres cas semblables, et il s'est convaincu que ce remède a une action très-efficace
dans l'espèce de mortification dont il est question, et qu'il sauve de la mort les personnes
qui en sont attaquées. Il avoue cependant qu'il
l'a quelquefois employé inutilement, mais
dans des circonstances qui, à ce qu'il croit, ex-
cusent bien son défaut de succès. Il ne propose
pas d'ailleurs l'extrait d'opium dans cette maladie, comme un spécifique universel et infail-
lible, mais comme un remède qui a conservé
la vie à plusieurs personnes, dont la mort,
assure-t-il, auroit été la suite inévitable de tout
autre traitement.

Il désapprouve, avec raison, les applications
de substances stimulantes sur la partie affectée,
et conseille de la tremper dans un liquide adoucissant, tel que le lait chaud, afin de calmer
la douleur qui tourmente presque toujours le
malade. Il désapprouve aussi les scarifications
que certains chirurgiens conseillent lorsque la
tache noire paroît, ou que l'épiderme commence à se détacher. Comme on ne doit avoir

en vue que d'adoucir et de relâcher, il conseille exclusivement les applications émollientes, et recommande d'abandonner à la nature, la chûte des orteils mortifiés, afin de prévenir l'irritation qu'on pourroit occasionner en incisant quelques parties, dont les propriétés vitales ne seroient pas encore éteintes.

Outre les différentes espèces de gangrènes dont nous avons parlé, il en existe encore une autre qui attaque, dans certaines circonstances, presque tous les blessés d'un hôpital, et que l'on désigne sous le nom de *pourriture d'hôpital;* mais comme elle affecte les solutions de continuité, nous en parlerons en traitant des complications des plaies.

~~~~~~~~~~~~~~~~~~~~~~~~~

CHAPITRE IV.

De la Brûlure.

La brûlure est une lésion produite par l'action d'un corps élevé en température, sur une partie quelconque du corps vivant. Elle peut exister à des degrés très-différens, suivant la nature du corps qui a brûlé, la quantité de calorique qu'il contenoit, la durée de son application et les parties sur lesquelles il a été appliqué.

Les corps susceptibles de produire la brûlure agissent avec d'autant plus d'énergie, qu'ils contiennent une plus grande quantité de calorique libre; et leur capacité pour le calorique est, en général, en raison de leur densité. Il résulte delà que les corps solides très-denses, tels que les métaux chauffés jusqu'au rouge, produisent des brûlures beaucoup plus profondes que les corps liquides saturés de tout le calorique qu'ils sont susceptibles de contenir. Parmi ces derniers, l'eau simple en ébullition brûle beaucoup moins, que ce même liquide, contenant en solution une matière saline qui augmente sa densité. Il est aussi d'observation que les liquides gras brûlent beaucoup plus, toutes choses égales d'ailleurs, que ceux qui n'ont rien d'onctueux; c'est ainsi que l'huile brûle davantage que le bouillon, le bouillon davantage que le lait, et celui-ci plus que l'eau.

La brûlure varie encore relativement à la durée de l'application des corps brûlans; si ces
~~~~~~~~~~~~~~~~~~~~~~~~~

corps séjournent long-temps sur une partie, la brûlure est plus profonde ; s'ils s'y arrêtent à peine, la brûlure est superficielle ; ainsi de l'eau bouillante qui tombe sur le dos de la main, y produit une brûlure moins profonde que si elle s'introduit entre la peau et les vêtemens, parce que dans ce dernier cas, le liquide ne pouvant s'écouler, la durée de son application est plus longue.

La brûlure est moins profonde, toutes choses égales d'ailleurs, quand elle a lieu sur des parties habituellement en contact avec les corps extérieurs, que lorsqu'elle affecte des parties habituellement couvertes par les vêtemens, et dont l'épiderme est très-mince. Nous avons la preuve de cette différence chez les personnes qui, accoutumées à des travaux très-rudes, ont l'épiderme des mains dense et épais ; elles peuvent, en effet, tenir dans leurs mains, sans éprouver aucune douleur, un charbon ardent, qui brûleroit infailliblement, au moindre contact, la main de beaucoup d'autres personnes.

On distingue dans la brûlure trois degrés différens, auxquels on doit faire beaucoup d'attention, parce qu'ils exigent chacun une méthode particulière de traitement.

Dans le premier degré, l'effet du corps brûlant est borné à une vive irritation qui attire les humeurs dans la partie ; il en résulte une inflammation cutanée, qui tient du caractère de l'érysipèle.

Si le corps brûlant agit plus fortement, non-seulement il irrite, mais l'irritation qu'il produit est si vive, qu'elle détermine des phlyctènes, qui mettent à découvert les houppes nerveuses de la peau, et il s'ensuit un ulcère superficiel, semblable à celui que produit l'application d'un vésicatoire : c'est le second degré de la brûlure.

Enfin, si le corps brûlant agit avec plus d'énergie encore, et que la durée de son application soit plus longue, il désorganise la partie qu'il touche, et cette partie, suivant la nature du corps brûlant, est convertie en une escarre croûteuse, ou bien n'est pas desséchée, et devient d'un gris jaunâtre. Dans l'un et l'autre cas, les phénomènes de la vie y disparoissent, et la partie gangrenée ne tarde pas à être environnée d'un cercle inflammatoire, qui annonce l'effort de la nature pour la séparer des parties vivantes.

Tous les corps brûlans ne sont pas susceptibles de produire les trois degrés de la brûlure; le soleil, par exemple, ne produit le plus souvent qu'une inflammation cutanée, qui constitue le premier degré de cette affection ; mais il peut aussi déterminer le second degré, en détachant l'épiderme dans une étendue plus ou moins grande. L'eau bouillante, les corps gras ne produisent non plus ordinairement que le premier, ou le second degré de la brûlure; mais l'application d'un fer chaud convertit la peau en une escarre jaunâtre, lorsqu'il ne fait que la toucher; sèche et noire, si son application dure quelque temps. Nous avons l'image des trois degrés de la brûlure dans l'application du moxa; si la durée de cette application est très-courte, elle produit une inflammation superficielle; si elle est plus longue, elle produit des phlyctènes; si elle continue encore, elle produit une escarre jaunâtre; si on brûle deux ou trois cylindres de coton sur le même endroit, l'escarre devient sèche, noire et croûteuse.

Tels sont les trois degrés de la brûlure, que nous avons considérés comme existant isolément, pour en donner une idée plus claire; mais ils existent souvent simultanément. Il n'y a que le premier degré qui puisse exister seul. Quand le second degré a lieu, il est accompagné du premier; et quand le troisième existe, il est accompagné du second et du premier.

Si l'on considère la brûlure produite par la combustion des vêtemens d'une personne, (accident familier en hiver aux femmes et aux enfans), on voit que certains endroits brûlés jusqu'à la désorganisation, présentent des escarres, soit jaunes, soit croûteuses et noires; dans d'autres endroits où la brûlure a été moins forte, on voit s'élever des phlyctènes; enfin, non loin de celles-ci, on n'observe qu'une légère inflammation érysipélateuse : ainsi les trois degrés de la brûlure se trouvent toujours réunis dans les brûlures considérables.

Les phénomènes de la brûlure varient à raison du degré de la maladie. Dans le premier degré de cette affection, la partie est rouge, légèrement tuméfiée, chaude et douloureuse; dans le second, il se joint à ces symptômes des phlyctènes plus ou moins nombreuses, remplies d'une sérosité jaunâtre, qui paroissent tantôt dans l'instant même de l'accident, tantôt le lendemain, ou même plusieurs jours après; dans le troisième degré, la partie présente une escarre gangreneuse, quelquefois noire et croûteuse, d'autres fois jaunâtre et molle.

La douleur qui accompagne la brûlure est

toujours très-vive; en général, elle est plus
intense, quand la peau n'a été brûlée qu'à sa
surface, et que l'épiderme est détaché, que
lorsqu'elle a souffert un degré de chaleur capable de détruire entièrement son organisation.
Dans les brûlures fort étendues, la douleur
est quelquefois si violente, qu'elle produit les
convulsions et même le tétanos.

Quel que soit le degré de la brûlure, lorsqu'elle a peu d'étendue, ses effets se bornent à
la partie malade; mais lorsqu'elle est fort considérable, et sur-tout lorsqu'elle a son siège au
bas-ventre ou à la poitrine, l'irritation se communique à tout le systême nerveux, la fièvre
s'allume, et le trouble de l'économie animale
peut être porté au point de se terminer par la
mort; ou si le malade résiste à ces premiers accidens, il survient une suppuration excessivement abondante, à laquelle il succombe; et
c'est ordinairement du vingt-cinquième au qua-
rantième jour qu'il périt.

Le diagnostic de la brûlure se tire des circonstances commémoratives, et de l'examen
de la partie affectée. On juge du degré de la
maladie, par les phénomènes qui l'accompagnent, par la nature du corps qui l'a produite,
par le degré de chaleur de ce corps, et par la
durée de son application.

Mais il est souvent difficile d'assigner au
juste l'étendue et la profondeur de la brûlure,
avant l'époque où l'inflammation est portée à
son plus haut degré d'intensité, et où les parties qui ont été les plus affectées, prennent une
couleur qui ne laisse aucun doute sur leur désorganisation; or, cette époque arrive du neuviè-

me au douzième jour de la maladie : c'est sans doute ce qui a donné lieu à l'erreur du public, qui pense que la brûlure continue à faire des progrès jusqu'au neuvième jour. Ce préjugé n'a aucun fondement ; tout le désordre existe dès le premier jour, mais il n'est pas toujours possible de le reconnoître, et c'est à quoi les chirurgiens doivent faire beaucoup d'attention, afin de ne pas plus promettre qu'ils ne peuvent tenir.

Le pronostic de la brûlure varie suivant le degré et l'étendue de la maladie, la nature des parties affectées, l'âge et la constitution du malade.

Lorsque la brûlure est légère, c'est une maladie purement locale, une inflammation médiocre, dont tous les symptômes se bornent à la partie affectée, et la santé n'en éprouve aucune altération ; mais si la brûlure est étendue, l'irritation se communique à tout le système des solides, et la fièvre survient comme dans les grandes inflammations. Si la brûlure est plus étendue encore, s'il y a un membre brûlé ou que la brûlure soit presque générale, la fièvre est beaucoup plus aiguë ; elle est accompagnée d'une soif intense et d'un sentiment de vive chaleur à l'intérieur ; le malade éprouve des douleurs atroces aux endroits brûlés, et meurt au bout de quelques jours, quelquefois même au bout de vingt-quatre ou de trente-six heures ; c'est ce qui arrive aux ouvriers qui tombent dans la lessive des savonniers, des salpétriers, ou qui ont été brûlés dans un incendie, etc.

La brûlure est, toutes choses égales d'ailleurs, plus dangereuse chez les enfans et chez les vieillards que chez les adultes. Lorsqu'elle arrive

à des parties dont la structure est tendre et délicate , elle est plus fâcheuse. Si elle affecte les
yeux , par exemple , il y a toujours grand danger , même lorsqu'elle est légère , que la vue
n'en soit offensée plus ou moins. En général ,
elle est plus fâcheuse aux parties qui sont
à découvert , comme les mains , le cou , le
visage, parce que lorsqu'elle est profonde, elle
laisse presque toujours des cicatrices difformes,
qu'elle peut produire des adhérences vicieuses,
le changement de direction des parties et le
rétrécissement ou même l'oblitération des ouvertures naturelles. Dans les personnes cacochymes , et sur-tout scorbutiques , une brûlure ,
même légère , dégénère souvent en un ulcère
très-opiniâtre. On voit combien il importe dans
le pronostic , de faire attention à toutes ces
circonstances , de crainte qu'on n'attribue par
la suite au chirurgien , les maux qui peuvent en
résulter , s'il n'avoit pas eu la précaution d'annoncer qu'ils étoient à craindre.

Il n'est peut-être pas de maladie dont le traitement ait été moins assujetti au raisonnement , que celui de la brûlure. Long-temps
elle a été traitée d'une manière purement em-
pirique , et chaque praticien a vanté les remèdes qui lui avoient réussi. L'un conseille les
émolliens ; l'autre, les astringens et les répercussifs. Mais les indications curatives de la brûlure doivent être tirées des différens degrés de la
maladie.

Dans le premier degré , les humeurs ont une
tendance à affluer dans la partie ; l'irritation les
y attire , et l'inflammation ne manque pas de
se développer. Si l'on est appelé dans l'instant même de l'accident , on doit chercher à

diminuer la sensibilité de la partie, et à opérer dans les vaisseaux un resserrement qui empêche l'abord des humeurs. Or, le remède le plus convenable pour remplir ces indications, est l'acétate liquide de plomb (extrait de saturne) mêlé avec de l'eau très-froide ; ce qu'on nomme vulgairement eau *végéto-minérale* ou de *Goulard*. Mais il faut mettre une plus grande quantité d'acétate de plomb que *Goulard* n'en mettoit, comme, par exemple, deux cuillerées sur chaque pinte d'eau, au lieu d'une. On plonge la partie dans ce liquide, qu'on a soin de renouveller à mesure qu'il s'échauffe, et on l'y laisse pendant plusieurs heures de suite. Dès le moment de l'immersion, le malade éprouve un soulagement très-grand. Lorsqu'on a retiré la partie malade de ce bain local, on la couvre avec des compresses trempées dans le même liquide, et on les arrose de temps en temps. Au défaut d'acétate de plomb, on peut se servir d'eau froide simple.

Si la forme de la partie ne permet pas de la plonger dans ce médicament, par exemple, si la brûlure est au visage, alors le malade penchera sa tête au-dessus d'un vase, et fera, avec une éponge fine, des ablutions du même remède. En employant ce moyen, nous avons vu souvent des brûlures du premier degré, avorter pour ainsi dire, avant que l'inflammation ait pu se développer.

Si l'impression du corps brûlant a été plus profonde, que l'application des répercussifs n'ait pas suffi pour prévenir l'inflammation, ou si la brûlure a été mal traitée, et que l'inflammation soit survenue, on emploiera les émolliens et les anodins, soit sous forme de fomentation, soit sous celle de cataplasme, suivant la profondeur de l'engorgement.

Dans le second degré de la brûlure, que nous avons dit être accompagné de vésicules, il convient encore de plonger la partie dans de l'eau *végéto-minérale*, ou de l'arroser avec cette eau. Rien n'est plus propre à modérer la douleur vive dont cette espèce de brûlure est accompagnée, et à empêcher l'afflux des humeurs et la tension inflammatoire qui en est le résultat.

Les phlyctènes qui s'élèvent sur la partie, dans ce degré de la brûlure, ne doivent être ouvertes qu'au bout de quelques jours, lorsque l'irritation causée par l'action du calorique est calmée; le moindre accès de l'air à la surface de la peau privée de son épiderme, étant avant cette époque extrêmement douloureux. Mais quand cette irritation est appaisée, on peut ouvrir les phlyctènes sans crainte, pour en faire sortir la sérosité qu'elles contiennent; on doit même le faire alors, pour empêcher que cette sérosité, en séjournant trop long-temps sur la surface de la peau, n'y produise quelque degré d'ulcération. L'ouverture des phlyctènes doit être faite à leur partie inférieure, par de simples piqûres, afin de ne donner à l'air que le moins d'accès possible; on doit sur-tout éviter d'enlever l'épiderme, pour ne pas mettre à nu les houppes nerveuses de la peau, dont la sensibilité, comme on sait, est très-exquise.

La partie étant retirée de l'eau *végéto-minérale*, ou de l'eau simple dans laquelle on l'a tenue plongée, on couvre les endroits dépouillés de leur épiderme et ceux sur lesquels il s'est formé des phlyctènes, avec des linges fins en-

duits de cérat, ou de tout autre onguent adoucissant, et on met par-dessus des compresses
trempées dans l'eau *végéto-minérale*. Lorsque
la douleur est si vive, que le malade ne peut
souffrir un appareil quelconque, on enduit
constamment la partie avec un liniment, composé de parties égales d'eau de chaux et d'huile
de lin ou d'olives, récente, qu'on étend au
moyen d'un pinceau bien souple : s'il survient
un gonflement inflammatoire considérable aux
parties qui confinent à celles qui sont dépouillées de leur épiderme et superficiellement ulcé-
rées, on substitue à l'eau *végéto-minérale*, des
fomentations émollientes et anodines, ou des
cataplasmes de même vertu.

La suppuration qui accompagne le second
degré de la brûlure, est plus ou moins abondante, suivant que le tissu de la peau a souffert plus ou moins de l'impression du calorique.
Lorsque cette impression est légère, la partie
de la peau qui a été dépouillée de son épiderme peut se dessécher sans suppuration,
sur-tout si l'on a eu soin de réprimer l'abord
des humeurs par l'usage long-temps continué
des répercussifs. Mais lorsque la surface du
derme a été profondément affectée, la suppuration est ordinairement fort abondante, et alors
les pansemens doivent être plus souvent répétés:
il convient même de pratiquer de petites ouvertures aux emplâtres de cérat dont on couvre la
partie, afin que le pus ne soit pas retenu, dans
l'intervalle d'un pansement à l'autre, entre ces
emplâtres et la surface exulcérée. La quantité
de suppuration fournie par une brûlure de ce
genre, étonnoit beaucoup *Fabrice de Hilden*,
lorsqu'il traitoit sa servante, qui s'étoit brûlée

toute la jambe jusqu'au genou avec de l'eau
bouillante : il trouvoit à chaque pansement,
qu'il répétoit deux fois par jour, plus d'une
demi-livre de pus blanc et très-louable, dans
les linges et les emplâtres qu'il enlevoit, et cet
écoulement de pus si abondant, dura pendant
plusieurs jours, quoiqu'il n'y eut seulement
que l'épiderme qui se fût séparé, qu'il n'y eut
nulle part d'ulcère profond et encore moins
d'escarre gangreneuse. La cure de cette brûlure, qui produisit une suppuration si abondante, fut achevée dans l'espace de six
semaines.

On obtient en général une guérison prompte
et facile des ulcérations larges et superficielles,
produites par le second degré de la brûlure,
en les pansant avec du cérat de *Galien*, et
mieux encore avec du cérat de *Goulard*; mais
on ne doit avoir recours à ce dernier que lorsque la sensibilité de la partie est bien amortie :
j'ai été souvent obligé de l'abandonner, à cause
des douleurs qu'il produisoit, et d'en revenir
au cérat de *Galien*.

Lorsque la brûlure du deuxième degré est
fort étendue, elle excite quelquefois une forte
inflammation et beaucoup de fièvre. Il faut
alors avoir recours à la saignée, à la diète
sévère, aux boissons délayantes, et aux autres
moyens indiqués par les symptômes particuliers
qui surviennent. Si la douleur est très-vive, on
fera bien, indépendamment de ces moyens et
des applications extérieures les plus adoucis-
santes et les plus anodines, de donner quelques doses d'opium, proportionnées à la vivacité des douleurs et à la violence de l'irritation.

Lorsque la brûlure a été causée par l'explosion de la poudre à canon, la partie présente une couleur noire, qui pourroit faire croire au premier coup-d'œil, l'accident beaucoup plus grave qu'il n'est réellement. Il y a souvent alors des grains de poudre logés en plus ou moins grand nombre dans le tissu de la peau. Ces grains augmentent beaucoup l'irritation, et si on ne les ôte pas, ils laissent ordinairement des marques indélébiles ; c'est pourquoi, si la brûlure est au visage, au cou, aux mains, ou à la partie antérieure de la poitrine chez les femmes, il faut ôter ces grains de poudre avec la pointe d'une aiguille, le plutôt que cela pourra se faire après l'accident. D'ailleurs, ces brûlures doivent être traitées de la même manière et avec les mêmes précautions que les autres.

Dans le troisième degré de la brûlure, les parties qui ont été entièrement désorganisées doivent être considérées comme des corps étrangers, dont la nature opérera la séparation, et sur lesquelles il est inutile de faire des applications locales, mais les parties qui confinent à celles-là, sont elles-mêmes brûlées au premier ou au deuxième degré ; il faut donc leur appliquer le traitement qui convient à ces degrés, c'est-à-dire, les plonger dans l'eau *végéto-minérale* et les y tenir pendant long-temps, etc.

Malgré l'usage des répercussifs, le troisième degré de la brûlure est toujours accompagné d'un engorgement inflammatoire plus ou moins grand ; et lorsque la brûlure est fort étendue, les effets de cette inflammation ne se bornent pas à la partie affectée ; ils vont jusqu'à produire une fièvre violente et d'autres fâcheux symptômes qui peuvent se terminer par la mort.

On oppose à ces accidens , les saignées, les rafraîchissans, la diète sévère , l'opium lorsque la vivacité des douleurs l'exige; et à l'extérieur, les émolliens , les relâchans et les anodins, sous forme de fomentations ou de cataplasmes , suivant les circonstances. Ces topiques diminuent la tension inflammatoire et favorisent la suppuration , au moyen de laquelle les parties mortes sont séparées des parties vives. Cette suppuration est uniquement due aux efforts de la nature ; l'art ne peut que la favoriser , en employant les onguens les plus doux et les plus relâchans , et en coupant avec des ciseaux les parties des escarres , à mesure qu'elles sont entièrement séparées des chairs vives sousjacentes. On traite les ulcères qui résultent de la chûte des escarres gangreneuses , comme les ulcères simples en général. La guérison de ces ulcères est d'autant plus longue et plus difficile que la peau a été detruite dans une plus grande étendue , et que les muscles, les tendons ou les aponévroses ont été mis à découvert. Les chairs de ces ulcères ont une tendance singulière à devenir mollasses et à s'élever beaucoup au-delà du niveau de la peau ; c'est pourquoi dans leur traitement, on doit abandonner de bonne heure les onguens, et avoir recours aux détersifs stimulans , propres à exciter l'action des chairs et à procurer leur dégorgement. Lorsque , malgré ces moyens, les chairs deviennent fongueuses, on les réprime avec le nitrate d'argent fondu (pierre infernale) , ou avec l'alun calciné.

La cicatrice des ulcères produits par la brûlure , étant toujours plus ou moins difforme , on doit, lorsque c'est le visage qui a été brûlé, ou une partie qui n'est point habituellement couverte par les vêtemens, employer tous les secours de l'art, afin que cette cicatrice ait le moins de difformité possible.

Le premier degré de la brûlure ne laisse d'autre trace de son existence, qu'une rougeur qui se dissipe au bout d'un temps plus ou moins long. Dans le second degré de la maladie, si l'ulcération du derme est légère, superficielle et qu'on n'enlève point l'épiderme, la brûlure guérit comme l'ulcération d'un vésicatoire volant, c'est-à-dire, qu'il n'y a point ou presque point de suppuration, et alors les traces de la maladie s'effacent promptement; si la surface de la peau est plus profondément ulcérée, la cicatrice ressemble à celle d'un vésicatoire qui a suppuré pendant long-temps et n'est pas plus difforme qu'elle. Dans la brûlure du troisième degré, la peau et le tissu cellulaire ayant été détruits dans une plus ou moins grande étendue, et à une profondeur différente, il est impossible d'empêcher que la cicatrice ne soit enfoncée, et adhérente aux muscles, aux tendons et aux autres parties qui ont été mises à découvert. Tout ce qu'on peut faire en pareil cas, c'est de réprimer avec la pierre infernale ou l'alun calciné, les endroits de l'ulcère qui sont les plus saillans, afin de rendre la surface de la cicatrice égale et uniforme. Lorsque ces moyens ont été négligés et que la cicatrice présente des endroits plus élevés que les autres, on peut essayer de les affaisser en les comprimant avec une lame de plomb frottée de mercure, et si elle est trop dure et raboteuse, on cherchera à la ramollir avant de la comprimer, en la frottant tous les jours avec des onguens très-doux et très-émolliens, ou on la fomentera avec des décoctions émollientes et relâchantes.

Dans la brûlure des parties contiguës, comme les doigts, les orteils, les paupières, etc., on a soin sur-tout de prévenir les adhérences vicieuses que ces parties peuvent contracter ensemble. Le plus sûr moyen d'empêcher ces adhérences, est de tenir les parties constamment séparées par des plumaceaux ou par des emplâtres de cérat, contenus au moyen d'un appareil convenable. Lorsque les bords d'une ouverture naturelle ont été ulcérés profondément par la brûlure, on empêche le rétrécissement et l'oblitération de cette ouverture, en tenant ses bords écartés au moyen de canules d'argent ou de plomb, s'ils sont fermes et solides, comme les narines, ou avec des emplâtres et des plumaceaux convenablement assujettis, si les bords de l'ouverture sont mous et flasques, comme ceux des lèvres et de la vulve.

Enfin, lorsque la brûlure a son siège autour d'une articulation, ou qu'elle attaque profondément les doigts, la rétraction des muscles fait prendre aux parties une direction vicieuse, et si elles contractent des adhérences dans cet état, il en résulte non-seulement une difformité très-désagréable, mais encore la perte des mouvemens et des fonctions de la partie. Cet accident, qui décèle toujours l'ignorance ou la négligence du chirurgien, peut être prévenu au moyen de palettes de bois, de bandages ou de machines qui s'opposent à la rétraction des muscles, et maintiennent les parties dans leur direction et leur forme naturelles. Si l'emploi de ces moyens a été négligé, et que les parties brûlées aient changé de position et contracté des adhérences ; si , par exemple , dans les brûlures de la main , les doigts ont contracté des adhérences avec le dos ou la paume de cette partie , on peut , dans certains cas , remédier à cet accident , en pratiquant des opérations dont nous aurons occasion de parler par la suite.

CHAPITRE V.

Des Plaies en général.

La plaie est une solution de continuité ou division des parties molles, plus ou moins récente, ordinairement sanglante, occasionnée par une cause externe.

Les plaies diffèrent entr'elles accidentellement ou essentiellement.

Les différences accidentelles des plaies se tirent de leur situation, des parties qu'elles intéressent, de leur étendue, de leur direction et de la cause qui les a produites.

Relativement à la situation des plaies, on observe que toutes les parties du corps sont exposées à ces sortes de lésions ; mais ce que nous dirons ici se rapporte aux plaies en général et à celles des extrémités en particulier. Nous renvoyons à la partie de cet ouvrage dans laquelle les maladies sont rangées d'après l'ordre anatomique, ce qui est relatif aux plaies de la tête, du cou, de la poitrine et de l'abdomen.

Sous le rapport des parties intéressées, on voit des plaies qui ne pénètrent pas au-delà de la peau ou du tissu cellulaire ; mais il en est qui pénètrent jusqu'aux muscles, aux tendons, aux gros vaisseaux, aux nerfs. Il en est dans lesquelles les os sont intéressés ; enfin, celles qui sont situées à la tête, à la poitrine ou à l'abdomen, peuvent intéresser les organes contenus dans ces cavités.

Quant à la direction des plaies, elle peut être considérée par rapport à l'axe du corps, ou par rapport aux fibres mêmes des organes que les plaies intéressent. Par rapport à l'axe du corps, on les appelle *longitudinales*, lorsqu'elles sont parallèles à cet axe ; *transversales*, lorsqu'elles le coupent à angle droit ; et *obliques*, quand leur direction tient le milieu entre la direction de l'axe du corps et la ligne qui le coupe transversalement.

Considérées sous le rapport de la direction des fibres divisées, on les distingue également en longitudinales, transversales et obliques. On conçoit, d'après cela, qu'il est des plaies qui sont longitudinales par rapport à l'axe du corps, et obliques ou transversales par rapport à la direction des fibres des organes intéressés ; telles peuvent être celles qui, situées à la partie postérieure et inférieure du cou, intéressent le trapèze, ou qui, placées à la partie antérieure de la poitrine, intéressent le grand pectoral. Mais quelle que soit la direction des plaies, il y en a qui ne présentent qu'un seul trait de division, et d'autres qui sont composées de plusieurs, lesquels se réunissent à angles plus ou moins aigus ; ces dernières se nomment plaies à lambeaux.

Relativement aux instrumens qui les produisent, on distingue les plaies en celles qui sont faites par des instrumens tranchans, en celles qui sont faites par des instrumens piquans, et en celles qui sont faites par des instrumens contondans.

Les différences essentielles des plaies, consistent dans leur simplicité, et dans leur complication. La plaie simple est celle qui ne demande que la réunion ; la plaie compliquée est celle qui se trouve jointe à quelque autre maladie, ou à laquelle il survient des accidens qui demandent un traitement différent de celui de la plaie simple.

La plaie peut être compliquée avec sa cause, ou avec quelque accident, ou avec quelque maladie.

Lorsque l'instrument qui a fait la plaie est resté dans la partie blessée, la plaie est compliquée avec sa cause. La douleur, l'hémorragie, les convulsions, l'inflammation, etc., sont des accidens qui compliquent les plaies. Si quelque apostème survient à la partie blessée, ou qu'il y ait fracture en même temps, la plaie est compliquée avec maladie.

Nous allons d'abord examiner les plaies simples, faites par les instrumens tranchans; nous considérerons ensuite les plaies qui doivent suppurer; après cela nous passerons aux complications des plaies en général; puis nous traiterons des plaies faites par les instrumens piquans, par les instrumens contondans, par la morsure des animaux venimeux, et par celle des animaux enragés.

ARTICLE PREMIER.

Des Plaies faites par les instrumens tranchans.

Les instrumens tranchans divisent les parties sur lesquelles ils agissent, tantôt en pressant seulement, et alors ils peuvent être considérés comme des espèces de coins; tantôt en pressant et en sciant en même temps, et dans ce cas, la solution de continuité se fait avec plus de facilité et pénètre plus profondément, parce qu'alors les fibres sont alongées, et dans le sens suivant lequel l'instrument presse, et dans celui suivant lequel il scie.

Quelle que soit la manière d'agir d'un instrument tranchant, les phénomènes de la division qu'il occasionne, sont, 1.º l'effusion du sang contenu dans les vaisseaux divisés; 2.º la douleur qui résulte de la division des nerfs; 3.º l'écartement des bords de la plaie.

L'anatomie apprend que nos parties sont pourvues d'une quantité considérable de vaisseaux sanguins. Ces vaisseaux sont si multipliés, qu'il est impossible de piquer la peau avec une aiguille, quelqu'acérée qu'elle soit, sans rompre un ou plusieurs de ces vaisseaux. Cet effet a lieu, à plus forte raison, quand un instrument tranchant a produit une division d'une certaine étendue.

Si les vaisseaux lésés sont peu considérables, le sang sort en quantité médiocre; s'ils sont d'un plus grand diamètre, il en sort davantage. Lorsque l'effusion du sang est très-grande, et qu'elle peut compromettre les jours du blessé, ce phénomène devient un accident qu'on appelle *hémorragie*, et dont nous parlerons en traitant des complications des plaies. Cependant lorsque l'hémorragie n'empêche pas la réunion de la plaie, et que la pression nécessaire pour opérer cette réunion suffit pour arrêter le sang, la plaie est toujours considérée comme simple. Telle est celle qui résulte de l'opération du bec-de-lièvre, etc.

La même expérience qui démontre par-tout des vaisseaux sanguins, c'est-à-dire, l'introduction d'une aiguille dans une partie quelconque du corps, fait aussi reconnoître par-tout la présence des filets nerveux ; car la plus petite piqûre faite à la peau occasionne de la douleur , et la douleur ne peut exister que là où il y a des nerfs. Mais les plaies sont accompagnées d'une douleur plus ou moins vive , suivant la qualité tranchante de l'instrument , l'étendue de la division , la sensibilité de l'individu blessé , et sur-tout , suivant que celui-ci s'attendoit à la blessure ou ne s'y attendoit pas. Une personne sur laquelle on doit pratiquer une opération , dirige toute son attention vers l'effet que l'instrument doit produire sur elle , et éprouve une douleur très-grande ; tandis que si l'on se coupe sans s'y attendre , ou que dans l'ardeur d'un combat on soit blessé , on ne s'en apperçoit quelquefois que par l'effusion du sang.

Dès qu'une partie se trouve divisée par un instrument tranchant , les bords de la division s'écartent plus ou moins. Ce phénomène reconnoît plusieurs causes qu'il est essentiel d'étudier pour les combattre efficacement.

La première cause de l'écartement des lèvres d'une plaie, est l'epaisseur même de l'instrument qui l'a produite. Un instrument tranchant, agissant à la manière d'un coin , doit nécessairement écarter les parties dans lesquelles il est enfoncé ; mais si cette cause étoit seule , l'écartement seroit très-peu considérable ; car la plupart des instrumens ont très-peu d'épaisseur , cependant les bords d'une plaie sont souvent écartés de plus d'un pouce. Or, les autres causes de cet écartement, sont l'élasticité et la contractilité des parties divisées, soit que ces deux propriétés se trouvent séparées , ou qu'elles soient réunies dans la même partie.

L'élasticité est commune à toutes les substances animales, même lorsqu'elles sont privées
de la vie. Mais elle présente des degrés différens dans chacune d'elles; aussi l'écartement des
bords d'une plaie, produit par cette cause, varie
beaucoup suivant la nature des parties divisées.
Les bords d'une incision faite à la peau s'écartent beaucoup, parce que la peau est très-élas-
tique : le tissu cellulaire qui a beaucoup moins
d'élasticité, s'écarte très-peu lorsqu'il a été
divisé. Les muscles sont peu élastiques; cependant l'écartement qui résulte de leur division
est considérable, sur-tout lorsqu'ils ont été
coupés en travers; mais c'est qu'alors il n'est
pas seulement dû à leur élasticité, mais aussi
à leur contractilité.

L'écartement des bords d'une plaie n'est pas
seulement en raison de l'élasticité de la partie
divisée; il est aussi proportionné à la tension
de cette partie au moment même où l'instrument l'a divisée : une expérience bien simple
démontre la vérité de cette assertion. Si l'on
coupe transversalement sur un cadavre la peau
qui recouvre le genou, lorsque la jambe est fléchie sur la cuisse, et que l'on fasse la même
chose sur l'autre genou, la jambe étant dans
l'extension, l'écartement des bords de la division sera beaucoup plus grand dans le premier
cas que dans le second.

La contractilité ou l'irritabilité, propriété
particulière aux fibres musculaires, et en vertu
de laquelle elles tendent sans cesse à se raccourcir, est la cause la plus puissante de l'é-
cartement des bords d'une plaie dans laquelle
un muscle est coupé en travers. L'écartement
produit par cette cause est d'autant plus grand,

que les fibres musculaires divisées ont plus de
longueur, parce que le raccourcissement dont
les muscles sont susceptibles, en vertu de leur
contractilité, est lui-même en raison de la
longueur des fibres musculaires : ainsi dans
deux muscles coupés en travers, dont l'un a ses
fibres trois fois plus longues que l'autre, l'écartement du premier est trois fois plus grand que
celui du second.

La force avec laquelle s'opère l'écartement
produit par l'irritabilité, n'est pas en raison de
la longueur des fibres musculaires, mais en
raison de leur quantité. Chaque fibre musculaire pouvant être considérée comme une puissance particulière, on conçoit aisément, que
plus ces puissances sont multipliées, et plus
l'effet résultant de leur action doit être considérable.

Outre la rétraction primitive d'un muscle
coupé en travers, les fibres de chaque portion
se raccourcissent encore quand elles sont irritées par une cause quelconque, et cette rétraction secondaire est pour les lèvres de la plaie
une nouvelle cause d'écartement. Je me suis
plusieurs fois assuré, par des expériences sur
les animaux vivans, de la réalité de ce phénomène. Après avoir mis à découvert un muscle
long, tel que le droit antérieur de la cuisse,
ou le couturier, je le coupois dans toute son
épaisseur, et aussitôt les bouts se séparoient,
et l'écartement qui s'établissoit entr'eux étoit
d'autant plus grand, qu'avant de couper le
muscle, je l'avois alongé en fléchissant fortement la jambe de l'animal, et en étendant sa
cuisse. La mesure de l'écartement prise avec
un compas, j'irritois l'une des portions du mus-

cle avec la pointe d'un scalpel, ou avec celle
d'une aiguille, et aussitôt je voyois cette portion palpiter, se raccourcir et s'éloigner de
l'autre ; mais la rétraction de la partie irritée
étoit bien plus grande lorsque j'avois détruit
ses adhérences avec les parties voisines, en
coupant le tissu cellulaire qui les forme.

On conçoit que dans les plaies des parties
non contractiles, telles que la peau, le tissu cellulaire, les ligamens, les tendons, etc. il n'y a
d'autre cause d'écartement que l'élasticité ; mais
que dans les plaies des muscles, la contractilité
et l'élasticité se réunissent pour opérer l'écar-
ment. Voilà pourquoi cet écartement, comme
nous l'avons dit plus haut, est d'autant plus
grand, que le muscle, au moment de la division,
étoit plus tendu.

Les signes des plaies peuvent être divisés en
commémoratifs et en diagnostics.

Les signes commémoratifs se tirent des circonstances qui ont accompagné la blessure lorsqu'elle a été faite, comme la situation du blessé
et celle de la personne ou de la chose qui l'a
blessé ; la grosseur et la figure de l'instrument
qui a fait la plaie, etc.

Les signes diagnostics des plaies sont sensibles
ou rationels. Par la vue, on connoît la grandeur
extérieure d'une plaie, si elle est avec perte ou
sans perte de substance ; par le toucher, soit
avec le doigt, soit avec la sonde, on en découvre la direction, la profondeur ; par l'odorat,
on sent les excrémens qui peuvent sortir par les
plaies de certaines parties.

Les sens ne font pas toujours apercevoir ce
qu'il y a à connoître sur une plaie ; la raison
et l'anatomie nous font juger qu'un nerf a été

intéressé , par la perte du mouvement et du sentiment de la partie à laquelle il se distribue ; qu'un viscère a été intéressé , par la situation de la plaie , par la douleur , par la lésion des fonctions , par les excrémens qui sortent de la plaie, ou qui ne s'évacuent pas comme à l'ordinaire , etc.

Le pronostic des plaies faites par instrument tranchant , varie suivant l'étendue et la profondeur de la division , les parties qu'elle intéresse et les circonstances qui l'accompagnent. Les plaies profondes et fort étendues sont plus graves et plus difficiles à guérir que celles qui n'intéressent que la peau. Celles où il y a des vaisseaux ou des nerfs intéressés , sont plus ou moins dangereuses , suivant la grosseur et le nombre de ces vaisseaux ou de ces nerfs. Les plaies simples qui ne demandent que la réunion, sont les moins fâcheuses de toutes ; celles qui sont compliquées, présentent un danger plus ou moins grand, suivant la nature de la complication. On doit avoir égard aussi dans le pronostic des plaies, à l'âge du blessé, à son tempérament et aux maladies dont il peut être affecté.

Une plaie simple ne présente d'autre indication curative que la réunion. Cette réunion peut avoir lieu sans suppuration et par la simple agglutination des bords de la plaie ; ou bien elle est précédée de la suppuration , et ce n'est qu'après le dégorgement des bords de la solution de continuité que la nature opère la cicatrisation. Les anciens appeloient le premier mode de guérison , *guérison par première intention* ; et le second , *guérison par seconde intention* , ou *par suppuration*.

On réunit les plaies simples , lorsque l'ins-

trument n'a opéré aucune déperdition de substance , et même quand il y a déperdition de
substance , lorsque les parties jouissent d'une
grande extensibilité , comme on l'observe aux
lèvres , aux joues , etc.

Pour que la nature agglutine les lèvres d'une
plaie mises en contact immédiat , il faut qu'elles
soient actuellement saignantes , ou si l'inflammation s'en est emparée , qu'il se soit établi une
bonne suppuration , et qu'elles soient couvertes
de bourgeons charnus. Il faut encore que la vie
existe dans les deux lèvres de la division , et que
la circulation se fasse librement jusqu'à leur surface , parce qu'elles doivent fournir l'une et l'autre , si l'on peut ainsi dire , leur contingent d'action vitale pour opérer l'agglutination. Si ces
conditions n'existoient pas , la réunion seroit inutile , ou même nuisible ; ainsi , elle seroit inutile
dans une plaie d'armes à feu , dont les bords sont
contus , meurtris , désorganisés. Elle seroit inutile et même nuisible , dans une plaie qui a été
négligée , exposée au contact de l'air , et dont
les bords s'étant enflammés , ne fournissent
plus qu'une sérosité sanguinolente ; il faut attendre , dans ce cas , que le dégorgement ait lieu ,
et que les bourgeons charnus se soient élevés à
la surface de la plaie. Enfin , la réunion paroît
n'être d'aucune utilité dans les plaies où une
partie entièrement séparée du tout , ne parti-
cipe plus en rien aux influences de la vie. Ainsi,
il seroit inutile de réunir un lambeau de peau ,
tout-à-fait détaché du reste du corps , ou le
bout d'un doigt coupé en travers dans toute
son épaisseur.

Cependant il est quelques faits , desquels on
peut inférer qu'une partie entièrement sépa-

rée, et ne jouissant plus de la vie commune, est susceptible de se réunir au reste du corps ; *Garengeot* en rapporte un, qui, s'il est exact, prouve qu'alors la chose n'est pas toujours désespérée. Quelqu'un mordit un soldat au nez et lui emporta presque toute la partie cartilagineuse du bout ; il la jeta par terre et marcha dessus : le blessé ramasse le bout de son nez, le jette dans la boutique d'un chirurgien voisin et se met à courir, transporté de colère, après son ennemi. Quand il fut revenu, on lui rappliqua le bout du nez, que l'on avoit mis auparavant dans du vin tiède, et on l'y assujettit bien ferme, avec un emplâtre agglutinatif, pour le tenir en place. Le lendemain on y voyoit déja un commencement de réunion ; et le quatrième jour, elle étoit parfaite (1). Cette observation a paru fort extraordinaire, et on n'y a pas ajouté grande confiance ; mais personne ne conteste la réalité du fait suivant. On coupe l'ergot d'un coq, on l'ente ensuite sur la partie supérieure de sa tête, après y avoir fait une incision, et non-seulement il contracte des adhérences, mais il prend aussi de l'accroissement lorsqu'il en est encore susceptible. Une expérience analogue est celle de *Jean Hunter* ; ce célèbre chirurgien introduisoit dans le ventre d'une poule, le testicule d'un coq récemment coupé ; il ouvroit la poule au bout d'un certain temps, pour examiner l'état du testicule, et il trouvoit cet organe adhérent au péritoine ; il s'étoit même établi des anastomoses entre les vaisseaux du testicule et ceux de la poule.

Ces faits autorisent à tenter la réunion des

____

(1) *Garengeot*, Op. de Chirurgie, tome III, page 55.

parties entièrement séparées du corps, sur-tout lorsque ces parties ne contiennent pas une grande quantité de sucs, et qu'elles sont peu disposées à la putréfaction, comme le nez, l'oreille, etc. Si ces parties ne s'agglutinent pas, il n'en résultera aucun inconvénient ; et si elles se consolident, on aura la satisfaction d'avoir conservé l'intégrité de la partie, et évité la difformité résultante de sa mutilation.

S'il est douteux que la réunion soit vraiment utile, lorsque la partie est entièrement séparée du reste du corps, il n'en est pas de même lorsqu'elle tient encore par un petit lambeau. En effet, pour peu que ce lambeau contienne de vaisseaux sanguins, la vie y est conservée et la consolidation peut avoir lieu. Ainsi, l'on voit des doigts dont les os et les tendons ont été coupés par un instrument tranchant et qui tiennent seulement par un reste de peau, se consolider, après avoir mis les parties dans une contiguité exacte. On a vu même des membres considérables, le bras par exemple, se consolider, quoique l'os et la plupart des muscles eussent été coupés, et que le membre ne tînt plus que par un lambeau, dans lequel l'artère brachiale et les nerfs qui l'accompagnent étaient restés.

Lorsque les conditions nécessaires à l'agglutination des lèvres d'une plaie existent, on doit les mettre en contact immédiat, et les y maintenir jusqu'à ce que la nature en ait opéré la cicatrisation ; mais auparavant, on doit ôter les corps étrangers, le sang coagulé, etc., qui empêcheroient le contact immédiat de ces lèvres.

Les moyens que l'art emploie pour réunir les lèvres des plaies simples, sont la situation, les bandages, les emplâtres agglutinatifs et la suture.

La situation consiste à mettre la partie blessée dans un état tel, que les lèvres de la plaie soient contiguës l'une à l'autre. Elle convient toutes les fois que les mouvemens des membres peuvent tendre ou relâcher les parties divisées. Ainsi, elle ne peut être employée dans les plaies de la tête, des paupières, du nez, des oreilles, des côtés des articulations ginglymoïdales, de la partie postérieure du bassin, etc. Mais dans toutes les autres parties du corps, la position est le premier et le principal moyen de réunion, celui sans lequel les autres n'auroient probablement que peu d'effet. Elle doit être différente, suivant la direction de la plaie, la nature et les fonctions des parties blessées.

Lorsque la peau seule est divisée, la position convenable est celle où cette membrane est relâchée. Si donc la plaie est située transversalement à la partie antérieure du cou, la position nécessaire pour sa réunion est la flexion de la tête. On remédie parfaitement bien par cette position à l'écartement résultant de l'élasticité de la peau, et l'on n'emploie alors les emplâtres agglutinatifs et les bandages, que comme moyens auxiliaires. Mais lorsque la plaie est longitudinale, c'est-à-dire, parallèle à l'axe du corps, la position devient seulement un moyen auxiliaire des emplâtres agglutinatifs, en mettant la peau dans un relâchement qui facilite l'action de ces emplâtres.

Quand la plaie intéresse un muscle, la position doit être différente, suivant la direction de la division. Si le muscle a été entièrement coupé en travers, ou seulement dans une partie de son épaisseur, la position doit être celle que le muscle donne à la partie quand il agit. En effet, je suppose que le muscle droit antérieur de la cuisse soit divisé en travers, si l'on étend la jambe sur la cuisse et qu'on fléchisse celle-ci sur le bassin, on donne au membre la position la plus favorable au rapprochement des bords de la plaie, et cette position est précisément celle que le muscle lui donne lorsqu'il agit. En conséquence, si le muscle divisé est extenseur, on mettra la partie dans l'extension ; s'il est fléchisseur, on la mettra dans la flexion ; s'il est adducteur, on la mettra dans l'adduction, etc. ; ainsi, en connoissant l'usage des muscles blessés, on pourra toujours déterminer la position qu'il convient de donner au membre pour favoriser le rapprochement des bords de la division.

Dans les plaies transversales, la situation fait cesser l'écartement produit par l'élasticité du muscle divisé ; elle rapproche, jusqu'à un certain point, les lèvres de la plaie, mais elle ne les met jamais en contact immédiat, parce qu'elle ne remédie pas à l'écartement résultant de la contractilité, propriété toujours agissante, soit que le muscle se trouve relâché ou alongé. Il n'en est pas de même des plaies transversales des tendons, dans lesquelles la position suffit seule pour mettre en contact les deux bouts du tendon coupé, parce que dans ces sortes de plaies, l'écartement dépend moins de la contractilité musculaire, que de l'élasticité du tendon coupé.

Cependant, quoique la position ne produise pas tout l'effet qu'on peut desirer dans les plaies transversales des muscles, elle n'en doit pas moins être employée ; elle remédie, comme nous l'avons dit plus haut, à l'écartement produit par l'élasticité ; elle met le muscle dans le relâchement ; enfin elle détermine dans le tissu cellulaire qui l'environne, un état de laxité qui permet à ce muscle d'obéir à l'action des bandages.

Dans les plaies longitudinales des muscles, la position doit être en raison inverse de celle que l'action du muscle donne à la partie ; par exemple, si le muscle divisé est extenseur, il faut fléchir le membre, et l'étendre au contraire, si le muscle est fléchisseur.

Quand la plaie est oblique, on donne à la partie une position moyenne entre celle qui convient, lorsque la plaie est transversale, et celle qu'exige la plaie longitudinale. Cependant on doit rapprocher davantage la position de celle que nous avons recommandée pour les plaies en travers.

Il ne suffit point de mettre le membre dans une position favorable au rapprochement des lèvres de la plaie, il faut encore le maintenir dans cette position ; car les muscles antagonistes de ceux qui sont divisés, pourroient, pendant le sommeil, ou même pendant la veille, par l'inadvertance du malade, entrer en contraction et déterminer des mouvemens contraires au but qu'on se propose.

C'est sur-tout dans les plaies transversales des tendons, qu'il convient d'employer les moyens propres à maintenir la partie dans la position qu'on lui a donnée ; cette précaution est d'autant plus essentielle, que la position met les deux bouts du tendon divisé en contact immédiat, comme nous l'avons dit plus haut.

On maintient les parties dans la position convenable à la réunion de la plaie, au moyen d'appareils et de bandages, dont la composition et
l'application doivent être relatives à la structure
des parties et aux mouvemens dont elles sont
susceptibles. Parmi les appareils de cette espèce,
on en connoît de très-ingénieux, qui ont été
imaginés pour les solutions de continuité de
certaines parties ; telle est la pantoufle de *Petit*,
pour la rupture du tendon d'achille ; telle est
aussi la machine décrite par *Lafaye*, dans ses
notes sur les opérations de chirurgie de *Dionis*,
et destinée à maintenir la main et les doigts dans
l'extension, dans les plaies transversales des
muscles extenseurs des doigts. Mais lorsqu'on
connoît bien les usages des muscles divisés et de
leurs antagonistes, on peut remplacer ces machines, très-compliquées, par des bandages infiniment plus simples, dont nous parlerons par la
suite. Un chirurgien muni des connoissances
anatomiques qui lui sont absolument nécessaires, et des préceptes généraux sur les bandages et appareils, pour peu qu'il ait de génie,
imaginera facilement les machines, les bandages
et les appareils propres à maintenir les parties
dans la position favorable à la réunion des lèvres
d'une plaie. Mais quel que soit le moyen qu'on
emploie pour remplir cette indication, il doit
toujours agir de manière à empêcher l'action
des muscles antagonistes de ceux qui sont
intéressés.

On appelle bandages incarnatifs ou unissans,
ceux qui maintiennent les lèvres d'une plaie en
contact immédiat. Ils conviennent particulièrement dans les cas où les bords de la plaie sont
flottans, et ont un point d'appui solide. Cette

dernière condition est tellement essentielle , que si elle n'existoit pas , les bandages seroient non-seulement inutiles , mais même nuisibles. Je suppose qu'une personne qui manque des dents incisives , ait la lèvre supérieure ou inférieure fendue suivant sa largeur ; si on vouloit réunir cette plaie par un bandage, la pression qu'il exerceroit sur les lèvres de la division, les enfonceroit vers l'intérieur de la bouche, et alors, au lieu de se correspondre par leurs parties saignantes, ces mêmes lèvres ne se toucheroient que par leur partie antérieure, et se cicatriseroient isolément.

Les bandages unissans doivent être construits de différentes manières , suivant la situation et la direction de la plaie. Si elle est longitudinale, voici le bandage et l'appareil préférables : on aura une bande dont la largeur excédera un peu la longueur de la plaie , et qui sera assez longue pour qu'on puisse faire trois ou quatre circonvolutions autour du membre. On fendra cette bande à une de ses extrémités , dans l'étendue de dix-huit pouces environ , en autant de chefs qu'elle a de pouces de largeur. A une distance plus ou moins éloignée , suivant la grosseur du membre , on pratiquera dans le sens de la longueur de la bande, autant de fentes ou de boutonnières que son extrémité présentera de chefs : ces boutonnières auront trois à quatre pouces de longueur.

Indépendamment de cette bande , on aura deux compresses graduées , c'est-à-dire , qui présentent un plus ou moins grand nombre de plis, dont le premier est le plus large, et les autres diminuent graduellement de largeur; de manière que vers l'un des bords , l'épaisseur de ces com-

presses est en raison du nombre des plis, et que
delà elle va en diminuant jusqu'au bord opposé.
L'épaisseur de ces compresses sera relative à la
profondeur de la plaie , et leur largeur égale à
celle de la bande.

Le bandage étant disposé, on en fera l'application de la manière suivante : d'abord on
mettra le membre dans une position convenable
et on le fera tenir par des aides ; ensuite on placera la partie moyenne de la portion de la bande
comprise entre les boutonnières et l'endroit où
finissent les chefs , à l'endroit du membre diamétralement opposé à la plaie, et on conduira
la bande de chaque côté vers la division. On en
passera les chefs dans les boutonnières correspondantes ; on les tiendra d'une main avec le
reste de la bande roulée , pendant qu'avec l'autre main, on placera les compresses graduées
sur les côtés de la plaie , et à une distance d'autant plus grande de ses lèvres, qu'elle aura plus
de profondeur ; en général , le bord le plus
épais de ces compresses, doit correspondre aux
extrémités d'une ligne droite , qui traverseroit
le membre en passant dans le fond de la plaie.
On serrera ensuite le bandage en tirant , en
sens contraire, les chefs et le corps de la bande,
avec l'attention que du côté des boutonnières ,
il n'y ait point ou presque point de plis ; on conduira les chefs autour du membre, on en fixera
les extrémités sous un circulaire de la bande ,
dont le reste sera employé à faire des circulaires.

Ce bandage agit en comprimant les lèvres de
la plaie , et en les poussant l'une contre l'autre. Les compresses graduées qui entrent dans
sa composition , ont pour usage de déterminer

une pression plus forte aux endroits où elles correspondent , et par conséquent de rendre l'action du bandage égale sur tous les points de la surface de la plaie. Sans cela , le fond de la division seroit moins bien réuni que l'extérieur , et il pourroit s'y amasser des sucs qui empêcheroient son agglutination.

Dans les plaies en travers , le bandage unissant sera construit de la manière suivante : on aura deux bandelettes ou longuettes, dontchacune sera aussi longue que le membre blessé , et aussi large que la plaie est longue ; l'une sera divisée dans le tiers ou même dans la moitié de sa longueur, en autant de chefs qu'elle aura de pouces de largeur ; l'autre sera fendue dans le milieu et suivant sa longueur, en autant d'endroits que la première présentera de chefs. On aura aussi deux bandes roulées à un seul globe , de trois travers de doigts de largeur , et assez longues pour que chacune puisse recouvrir tout le membre par des circulaires en doloires.

Le membre étant situé convenablement , et soutenu par des aides , on placera la bandelette fendue dans son milieu , de manière que les fentes correspondent à la plaie et que son extrémité inférieure dépasse l'articulation inférieure du membre. On l'y fixera par trois circulaires; on renversera une partie de cette bandelette qu'on assujettira par deux autres circulaires ; on engagera le reste de cette même bandelette sous des circulaires, en la renversant alternativement de haut en bas et de bas en haut; après quoi on continuera par des doloires jusqu'auprès de la plaie. Cela fait, on fera tenir le reste de la bande roulée par un aide , pendant qu'on pla-

cera la bandelette fendue en plusieurs chefs à
la partie supérieure du membre , de manière
que l'endroit où elle cesse d'être fendue se trouve
à deux ou trois pouces au-dessus de la plaie. On
fixera son extrémité supérieure de la même manière qu'on a fixé la première bandelette , par
des circulaires faits avec une autre bande roulée , et que l'on continuera en descendant jusqu'auprès de la plaie. On passera ensuite les
chefs de la bandelette supérieure dans les fentes
de la bandelette inférieure , et on les tirera
chacune en sens contraire , jusqu'à ce que les
bords de la plaie soient mis en contact immédiat. Alors on posera les chefs de la bandelette
supérieure sur la partie inférieure du membre ,
et on les fixera en descendant par des doloires
de la bande roulée supérieure. On assujettira de
la même manière l'extrémité supérieure de la
bandelette inférieure avec la bande roulée
placée inférieurement. On ne place point de
compresses graduées, comme dans le bandage
pour la réunion des plaies longitudinales , parce
qu'elles ne réuniroient point davantage le fond
de la plaie ; mais il faut appliquer un bandage
roulé sur le reste de l'étendue du membre, pour
prévenir l'engorgement auquel la compression
des veines et des vaisseaux lymphatiques pourroit donner lieu. Le bandage unissant ne doit
être serré qu'autant qu'il est nécessaire pour
tenir les lèvres de la plaie en contact , et il
doit sur-tout être serré uniformément , afin
qu'il ne se fasse point d'engorgement dans les
endroits moins comprimés , ce qui pourroit
retarder la guérison , en forçant de lever l'appareil , avant l'entière agglutination des lèvres
de la plaie.

Le bandage unissant des plaies en travers a
une action très-marquée sur les plaies de la
peau, dont les lèvres ne s'écartent que par
l'élasticité de cette membrane. Il n'en est pas
de même des plaies transversales des muscles,
pour la réunion desquelles ce bandage est presque de nul effet. Doués d'une faculté contractile toujours agissante, les deux bouts d'un
muscle coupé en travers, se dérobent d'autant
plus aisément à l'action du bandage, que cette
action est perpendiculaire ou presque perpendiculaire à la direction suivant laquelle la
rétraction du muscle s'opère.

Cependant les plaies transversales des muscles traitées par la situation et le bandage
unissant se cicatrisent ; mais leur cicatrisation se fait au moyen d'une substance celluleuse
qui remplit l'intervalle des bouts du muscle
coupé, et qui avec le temps s'endurcit, et devient une espèce d'intersection tendineuse.
Cette intersection ne nuit point à l'action des
muscles, et lorsqu'elle a peu de largeur et
que les fibres de ces organes ont une longueur
assez considérable, les mouvemens auxquels ils
président ne perdent rien, ou presque rien de
leur étendue. Mais lorsque la plaie a été mal
réunie, et sur-tout qu'elle a suppuré, que l'intersection celluleuse est fort large, et que les
fibres des muscles intéressés sont très-courtes,
leur rétraction n'est plus assez grande pour que
les parties que ces muscles font mouvoir jouissent de toute l'étendue de leurs mouvemens,
en sorte que ces mouvemens sont bornés, et
quelquefois même empêchés. Dans ce cas, on
pourra rétablir les mouvemens en renouvellant
la plaie, par l'excision de la cicatrice, et en

employant les moyens d'union les plus efficaces : c'est ce que prouve l'observation suivante.

M. *Achille de Coulonges*, dragon, âgé de 20 ans, avoit reçu un coup de sabre à la partie externe et moyenne de l'avant-bras droit, qui avoit coupé en travers le muscle cubital postérieur, et les portions de l'extenseur commun des doigts qui appartiennent à l'annulaire et au petit doigt. La plaie transversale qui en étoit résultée, n'avoit point été réunie et avoit suppuré long-temps. Elle étoit guérie depuis deux mois ; mais la main étoit fléchie et inclinée vers le bord cubital de l'avant-bras : les deux derniers doigts étoient fléchis aussi, l'extension volontaire de ces parties étoit impossible, et la flexion des deux derniers doigts ne se faisoit pas avec assez de force pour que M. *de Coulonges* pût saisir un corps d'un volume médiocre et le tenir fortement avec cette main (1).

---

(1) Lorsque par une cause quelconque les muscles extenseurs de la main ont perdu leur action, et que cette partie, entraînée par son propre poids et par la rétraction des muscles fléchisseurs, est fléchie, sans qu'on puisse l'étendre volontairement, la contraction des muscles fléchisseurs des doigts n'a plus assez d'étendue, ou, ce qui revient au même, ces muscles ne se rétractent plus assez, pour qu'on puisse saisir et tenir fortement, avec la main, un corps quelconque. C'est ce qu'on observe dans la paralysie des muscles postérieurs de l'avant-bras, produite par la section du nerf radial. Mais dans ce cas, si l'on met la main dans l'extension et qu'on l'y fixe, les muscles fléchisseurs des doigts agissent avec toute la force dont ils sont susceptibles, et leur action ne perd rien de ses effets. On pourroit donc dans l'accident dont je viens de parler, rendre au malade l'usage de la main, au moyen d'une machine qui tiendroit cette partie continuellement en extension, et qui cependant se prêteroit à l'action des mus-

M. *de Coulonges* vint à Paris, et consulta plusieurs chirurgiens qui lui conseillèrent des douches avec de l'eau hydro-sulfurée factice, moyen qui ne pouvoit produire aucun effet avantageux. M. *Dutertre*, chirurgien à Paris, aux soins duquel M. *de Coulonges* fut confié, forma le projet d'enlever la cicatrice, et de réunir cette nouvelle plaie, par le moyen de quelques points de suture, du bandage unissant, et sur-tout d'une machine propre à graduer à volonté, et par des degrés très-lents, l'extension de la main et des doigts (1). L'opération fut pratiquée le 28 août 1804, et réussit parfaitement. M. *de Coulonges*, que j'avois vu avant l'opération, et que j'ai vu après, a recouvré l'usage de la main et des doigts, et a pu continuer la profession des armes qu'il chérit et qu'il a volontairement embrassée. On peut consulter pour de plus amples détails sur ce fait intéressant, une thèse soutenue à l'école de médecine de Paris, le 11 germinal an 13, par M. *Dutertre*. Nous pensons que ce chirurgien auroit pu se dispenser de pratiquer la suture, et que si cette opération n'a donné lieu à aucun accident, c'est par les précautions qu'on avoit prises pour la rendre inutile, en tenant la main

---

des fléchisseurs. C'est le conseil que j'ai donné, il y a plusieurs années, à un jeune officier qui avait eu le nerf radial coupé dans l'endroit où ce nerf se contourne sur la partie externe inférieure de l'humérus, et chez lequel les muscles postérieurs de l'avant-bras étoient paralysés.

(1) Cette machine ingénieuse a été construite par M. *Delacroix*, mécanicien habile. On peut la voir chez lui, rue des Vieux-Augustins, N.° 18, ainsi que plusieurs autres machines qu'il a inventées lui-même, ou dont l'idée lui a été fournie par des chirurgiens.

et les doigts dans la plus grande extension qu'on puisse leur donner.

Les emplâtres agglutinatifs s'attachent facilement aux parties sur lesquelles on les applique, et peuvent par-là devenir efficaces pour mettre les bords d'une plaie en contact ; mais comme ils n'agissent que sur l'épiderme, il s'ensuit qu'ils ne sont utiles que dans les plaies des tégumens et des parties qui y sont adhérentes, comme dans celles du front, des sourcils, etc., où la situation ne peut rien faire. Si on les employoit dans les plaies des muscles qui ne tiennent à la peau que par un tissu cellulaire lâche, il n'y auroit que l'extérieur de la plaie qui seroit réuni, et lorsqu'on croiroit le malade guéri, les sucs amassés dans le fond de la blessure détermineroient un gonflement inflammatoire, qui seroit suivi du déchirement de la cicatrice et de la suppuration de la plaie.

On compose les emplâtres agglutinatifs avec différentes matières, telles que l'emplâtre de dyachilon gommé, de bétoine, d'André de la Croix, de triapharmacum, etc. On se sert aussi de taffetas enduit de colle de poisson et d'un balsamique, et qu'on appelle taffetas gommé d'Angleterre. Ce taffetas, lorsqu'il est bien préparé, est le meilleur agglutinatif que l'on puisse employer dans les plaies peu étendues et superficielles, sur-tout chez les personnes qui ont la peau fine et délicate, parce qu'il n'est point sujet à produire des boutons érysipélateux comme les autres emplâtres agglutinatifs. Mais comme le taffetas gommé d'Angleterre que l'on trouve dans le commerce est divisé en petits morceaux, lorsqu'il est nécessaire de donner aux agglutinatifs une longueur considérable, on se sert de l'emplâtre de dyachilon gommé, ou de celui d'André de la Croix.

La longueur, la largeur et la forme des emplâtres agglutinatifs, seront déterminées par la situation, la figure et la profondeur de la plaie. Comme ces emplâtres agissent avec d'autant plus de force, qu'ils adhèrent aux parties dans une plus grande etendue, leur longueur doit être relative à la force qui convient pour soutenir les lèvres de la division l'une contre l'autre. Lorsque la plaie est petite et que ses bords sont peu écartés, un seul morceau d'emplâtre agglutinatif suffit, et, après avoir bien essuyé la peau, on l'applique en un seul temps sur les deux lèvres de la plaie rapprochées et et mises en contact.

Quand la plaie est considérable, que ses lèvres sont flottantes et très-mobiles, on emploie plusieurs bandelettes agglutinatives. Le nombre, la longueur et la largeur de ces bandelettes seront relatives à la longueur, à la profondeur de la plaie, et la grandeur de l'écartement de ses lèvres.

On colle une de ces bandelettes dans la moitié de sa longueur, sur un des côtés de la plaie; ensuite on rapproche les lèvres de celle-ci, et on colle l'autre moitié de la bandelette de l'autre côté de la division. Après quoi, on applique les autres bandelettes de la même manière. Lorsque la plaie est à lambeau, la première bandelette doit correspondre au sommet du lambeau; dans les autres cas, elle doit être placée à l'endroit de la blessure où l'écartement de ses bords est plus considérable. Après avoir appliqué toutes les bandelettes, s'il y en a quelqu'une qui soit relâchée, on la relève d'un côté seulement, et on la serre au degré convenable. Ces bandelettes ont l'avantage de pouvoir être serrées plus ou moins, suivant le degré de force nécessaire pour réunir les endroits de la plaie auxquels elles correspondent. Les intervalles qu'elles laissent entr'elles facilitent l'écoulement du pus, lorsque la plaie, un peu contuse, doit suppurer. Elles ont aussi l'avantage de pouvoir être relevées et réappliquées séparément.

Les bandelettes agglutinatives séparées sont préférables à un seul morceau d'emplâtre auquel on pratique dans sa longueur des espèces de boutonnières, avec perte de substance, de manière à lui donner la forme d'une grille. Elles sont préférables aussi à deux bandes, dont un des côtés est traversé par des fils qu'on y assujettit, et qu'on lie par un double nœud et par une rosette, sur les lèvres de la plaie mises en contact, et après avoir collé chacune de ces bandes à quelque distance de ces lèvres.

Quelle que soit la forme des emplâtres agglutinatifs, lorsqu'on les enlève pour les changer, ou parceque la plaie est guérie, on lève d'abord une des extrémités, en tirant doucement vers la division près de laquelle on s'arrête, et on a l'attention d'appuyer un doigt sur la peau, à mesure que l'emplâtre se détache, afin d'empêcher les dilacérations qu'il pourroit occasionner par ses adhérences. On détache ensuite l'autre extrémité avec les mêmes précautions, jusqu'à pareille distance de l'autre lèvre de la plaie : on détache le reste, suivant la longueur de la division. Si l'on tiroit l'emplâtre d'un bout à l'autre, suivant la même direction, on risqueroit de déchirer une cicatrice encore tendre et que le moindre effort peut rompre.

L'usage des emplâtres agglutinatifs n'est pas borné aux plaies simples de la peau dont la réunion peut avoir lieu sans suppuration ; on s'en sert aussi avec grand avantage dans celles dont l'inflammation et la suppuration se sont emparées , parce que quelque circonstance particulière s'est opposée à leur réunion , ou que cette réunion a été négligée, lorsque ces plaies étoient encore saignantes. Dans cette circonstance où la cicatrisation de la plaie s'opère toujours lentement, les emplâtres agglutinatifs sont préférables au bandage unissant , qu'il faut renouveller tous les jours , à cause de la suppuration, et sur-tout à la suture qui auroit coupé les parties embrassées par le fil , bien long-temps avant la cicatrisation de la plaie.

La suture est un moyen de réunion qui consiste à passer dans les lèvres d'une plaie un ou plusieurs fils , ou une aiguille droite qu'on y laisse à demeure , pour maintenir ces lèvres en contact. La manière dont on pratique la suture en a fait distinguer plusieurs espèces , que nous décrirons , ainsi que les aiguilles qui y servent, dans la partie de cet ouvrage où nous traiterons des opérations en général , et dans celle où nous parlerons des maladies des différentes parties du corps. Nous nous bornerons ici à faire connoître les effets de la suture, et à indiquer les cas où son usage est absolument indispensable.

Anciennement , dès qu'on voyoit une solution de continuité d'une certaine étendue , on imaginoit n'en pouvoir obtenir la réunion que par le moyen de la suture ; et l'on étoit si préoccupé de sa nécessité dans un très-grand nombre de cas où son usage est superflu , que les accidens qu'elle entraînoit , étoient attribués à d'autres causes étrangères , comme à la grandeur de la plaie , à la mauvaise disposition du blessé, ou à d'autres circonstances accidentelles. Les progrès de la chirurgie moderne ne pouvoient que jeter de vives lumières sur ce point de l'art de guérir. C'étoit aux chirurgiens français qu'en étoit réservée la gloire.

Pibrac et *Louis* ont exposé d'une manière si claire et si lumineuse l'inutilité et les inconvéniens de la suture dans un grand nombre de cas pour lesquels on la croyoit nécessaire, que nous n'insisterions point sur cet objet , si depuis la publication des mémoires de l'Académie Royale de chirurgie, il n'avoit pas paru des ouvrages dans lesquels on la regarde comme une opération des plus usitées et des plus utiles de la chirurgie ; et si des chirurgiens , loin du niveau des connoissances acquises dans ce siècle, ne s'obstinoient encore à coudre des plaies faciles à réunir par des moyens plus simples.

Pour pouvoir apprécier la suture à sa juste valeur , il faut en étudier les effets. Si on la pratique dans une plaie qui n'intéresse que la peau, d'abord l'introduction de l'aiguille occasionne une vive douleur, ensuite la présence des fils avec lesquels on a rapproché les lèvres de la plaie est une cause continuelle d'irritation. Les trous où ces fils sont reçus s'enflamment , suppurent , s'agrandissent et deviennent des plaies susceptibles d'une longue suppuration. Ces inconvéniens sont légers , à la vérité , mais ils sont suffisans pour faire proscrire la suture , dans un cas où l'on peut d'ailleurs réunir la plaie par des moyens beaucoup plus simples , et dont l'effet est aussi certain.

Appliquée à la réunion des plaies dans lesquelles les muscles sont coupés en travers, la suture a d'autres effets que voici : le but qu'on se propose dans ce cas, en pratiquant la suture, c'est de résister à la rétraction musculaire qui tend sans cesse à écarter les bords de la division ; mais comme cette propriété rétractive réside dans toute la longueur des fibres musculaires, il en résulte que la partie de chaque bout du muscle coupé, comprise entre ses attaches et les points de suture, exerce une action continuelle sur les moyens employés pour la réunion, et cette action est absolument contraire au but de l'art. Cette même action est d'autant plus forte, que les points de suture excitent, dans chaque portion du muscle divisé, une contraction involontaire dont les effets sont d'autant plus à craindre, que la cause qui les produit agit sans relâche.

L'effet ordinaire de cette rétraction, lorsqu'on ne peut pas l'empêcher par le moyen des bandages, est le déchirement des parties embrassées par les points de suture. Ce déchirement a lieu d'autant plus sûrement et plus promptement, que le muscle divisé est plus fort et que les points de suture sont plus nombreux. Les anses de fil ne déchirent pas les parties qu'elles embrassent à la manière des ligatures que l'on serre graduellement, mais bien parce que ces parties venant à se tuméfier, ces anses sont trop petites pour les contenir, et sur-tout parce que la rétraction des bouts des muscles presse les chairs contre les fils, qui les déchirent de la même manière que la lame d'un instrument fixe et immobile diviseroit une partie quelconque qui seroit fortement appuyée contre son tranchant.

Ces inconvéniens, presque inséparables de la suture, ont porté des chirurgiens très-habiles à en abandonner entièrement l'usage. Cependant il est des cas dans lesquels elle devient absolument indispensable. Ces cas se rencontrent toutes les fois qu'il est absolument impossible de réunir la plaie par la situation, le bandage et les emplâtres agglutinatifs, et qu'il peut résulter du défaut de réunion, ou d'une réunion inexacte, des inconvéniens plus grands que ceux de la suture.

Les plaies qui présentent ces conditions sont, 1.º celles qui intéressent les lèvres dans toute leur épaisseur et dans une grande étendue, soit qu'elles aient été faites par un instrument tranchant ou par un instrument contondant, soit qu'elles résultent de l'opération du bec-de-lièvre, ou de l'extirpation d'une tumeur carcinomateuse. 2.º Les grandes plaies pénétrantes de l'abdomen. 3.º Les plaies du conduit intestinal. En traitant de ces plaies en particulier, nous ferons connoître les motifs qui engagent à employer la suture pour leur réunion, et nous indiquerons en même temps les précautions à prendre pour en assurer le succès.

Mises en contact immédiat, les lèvres d'une plaie s'agglutinent, se consolident, et la substance blanche, organisée, vasculeuse qui se forme entre elles, et qui les identifie, prend le nom de cicatrice.

On ne doit pas confondre la réunion d'une plaie avec sa consolidation; la première est une opération purement mécanique, au moyen de laquelle les lèvres d'une plaie sont mises en contact immédiat. La seconde est une opération vitale par laquelle les lèvres d'une plaie réunies contractent ensemble des adhérences solides, et des rapports organiques semblables à ceux qui existoient entre les mêmes parties avant leur solution de continuité. On voit par-là que la réunion des plaies est l'ouvrage de l'art; et leur consolidation, celui de la nature.

La réunion et la consolidation d'une plaie sont donc deux choses différentes. Il est des cas dans lesquels l'art ne peut réunir les bords d'une plaie, quoique cette plaie ait toutes les conditions nécessaires pour que la nature puisse en opérer la consolidation; c'est ainsi que dans une plaie avec une déperdition de substance suffisante pour empêcher de mettre ses bords en contact immédiat, la nature pourroit les agglutiner, si l'art pouvoit les réunir.

Il est au contraire des cas où l'art peut réunir les bords d'une plaie, dont la nature ne peut opérer la consolidation; c'est ce qui a lieu lorsque la partie divisée a été violemment contuse, mâchée, désorganisée, comme dans les plaies d'armes à feu, où la suppuration doit nécessairement survenir. Il en est de même d'une plaie simple qui, abandonnée à elle-même pendant quelque temps, s'est enflammée, et ne présente ni suintement sanguin ni suintement purulent. On doit attendre alors pour opérer la réunion, que la suppuration soit établie, qu'elle ait dégorgé les lèvres de la plaie, et que ces lèvres soient couvertes de bourgeons charnus.

On ignore entièrement le mécanisme par lequel la nature opère la consolidation des plaies. Il est des auteurs qui l'ont attribuée à l'interposition et au dessèchement d'un suc glutineux qui suinte des parties divisées, et qui les identifie. Mais s'il en étoit ainsi, la matière interposée formeroit une couche inorganique, et la circulation ne devroit plus se faire d'une lèvre de la plaie à l'autre. Or, il est démontré, comme nous le verrons plus bas, que les cicatrices sont organisées, vasculeuses et perméables aux liquides; elles ne peuvent donc pas dépendre d'une matière inorganique. La consolidation des plaies qui guérissent sans suppurer a été expliquée d'une autre manière : on a dit que les orifices des vaisseaux coupés, qui aboutissent à la surface d'une des lèvres de la plaie, s'abouchoient avec les orifices correspondant de l'autre lèvre, et que la continuité de ces vaisseaux se rétablissoit, en sorte que le sang continuoit d'y circuler comme avant la division. Mais, outre qu'on n'explique point par-là le mécanisme suivant lequel les parois de ces vaisseaux se consolident, comment concevoir que des milliers d'embouchures de vaisseaux qui se trouvent à la surface d'un des côtés de la plaie, puissent correspondre aussi exactement avec le même nombre d'embouchures qui appartiennent à l'autre côté ? La chose paroît impossible ; et il est certain d'ailleurs qu'elle n'est pas nécessaire à la consolidation, puisqu'on voit fréquemment des plaies se consolider promptement et facilement, quoique leurs lèvres soient réunies de manière que l'une dépasse un peu l'autre, et par conséquent quoique les embouchures des vaisseaux ne se correspondent pas.

On ignore donc absolument comment se fait la consolidation des plaies simples, dont les lèvres ont été mises en contact; tout ce qu'on sait, c'est qu'elle exige un certain degré d'inflammation, et qu'elle ne peut pas se faire lorsque l'action vitale est trop languissante, ou que l'inflammation est portée trop loin.

Cette consolidation s'accomplit toujours plus aisément dans les jeunes sujets, que dans les adultes et les vieillards. Dans les enfans, les plaies simples sont ordinairement consolidées en trois jours, quand la réunion est faite convenablement ; c'est ce qu'on observe dans le bec-de-lièvre. J'ai obtenu chez un enfant de huit mois, dans le même espace de temps, la consolidation de la plaie à lambeau résultante de l'amputation d'un sixième doigt. Dans les sujets du moyen âge et d'une bonne constitution, la consolidation s'opère aussi très-promptement, par exemple, en quatre, cinq ou six jours. Dans les vieillards et les personnes cacochymes, la nature travaille plus difficilement à cette consolidation, et emploie un temps plus long à la terminer.

Autrefois on faisoit usage de médicamens balsamiques et vulnéraires pour favoriser la consolidation des plaies simples : l'inutilité de ces moyens est reconnue, et aujourd'hui on se borne à ôter de la plaie toute substance quelconque qui pourroit empêcher le contact immédiat de ses lèvres, à la garantir de l'impression de l'air, et à éloigner tout ce qui pourroit donner lieu à l'inflammation.

Lorsque la plaie est considérable, la diète et la saignée plus ou moins répétée, suivant la grandeur de la plaie, l'âge et le tempérament du malade, sont des moyens indispensables pour prévenir l'inflammation qui s'opposeroit à la consolidation, et amèneroit la suppuration.

Nous avons dit plus haut que les cicatrices sont organisées : leur organisation est démontrée par le fait suivant. On pratique sur la tête d'un animal vivant, d'un chien, par exemple, deux incisions qui se réunissent à angle aigu, et forment ainsi les deux côtés d'un triangle, on détache le lambeau jusqu'un peu au-delà de la base du triangle, on réapplique ce lambeau, et on l'assujettit avec des emplâtres agglutinatifs ; la nature en opère la consolidation dans cinq ou six jours. Quand l'animal est guéri, on fait, au moyen de deux nouvelles incisions qui se réunissent également à angle aigu, un autre lambeau dont la base correspond à celle du lambeau cicatrisé. On dissèque ce second lambeau jusqu'un peu au-delà de sa base, ensuite on le réunit, et il se consolide ; preuve évidente de l'organisation des cicatrices ; car le sang qu'il a reçu pour sa consolidation, a dû nécessairement passer par les cicatrices du premier lambeau.

Les cicatrices sont d'abord d'un rouge obscur tirant sur le violet ; avec le temps, la substance qui les forme se resserre et prend une couleur blanche différente de celle de la peau, en sorte qu'elles marquent toujours, du moins un peu, l'endroit où elles se trouvent. Si les lèvres de la plaie ont été mises dans un parfait niveau et réunies avec précision, la cicatrice forme une ligne si étroite qu'elle est à peine visible ; dans le cas contraire, elle est plus ou moins large, saillante, et plus ou moins difforme. On doit s'attacher à prévenir cette difformité, sur-tout lorsque les plaies intéressent le visage, ou d'autres parties qui sont habituellement à découvert.

ARTICLE II.

Des Plaies simples qui guérissent par voie de suppuration.

Lorsqu'une plaie est avec perte de substance, ou qu'étant sans perte de substance, elle n'a pas été réunie, ou qu'enfin ayant été réunie, des circonstances particulières se sont opposées à sa consolidation, voici les phénomènes qu'elle présente.

L'effusion du sang diminue peu-à-peu, et s'arrête bientôt d'elle-même, ou par l'emploi des moyens les plus simples. La douleur, plus ou moins vive dans les premiers instans, diminue par degrés, et cesse presqu'entièrement après plusieurs heures. À l'écoulement de sang, succède un suintement sanguinolent, qui devient de plus en plus séreux et se supprime même dès le second ou le troisième jour. La plaie est alors comme desséchée ; il existe dans ses lèvres et dans les environs un engorgement inflammatoire plus ou moins grand. La suppuration est la suite nécessaire de cette inflammation : aussi un nouveau suintement séreux ne tarde pas à s'établir. La surface de la plaie est alors irrégulière, blafarde, quelquefois même livide et d'un aspect hideux. Elle fournit une matière purulente sanieuse, un peu sanguinolente. Cette matière acquiert peu-à-peu de la consistance, une couleur blanche, jaunâtre, et devient du pus louable. En même temps la surface de la plaie devient régulière, et se couvre d'un grand nombre de petits tubercules, rouges, coniques auxquels on a donné le nom de bourgeons charnus. Cependant la plaie se dégorge; sa largeur et sa profondeur diminuent; sa circonférence se couvre d'une pellicule rouge, qui s'étend peu-à-peu vers le centre; cette pellicule est la cicatrice; lorsqu'elle couvre toute la surface de la plaie, celle-ci est entièrement guérie.

Nous allons revenir avec quelques détails sur chacun de ces phénomènes, et en donner l'explication qui nous paraît la plus raisonnable.

L'effusion du sang que l'on observe dans presque toutes les plaies récentes, ne tarde pas, comme nous venons de le dire, à se supprimer. En effet, les orifices des vaisseaux nombreux qui ont été divisés, irrités par le contact de l'air et par la charpie dont on couvre la plaie, se froncent et se resserrent au point de refuser passage au sang, et de ne laisser sortir qu'une sérosité sanguinolente, qui cesse même de couler, lorsque l'inflammation s'empare de la plaie.

La douleur plus ou moins vive qui accompagne toutes les plaies au moment où elles viennent d'être faites, diminue par degrés, et se dissipe presqu'entièrement au bout de sept à huit heures, même dans les plaies les plus grandes, telle que celle qui résulte de l'amputation d'un membre, ou d'un sein cancéreux.

L'inflammation qui s'empare des lèvres d'une plaie au bout de deux ou trois jours, est le résultat de l'irritation produite par la section des filets nerveux, et par le contact des pièces d'appareil. Cette irritation en attirant les humeurs vers la plaie, et en augmentant l'action

vitale des solides, développe tous les symptômes de l'inflammation. Cette inflammation est
plus ou moins grande suivant la sensibilité de
l'individu, l'étendue de la plaie et la manière
dont elle a été pansée : aussi remarque-t-on
toujours qu'elle est moins considérable, lorsque
la plaie a été peu exposée au contact de l'air,
qu'elle a été pansée mollement, et que l'on n'a
employé aucun médicament actif. Lorsqu'une
plaie est considérable, l'inflammation qui s'en
empare dans les premiers jours, est accompagnée de fièvre, et cette fièvre qu'on appelle
fièvre de suppuration est plus ou moins marquée suivant l'étendue de la plaie, et se dissipe
à mesure que la suppuration s'établit : quelquefois elle est à peine sensible, même dans les plaies
les plus grandes.

La suppuration est la suite nécessaire de
l'inflammation qui s'empare des lèvres d'une
plaie : elle a lieu ici par les mêmes lois, et par
le même mécanisme que dans les tumeurs qui
se convertissent en abcès ; la seule différence qui
existe dans ce cas, c'est que la surface de la
plaie étant en communication avec l'extérieur,
le pus qui en découle se porte au-dehors, et
imbibe les pièces d'appareil qui la recouvrent.
Mais l'inflammation des plaies se termine aussi
en partie par résolution : la suppuration n'a
lieu qu'à la surface de la plaie, la résolution
s'opère dans les parties environnantes.

La matière purulente d'une plaie qui commence à suppurer est, comme nous l'avons
déja dit, plus ou moins sanieuse : c'est en
effet un pus sanguinolent, semblable à celui
qui se forme dans les furoncles. L'inflammation
est alors trop intense pour produire un pus de

bonne nature : elle s'affoiblit peu à peu, et à mesure qu'elle devient moins vive, les qualités du pus s'améliorent, la plaie se déterge et se couvre de bourgeons charnus d'un rouge vermeil. On remarque un rapport constant entre l'état de ces bourgeons et les qualités de la matière purulente que la plaie fournit. Lorsque les bourgeons charnus sont fermes, d'un beau rouge, que leur volume n'excède pas certaines bornes, et qu'ils n'ont que le degré d'inflammation convenable, le pus est d'une couleur blanche jaunâtre, et d'une consistance semblable à celle de la crême, en un mot, il est bien conditionné ; mais quand l'état de la plaie change, on voit aussitôt ce liquide changer de consistance et de couleur. Par exemple, si une cause quelconque augmente l'inflammation de la plaie, le pus devient sanguinolent : si, au contraire, l'inflammation diminue, que les chairs se ramollissent et deviennent pâles, boursoufflées, en quelque sorte œdémateuses, le pus devient séreux et abondant.

En considérant avec attention la marche d'une plaie qui suppure, on voit que sa profondeur et sa largeur diminuent chaque jour, et qu'en même temps la quantité de pus qu'elle fournit devient moins considérable. On remarque aussi que la plaie continue à diminuer et à faire des progrès sensibles vers sa guérison, tant que l'état inflammatoire nécessaire à la production d'une suppuration louable subsiste ; mais qu'aussitôt que cet état change en plus ou en moins, la plaie prend une marche rétrograde, et s'agrandit au lieu de diminuer. La diminution graduelle des dimensions d'une plaie qui suppure, étant un des phénomènes les plus remarquables de cette espèce de solution de continuité, mérite d'être étudiée avec soin.

On a cru pendant long-temps que la guérison des plaies avec perte de substance s'opéroit par une régénération de chairs, suffisante pour réparer la substance détruite, et fournir la matière de la cicatrice.

Les auteurs ont expliqué différemment le mécanisme de cette régénération. Les uns (1) se sont imaginés que les chairs se reproduisoient par l'application du suc nourricier à l'extrémité des petits vaisseaux coupés. Ils ont supposé qu'une petite goutte de ce suc étant parvenue à l'extrémité de chaque vaisseau divisé, s'arrêtoit à un des points de sa circonférence, et qu'en s'endurcissant elle devenoit chair; que la goutte qui la suivoit se plaçoit à côté d'elle pour s'y unir, et que successivement ces gouttes s'arrangeoient les unes à côté des autres, jusqu'à ce que la circonférence de la fibre ou du tuyau fût augmentée d'un anneau de nouvelle chair. Lorsque cet anneau est entièrement formé, les gouttes du suc nourricier qui suivent recommencent un nouvel anneau sur ce premier; et par ce moyen, chaque tuyau divisé s'alonge peu à peu pour remplir le vide de la solution de continuité. Ainsi, on a comparé le travail de la nature, dans la guérison des plaies avec perte de substance, à celui d'un maçon lorsqu'il alonge le tuyau d'une cheminée ou celui d'un puits, en posant dans sa circonférence plusieurs rangs de briques ou de pierres les unes sur les autres.

Cette idée grossière, empruntée de la maçon-

______

(1) Garengeot, *Traité des Opérations*.

nerie, a paru peu conforme aux lois de la nature : on a jugé que la portion des vaisseaux
coupés ne pouvoit être réparée par le suc nourricier que peuvent fournir ces vaisseaux. On
conçoit, en effet, que les molécules de ce suc
qui s'appliqueroient les unes aux autres, ne
formeroient, en alongeant les parties coupées,
qu'une concrétion ou un massif informe, au
lieu d'un tissu organisé, telle que paroît être la
substance carniforme qui s'élève sur les plaies
et les ulcères (1).

Or, d'après ce raisonnement, on a rejeté entièrement la première opinion, et l'on a pensé
que la régénération des chairs ne consistoit
que dans la dilatation des plus petits vaisseaux,
ou dans l'extension d'un tissu flexible et délié,
qui croît par l'impulsion seule des fluides, et se
change ensuite en une substance blanche, uniforme, et plus ou moins solide.

La doctrine de la régénération des chairs a
été admise presque sans restriction par tous les
auteurs, jusqu'à *Fabre*, qui, en l'année 1752,
lut à l'académie royale de chirurgie, un mémoire, dans lequel il démontre, par la raison
et l'expérience, que la nature suit une voie opposée à celle qu'on lui avoit fait tenir jusques-là
dans la guérison des plaies avec perte de substance. Les faits sur lesquels *Fabre* a fondé son
opinion paroissent décisifs; cependant, comme cette opinion renversoit toutes les idées
reçues alors sur cette matière, elle éprouva
bien des difficultés, et ce ne fut qu'après cinq
ans de luttes et de discussions qui se renouve-
loient presque à chaque séance de l'académie,

---

(1) Quesnai, *Traité de la Suppuration.*

qu'elle triompha, et qu'elle reçut le sceau de l'approbation de cette compagnie célèbre. Voici le précis des faits qui ont porté *Fabre*, et depuis lui tous les chirurgiens sans prévention, à rejeter l'opinion de la régénération des chairs.

Dans les plaies avec déperdition de substance, les parties qui ont été emportées ne se réparent point. C'est un principe incontestable, que les vaisseaux sensibles, les nerfs remarquables, les tendons, etc., lorsqu'ils ont éprouvé une déperdition de substance, ne se réparent point ; on ne trouve jamais de ces parties dans le corps des cicatrices. Les fibres charnues, ou la chair qui forme les muscles, ne se réparent pas non plus ; on peut s'en convaincre par la dissection des cicatrices formées à la suite des plaies aux muscles, avec déperdition de substance. Non-seulement la substance de ces cicatrices n'est point musculaire, mais on voit que chaque extrémité du muscle s'est retirée et affaissée, en sorte qu'il reste à l'endroit où étoit la plaie, un enfoncement proportionné à la perte de substance du muscle. Si cette perte de substance s'étend jusqu'à l'os, la cicatrice devient de plus en plus profonde, à mesure que la personne qui a été blessée prend de l'embonpoint, parce que les parties environnantes se remplissent de sucs et se relèvent de l'affaissement qu'elles ont subi pendant la cure ; tandis que le centre de la cicatrice est retenu par l'os auquel il adhère. Ces phénomènes n'auroient point lieu, si la plaie se remplissoit d'une substance nouvelle.

Ensuite, si les chairs se régénéroient, comment la largeur de la plaie pourroit-elle diminuer ? Le fond de la plaie pourroit, comme on le conçoit très-bien, s'élever au niveau de la peau, par la reproduction supposée des chairs; mais comment cette reproduction pourroit-elle retrécir la plaie? Sa largeur resteroit au contraire proportionnée à la perte de substance de la partie; cependant la cicatrice est toujours infiniment moins large que la plaie dans son principe.

Lorsqu'une plaie est presque guérie, qu'il ne reste plus qu'une très-petite surface à cicatriser, si le malade fait un écart dans le régime, où s'il éprouve un accès de fièvre, la plaie reprend en vingt-quatre heures une étendue presque égale à celle qu'elle avoit auparavant. Or, si la cicatrice qui étoit presque complète avant l'accident, s'étoit faite par régénération, que seroit devenue la substance régénérée?

Les partisans de la régénération des chairs, ont opposé à l'opinion contraire une foule d'objections plus spécieuses que solides, et auxquelles il a été facile de répondre. Ces objections ont roulé principalement sur les tubercules charnus qui s'élèvent de la surface des plaies; on a opposé aussi des cas où la cavité d'un ulcère s'efface sans que ses bords s'affaissent; et diverses observations sur des parties qu'on a crues s'être régénérées; sur des ulcères dont la cavité s'est remplie par l'extension du tissu des parties divisées; sur l'épaisseur que certaines membranes contractent et conservent lorsqu'elles ont suppuré; sur la réparation des os dans certaines circonstances, etc.

Les tubercules ou bourgeons vifs et vermeils qui se montrent sur la surface d'une plaie, lorsque la suppuration est bien établie, ont été pris pour une végétation, pour une substance nouvelle , et le produit d'une régénération ; mais ces tubercules ne sont autre chose que le tissu cellulaire et les vaisseaux naturels de la substance préexistante de la partie , modifiés par l'engorgement et l'inflammation ; aussi remarque-t-on que ces bourgeons sont toujours les mêmes , sur quelque partie du corps qu'ils s'élèvent, parce que le tissu cellulaire et le réseau vasculaire qui les forment sont les mêmes partout : les bourgeons qui s'élèvent sur les os ne diffèrent en rien de ceux qui s'élèvent sur les parties molles les plus délicates. L'examen le plus attentif de ces bourgeons n'y fait apercevoir aucune trace de fibres ; on n'y voit qu'une substance uniforme , molle , presqu'entièrement vasculeuse et qui saigne au moindre attouchement. Il est donc certain que les tubercules charnus qui s'élèvent sur la surface des plaies et des ulcères ne sont point le produit d'une régénération , mais bien , comme nous venons de le dire , le résultat unique de l'engorgement et de l'inflammation du réseau vasculaire de la substance préexistante de la partie. Il est certain aussi que le degré d'inflammation de ces tubercules décide toujours des qualités du pus et de la marche de la solution de continuité vers sa guérison. Nous verrons par la suite les conséquences pratiques qu'on a déduites de cette vérité.

L'objection tirée de certains ulcères dont la cavité s'efface sans que leurs bords s'affaissent, n'a aucun fondement ; car la guérison de ces ulcères dépend de l'agglutination immédiate de leurs parois, sans l'interposition d'aucune substance régénérée. L'expérience journalière apprend que les parois d'un ulcère qui peuvent se toucher constamment, se réunissent par agglutination, lors même que la partie a souffert une perte de substance considérable. Mais lorsque la structure de la partie ne permet pas à ces parois de se rapprocher, et qu'elle rend d'ailleurs la compression expulsive impossible, l'ulcère ne guérit point, et devient même fistuleux, à moins que le retour de l'embonpoint ne suffise pour en rapprocher les parois, en redonnant aux parties leur volume naturel. Nous parlerons plus particulièrement de ce cas dans la suite.

On a objecté encore contre la doctrine de la non-régénération des chairs, l'exemple d'une plaie d'arme à feu, qui auroit traversé la cuisse dans le gros des parties charnues, sans toucher l'os, ni avoir blessé les vaisseaux principaux. Après la guérison d'une semblable plaie, il ne reste qu'un léger enfoncement aux cicatrices extérieures, lequel marque le lieu de l'entrée et de la sortie de la balle. Les parties ne se réuniroient point ainsi, a-t-on dit, si la régénération des chairs n'avoit point lieu, et loin que le trou formé par la balle pût jamais disparoître ou se fermer, il s'agrandiroit nécessairement par la rétraction des fibres musculaires, et il représenteroit un canal ovalaire. Or, comme il est démontré par le fait, a-t-on ajouté, que ce canal s'oblitère, il l'est pareillement que les fibres charnues qui ont été coupées se sont alongées les unes vers les autres, ont végété, en un mot, qu'elles n'ont fermé ou rempli le vide, que par une véritable régénération des chairs. Mais il est facile de concevoir et d'expliquer la guérison de la plaie supposée, sans recourir à cette prétendue régénération. La forme ronde qu'elle présente d'abord devient bientôt elliptique, par l'affaissement des fibres qui ont été coupées ; les côtés de l'ellipse se rapprochent à mesure que ces fibres continuent à s'affaisser, et que les parties comprises entre le trajet de la balle et la surface du membre, se rapprochent de la circonférence de ce membre vers son axe. Bientôt les côtés de l'ellipse se touchent dans toute l'étendue de la plaie, et de ce contact, que l'art est quelquefois obligé de favoriser par une compression méthodique, il résulte une agglutination immédiate des bourgeons qui se sont élevés sur chaque côté de la plaie. Le mécanisme de la nature est donc le même ici, que dans les grands ulcères dont nous avons parlé plus haut.

Quant aux objections fondées sur des observations de parties qu'on a crues s'être entièrement régénérées, si elles paroissent au premier coup-d'œil des preuves irrécusables de la régénération, en y réfléchissant un peu, on est bientôt frappé de la fausseté des conséquences qu'en ont tirées des personnes prévenues et trompées par les apparences.

Parmi les faits de cette espèce, on a cité surtout un observation de M. *Jamieson*, consignée dans les Essais de la Société d'Edimbourg. Elle est relative à un jeune homme, qui, durant le traitement d'une gonorrhée, fut pris d'un gonflement inflammatoire énorme de la verge, pour lequel il vint consulter M. *Jamieson*, qui, ayant trouvé cette partie d'un volume prodigieux, et le prépuce et le gland déja gangrenés, fit sur-le-champ des scarifications, et employa les remèdes qu'il crut les plus convenables. Mais au bout de deux ou trois jours, ces moyens n'ayant pas suffi, et la verge paroissant se gangrener de même, il se détermina, dit-il, à couper le prépuce, le gland et l'extrémité des corps caverneux. Le sixième jour de l'opération, M. *Jamieson* aperçut, en ôtant l'appareil, une éminence charnue assez volumineuse, qu'il prit pour un champignon. Il voulut le réprimer par l'application réitérée de la pierre infernale et du précipité rouge; mais les douleurs aiguës que ces remèdes causèrent, et la fièvre vive qu'ils excitèrent, forcèrent de les abandonner et de s'en tenir à la charpie sèche. Cependant le prétendu champignon, qui ne cessa pas de croître en ligne droite, commença vers le seizième jour à se couvrir d'une peau fine, et prit enfin la figure d'un gland bien formé et bien proportionné, avec cette seule différence, que l'orifice de l'urètre resta un peu plus large.

Une semblable observation pourroit-elle faire illusion? N'est-il pas évident que dans ce cas l'auteur, trompé par l'apparence, a cru, à raison du gonflement excessif de la verge, amputer à-la-fois le prépuce et le gland, tandis qu'il n'a réellement emporté que le prépuce, et que le gland, enseveli entre les parties gangrenées, et intact au milieu d'elles, s'est montré à découvert, quand les escarres ont été détachées et que la suppuration a été bien établie?

Il seroit inutile, je pense, de citer d'autres observations de parties qu'on dit s'être complètement régénérées : j'observerai seulement que dans tous les faits de ce genre que l'on trouve dans les auteurs, il s'agit de parties que leur structure molle, celluleuse et vasculeuse rend susceptibles d'un engorgement considérable, et qu'on a pu croire avoir été entièrement détrui-

tes par la gangrène, pendant qu'il n'y en avoit
réellement qu'une très-petite portion.

On a aussi objecté l'épaississement des membranes, lorsqu'elles sont mises à découvert, et
qu'elles se couvrent de bourgeons charnus. Il
est certain que la dure-mère mise à découvert
par l'opération du trépan, devient très-épaisse
et acquiert quelquefois une consistance cartilagineuse ou même osseuse. Les autres membranes, telles que la plèvre, le péritoine, etc.
s'épaississent aussi, lorsqu'elles sont découvertes et qu'elles suppurent; mais il est manifeste
que cet épaississement est absolument étranger
à la régénération des chairs. Il dépend de l'engorgement des vaisseaux qui entrent dans la
structure de ces membranes, et de l'infiltration
de la lymphe dans les aréoles du tissu cellulaire
dont elles sont composées.

Enfin, on a cité en faveur de la régénération
des chairs, la formation d'un nouvel os dans
certains cas de nécrose; mais il n'y a aucune
parité entre ces productions osseuses et la régénération des chairs, par le moyen de laquelle
on a cru que la nature guérissoit les plaies avec
perte de substance. Dans la nécrose, le périoste
s'ossifie en s'appropriant les sucs nourriciers et
le sulfate calcaire qui étoient destinés pour la
portion d'os qui a été privée de la vie; ce n'est
point une véritable régénération, mais bien la
transformation d'une partie membraneuse en
une partie osseuse.

Il est donc bien certain d'après tout ce que
nous venons de dire, que la guérison des plaies
avec perte de substance n'a point lieu par la
régénération des chairs. Il y a plus, c'est que
si cette régénération avoit lieu, elle deviendroit

un obstacle à la cicatrisation des solutions de continuité dont il s'agit. Or, c'est une preuve que l'on peut encore ajouter aux autres, et qui seule suffiroit, en quelque sorte, pour lever tous les doutes à cet égard : en effet, en supposant même que l'extension des vaisseaux et la reproduction des chairs, ne fussent pas portées au point d'écarter les lèvres de la plaie et d'augmenter ses dimensions, elles s'opposeroient absolument à l'affaissement des parties divisées, sans lequel la consolidation d'une plaie qui suppure ne peut avoir lieu. Aussi, lorsque par l'usage abusif des médicamens relâchans, ou par défaut de régime, les chairs d'une plaie se boursoufflent, on ne peut en obtenir la cicatrisation, qu'après que ces chairs ont été suffisamment réprimées.

Mais, puisque la régénération des chairs n'a point lieu, quel est donc le mécanisme de la nature dans la guérison des plaies qui suppurent, soit qu'il y ait perte de substance ou non? Voici ce que l'observation apprend à cet égard.

Peu de jours après qu'elle a été faite et dans le plus haut période de l'inflammation, une plaie qui doit suppurer paroît toujours plus profonde et plus large qu'elle n'est réellement; et lorsqu'il y a déperdition de substance, sa surface est d'une étendue très-disproportionnée à celle de la partie qui a été enlevée, parce que le gonflement écarte beaucoup les lèvres de cette plaie, et que leur engorgement et leur épaississement augmentent sa profondeur. Mais la suppuration qui s'établit bientôt, opère le dégorgement des bords de la plaie engorgés et tuméfiés. Ces bords diminuent d'épaisseur, s'affaissent et se rapprochent en même temps du fond de la plaie, dont les dimensions en largeur et en profondeur diminuent avec une promptitude relative à la quantité de pus qu'elle fournit.

L'amaigrissement qui a toujours lieu dans les plaies d'une certaine étendue, et qui est produit par la diète et par les évacuations, contribue aussi à la guérison, en facilitant l'affaissement des parties en général, et en particulier l'alongement de la peau, à raison de l'espèce de desséchement qu'éprouvent, par la perte des sucs qui les abreuvoient, les parties qu'elle recouvre. Enfin, quand le dégorgement et l'affaissement des lèvres de la plaie sont portés à un certain degré, il naît à sa circonférence une pellicule mince, qui s'étend de proche en proche, et finit par recouvrir entièrement sa surface. Or, il est évident, d'après ces seuls phénomènes, que la plaie ne diminue d'étendue, que par l'affaissement de ses bords, et que comme la peau est susceptible de s'étendre et d'obéir, pour ainsi dire, aux tiraillemens des parties sous-jacentes, elle suit cet affaissement et se rapproche du centre de la plaie, sans pour cela augmenter d'étendue, comme on pourroit se l'imaginer. Ce dernier fait est démontré d'une manière incontestable par l'expérience suivante; laquelle prouve en même temps la réalité de l'affaissement qui a lieu alors.

On fait à la peau, à une distance donnée de la circonférence d'une grande plaie, une marque indélébile, ou qui puisse subsister longtemps, telle que celle que produit le nitrate d'argent (pierre infernale). Puis on mesure, d'une part, l'espace compris entre la circonférence de la plaie et cette marque; et de l'autre,

la distance de la marque au centre de la plaie.
On traite cette plaie d'une manière convenable,
et au bout de quinze jours, on mesure de nouveau les distances que nous venons d'indiquer ;
on voit alors que l'espace compris entre la marque et le bord de la plaie est le même, tandis
que celui qui existe entre cette marque et le
centre de la plaie a considérablement diminué.
La peau s'est donc avancée par l'affaissement
successif des bords de cette plaie, et c'est cet
affaissement qui a produit sa diminution en largeur et en profondeur. Ce n'est donc pas parce
que le fond de la plaie s'élève, qu'il se trouve
sur la fin moins éloigné de ses bords : ce qui le
prouve encore, c'est que l'enfoncement de la
cicatrice est toujours proportionné à la perte
de substance, et qu'il subsiste constamment lorsque cette cicatrice est située sur un os auquel
elle adhère.

La diminution des plaies est très-rapide dans
les premiers temps, et devient ensuite très-lente ;
en voici la raison. La suppuration abondante
qui a lieu dans les quinze premiers jours produisant un dégorgement prompt des bords de la
plaie, tuméfiés par l'inflammation, il en résulte
un affaissement considérable et une diminution
proportionnée des dimensions de cette plaie :
ensuite la suppuration devient moins abondante, et le dégorgement est très-lent ; l'affaissement suit la même gradation, et bientôt la
plaie ne diminue plus que par des degrés insensibles. C'est pourquoi, tout ce qui favorise l'affaissement des bords d'une plaie, en accélère la
guérison : aussi remarque-t-on que la diminution des plaies est beaucoup plus rapide dans les
personnes grasses. Chez elles, en effet, les aréoles

du tissu cellulaire étant remplies d'une très-grande quantité de sucs, et ces sucs s'épuisant par la suppuration et l'amaigrissement, on conçoit qu'il doit en résulter un dégorgement beaucoup plus considérable que dans les personnes maigres, dont les cellules du tissu cellulaire sont naturellement dans un état de vacuité presque complète. C'est par la même raison que la diminution des plaies est beaucoup plus rapide dans les endroits du corps pourvus de beaucoup de chair et de graisse, que dans ceux où les os sont seulement recouverts par la peau, ou par des muscles très-minces.

La largeur d'une plaie diminue, comme nous venons de le dire, parce que les parties s'affaissent par la suppuration, et que la peau se rapproche de la circonférence de la solution de continuité vers son centre; mais lorsque ce rapprochement est porté aussi loin qu'il peut aller, ce qui reste encore de la plaie se couvre d'une pellicule mince que l'on nomme cicatrice. Il est à observer cependant que la cicatrice commence à se former bien long-temps avant que la plaie cesse de se retrécir par le dégorgement et l'affaissement des parties. Qu'ainsi il y a un temps dans les plaies où leur largeur diminue par voie de dégorgement, et par voie de dessication ou cicatrisation.

La cicatrice commence toujours, comme nous l'avons dit, par la circonférence, pour gagner successivement le centre. Mais quand la plaie est d'une grande étendue, et qu'elle est en même temps superficielle, il se forme, en outre, dans différens endroits de sa surface, des points de cicatrices en quelque sorte semblables à de petites îles. Ces points de cicatrices se multiplient, s'étendent et vont à la rencontre les uns des autres, de même que les os wormiens vont à la rencontre de ceux entre lesquels ils se développent. On peut comparer, dans ce cas, la dessication de la plaie à celle d'un terrain qui a été inondé par le débordement d'une rivière ; si l'eau est renfermée dans un creux profond, la dessication se fait de la circonférence au centre ; mais si le terrain présente une large surface, dont certains endroits sont plus élevés que d'autres, la dessication commence par les points les plus élevés, et se propage aux intervalles qui les séparent.

La cicatrice est formée par le dessèchement de l'extrémité des vaisseaux qui ont été affaissés par la suppuration, et par l'exsication du tissu cellulaire. Mais cette cicatrice ne peut se consolider que par un suc nourricier qui colle ensemble les parties affaissées, et qui acquiert avec le temps assez de solidité pour résister aux efforts qui pourroient tendre à séparer ce qu'il a réuni. Ce suc se trouve dans toutes nos parties : le sang paroît le fournir immédiatement dans les plaies récentes, pour réunir leurs parois lorsqu'elles peuvent se toucher constamment ; mais dans les plaies qui suppurent, ce suc succède toujours à l'écoulement du pus, pour souder les parties que la suppuration a affaissées.

La cicatrice n'est d'abord qu'une pellicule mince, et qui cède au moindre effort qui tendroit à la déchirer ; mais ensuite elle devient plus épaisse, plus consistante et plus forte, à mesure que le dessèchement de la surface des chairs devient plus complet et plus profond, par l'évaporation de l'humidité, laquelle ne cesse point de transpirer à travers la cicatrice même.

Les cicatrices violettes ou noirâtres qui se

laissent soulever par les humeurs, sont de mauvaise nature, et ne tardent pas à se déchirer. Il en est de même des cicatrices croûteuses ou calleuses, que l'on obtient quelquefois par l'usage continué des dessicatifs.

Si l'on considère une cicatrice peu de temps après la guérison d'une plaie, on la trouve plus ou moins enfoncée, suivant la déperdition de substance que la partie a éprouvée. Mais si cette cicatrice couvre des parties susceptibles de s'étendre et d'augmenter de volume par la nutrition et l'accroissement, l'enfoncement peut diminuer et même s'effacer entièrement dans la suite des temps. En supposant, par exemple, une portion de muscle détruite, la cicatrice qui s'y forme est d'abord enfoncée, en raison de la perte de substance qui a eu lieu : mais s'il y a sous ce muscle beaucoup de tissu cellulaire graisseux, le retour de l'embonpoint relevera insensiblement cette cicatrice, et avec le temps il en effacera l'enfoncement. Les cicatrices adhérentes aux os qui ont souffert une exfoliation, au lieu de se relever, s'enfoncent de plus en plus, à mesure que le malade prend de l'embonpoint, et que les environs de ces cicatrices s'élèvent en se remplissant de graisse. La couleur rougeâtre des cicatrices s'efface peu-à-peu, et avec le temps elles prennent une couleur un peu plus blanche que la peau, en sorte qu'elles forment une marque qui dure autant que la vie.

Tel est le mécanisme de la nature dans la guérison des plaies simples avec ou sans perte de substance, qui guérissent par voie de suppuration. Nous allons voir le parti qu'on peut tirer de la connoissance de ce mécanisme dans le traitement de ces sortes de plaies.

La première indication à remplir dans le traitement des plaies qui doivent suppurer, est de les préserver du contact de l'air, dont l'impression est douloureuse, et pourroit causer une inflammation trop grande. On emploie pour cela des corps mous, poreux, propres à s'imbiber du sang et de la sérosité qui s'écoulent de la plaie, sans exercer sur elle une action irritante : la charpie sèche paroît, à cet égard, le corps le plus convenable. On en couvre donc la plaie, et on a soin de le faire mollement, sans la bourrer ni la tamponner : une forte pression seroit douloureuse et attireroit trop d'inflammation. Il est inutile d'ajouter à la charpie aucune autre substance, et il seroit nuisible d'y joindre des irritans. L'eau alumineuse dont *Ledran* se servoit, dans la vue d'exciter la corrugation des petits vaisseaux, agace la surface de la plaie et occasionne de la douleur. La colophane réduite en poudre très-fine, dans laquelle des praticiens roulent la charpie, ne présente aucun avantage, et elle a l'inconvénient de s'incorporer avec le sang et la sérosité, et de former un mastic dur qui comprime douloureusement la plaie. D'ailleurs, ces médicamens n'ont aucun effet pour arrêter une effusion de sang un peu considérable, et dans le cas où ils suffisent, la charpie seule auroit rempli le même objet.

La plaie couverte de charpie, on soutient celle-ci avec des compresses et un bandage simplement contentif; ensuite on donne au malade et à la partie blessée une situation commode, et l'on prescrit les médicamens internes et le régime convenables.

Lorsque la plaie est petite et bornée à une partie extérieure peu importante, il suffit de diminuer la quantité d'alimens que le malade prenoit avant l'accident, et de le mettre à l'usage d'une boisson délayante quelconque. Si, au contraire, la plaie est très-grande, ou qu'elle intéresse des parties très-sensibles, on doit soumettre le malade à une diète sévère, c'est-à-dire ne lui permettre aucune espèce d'alimens; on lui donnera d'ailleurs une boisson délayante, comme dans le cas précédent.

Immédiatement après l'application de l'appareil, le malade éprouve une douleur plus ou moins vive, suivant l'étendue de la plaie. Comme cette douleur est inséparable de la plaie qui la cause, qu'elle doit nécessairement durer huit ou dix heures, il faut exhorter le malade à la supporter avec patience, et lorsqu'elle est considérable, chercher à la diminuer par les calmans et les légers narcotiques.

Le second ou le troisième jour, la plaie s'enflamme, et ses environs se gonflent; alors une autre espèce de douleur succède à la première : elle est accompagnée de tension et de tiraillemens plus ou moins fréquens; c'est une douleur particulière qui annonce que l'inflammation doit se terminer par suppuration. Si cette inflammation, nécessaire à l'établissement de la suppuration, devient trop considérable, on la combattra par les moyens que nous indiquerons, en traitant de l'inflammation considérée comme complication des plaies.

On doit continuer le régime sévère auquel le malade a d'abord été assujetti, pendant sept à huit jours, c'est-à-dire jusqu'à ce que les accidens inflammatoires soient dissipés et que la suppuration soit bien établie. Alors on pourra prescrire des bouillons plus ou moins nourrissans, suivant l'état des forces du malade. Ensuite, à mesure que la suppuration dégorge les parties, que la plaie fait des progrès vers la guérison, on permet des potages, puis des alimens solides, et bientôt on arrive à l'époque où le malade peut prendre le quart ou la moitié des alimens qu'il prenoit avant sa blessure. Cependant, il faut prendre garde de lui donner une trop grande quantité de nourriture, lors même que la plaie marche rapidement vers la guérison, parce que le gonflement du tissu cellulaire qui en résulteroit, s'opposeroit au mécanisme suivant lequel la nature travaille à l'affaissement des parties, et par conséquent à la guérison.

Au reste, dans le choix des alimens, on aura égard au tempérament du malade, à son âge et à ses habitudes, au climat et à la saison de l'année. On évitera tout ce qui est âcre, salé, aromatique, et par conséquent propre à augmenter trop l'action des solides. On évitera aussi la trop grande quantité de vin, et on le coupera avec de l'eau.

Le malade respirera, autant qu'il sera possible, un air pur, exempt d'exhalaisons putrides, et souvent renouvellé ; le plus favorable est celui qui est sec et modérément chaud. On interdira le mouvement, et sur-tout celui de la partie malade. Le blessé s'abstiendra sévèrement des plaisirs de l'amour, qui ébranlent si vivement le système nerveux, et qui ont quelquefois causé la mort des malades ; c'est pourquoi, dans le régime de vie des blessés, il faut éviter tous les alimens qui provoquent à ces plaisirs, et leur interdire sur-tout l'approche des femmes et la vue des objets lascifs. On entretiendra l'esprit gai autant qu'il sera possible ; mais on écartera avec soin tout ce qui pourroit causer une joie trop vive, une tristesse profonde, ou donner lieu aux emportemens de la colère. Enfin, on entretiendra la liberté du ventre par l'usage des lavemens, et même par celui des laxatifs lorsqu'on le jugera convenable ; mais on s'abstiendra des purgatifs, à moins qu'ils ne soient indiqués par l'état saburral des premières voies, ce qui arrive souvent dans les hôpitaux, ou par la constitution molle et pituiteuse du malade.

Lorsque le temps de l'inflammation des plaies est passé, et que la suppuration est bien établie, on renonce aux délayans, et on les remplace par une boisson amère, légèrement tonique, propre à soutenir l'action de l'estomac et à favoriser la digestion, qui, à raison de l'inaction du blessé, se fait toujours plus difficilement que dans l'état de parfaite santé. Les détails relatifs au régime des blessés, nous ont fait perdre de vue, pour un moment, le traitement local des plaies : nous y revenons à présent.

La charpie dont on a couvert la plaie le premier jour, s'y attache fortement, et le sang qui coule dans les compresses et la bande, les colle fortement ensemble. Or, si l'on vouloit lever cet appareil, avant qu'il soit humecté par la sérosité purulente que la plaie fournit dans les premiers jours, on exciteroit beaucoup d'irritation et de douleur, et on renouvelleroit le saignement de cette plaie. C'est pourquoi, lorsque la plaie est grande, comme nous le supposons, on ne doit lever le premier appareil, qu'après trois ou quatre jours en été, et quatre ou cinq en hiver. Cependant si, avant cette époque, l'appareil exhale une odeur fétide, parce que le sang dont il est imbibé se décompose, on peut renouveller la bande, les compresses, et la charpie qui se détache facilement, sans ôter celle qui est collée à la surface de la plaie. Autrefois on étoit dans l'usage de lever le premier appareil d'une plaie au bout de vingt-quatre ou trente-six heures, et comme on enlevoit toute la charpie, on occasionnoit beaucoup de tiraillemens, et une douleur presque aussi vive que celle de l'opération même. Cette idée de la violence des douleurs causées par la levée du premier appareil, s'est tellement répandue dans le public, que beaucoup de malades qui redoutoient autant le premier pansement que l'opération, sont très-agréablement surpris de ce que ce premier pansement, fait au quatrième ou cinquième jour, ne leur a causé presque aucune douleur.

Avant de lever le premier appareil d'une plaie un peu considérable, il faut avoir l'attention de l'arroser avec de l'eau tiède, afin de décoller plus facilement les divers tours de bande et les compresses; mais on évitera d'imbiber trop les pièces de cet appareil, de crainte qu'il ne se décolle d'une seule fois et en totalité, et que quelque portion de charpie adhérente à l'embouchure d'un vaisseau venant à se détacher, n'expose le malade à une hémorragie toujours fâcheuse, quelque légère qu'elle soit. Lorsque l'on ôte la charpie, on doit le faire avec circonspection, pour ne point exciter de douleur, et n'enlever que celle qui se détache facilement, et pour ainsi dire d'elle-même; celle qui tient encore par l'extrémité de plusieurs brins ou filamens doit être coupée adroitement avec de bons ciseaux : on aban-

donne le reste à la suppuration, qui, au bout
de quelques jours, le détache complètement.
Si des vaisseaux ont été liés, on donne aux
ligatures une attention particulière, et on les
enveloppe dans une petite compresse, pour
les distinguer du reste de l'appareil et éviter tout
tiraillement de ces ligatures. Toutes ces atten-
tions qu'exige la levée du premier appareil des
grandes plaies, demande la main d'un chirurgien exercé : aussi les praticiens prudens ne
confient-ils qu'à eux-mêmes les premiers pansemens.

Lorsqu'on a enlevé toute la charpie qui se
détache aisément, sans tiraillement et sans
douleur, on met très-légèrement, sur le centre
de la plaie, un peu de charpie fine, qui, s'imbibant aisément du pus, l'empêche de couler
hors de l'appareil; puis on couvre toute la plaie
avec des plumasseaux enduits d'un digestif relâchant et adoucissant, propre à calmer l'irritation et à diminuer la sensibilité de la plaie. Ce
digestif que l'on étend bien épais les trois ou
quatre premiers jours, sur-tout lorsque la portion de charpie qui reste attachée à la plaie
est considérable, outre sa propriété adoucis-
sante, a encore l'avantage d'empêcher que le
pus ne pénètre trop les plumasseaux, en sorte
que ce liquide, forcé de rester à la surface de la
plaie, détache la charpie qui y adhère encore.
Le digestif dont je me sers ordinairement, est
un mélange d'onguent de styrax, de cérat et
d'huile d'hypéricum, dans les proportions
convenables, pour qu'il ne soit ni trop mou,
ni trop épais.

Après que l'on aura levé le premier appareil,
on pansera la plaie tous les jours, ou seulement

tous les deux jours, suivant l'abondance de la suppuration. A cette époque de la plaie, et pendant toute sa durée, on réglera la fréquence des pansemens sur la quantité de pus qu'elle fournit. Les pansemens fréquens ont plusieurs inconvéniens : ils exposent la plaie au contact de l'air dont l'action est toujours nuisible aux parties dépouillées de la peau, et sur-tout à celles qui suppurent; ils enlèvent la matière purulente dont la présence est propre à entretenir les chairs dans un état favorable à leur dégorgement; enfin, l'état d'irritation dans lequel ils mettent la plaie, trouble la nature et dérange son travail; et comme c'est exclusivement par ce travail que s'opère la guérison des plaies, ils retardent nécessairement cette guérison. Les pansemens rares ont moins d'inconvéniens; cependant lorsqu'ils le sont trop, la présence du pus relâche excessivement les chairs, empêche leur dégorgement, et la plaie ne fait aucun progrès vers sa guérison, ou n'en fait que de très-lents : d'ailleurs le trop long séjour du pus l'expose à des altérations qui le rendent nuisible.

Les pansemens doivent être faits de manière à ne causer que le moins de douleur possible ; les premiers pansemens sur-tout demandent beaucoup d'attention, comme nous l'avons déja dit : la plaie jouit alors d'une sensibilité qui rendroit les moindres tiraillemens très-douloureux. C'est pourquoi le chirurgien enlevera toujours la charpie doucement, en ayant la précaution de couper les brins qui adhèrent encore à la surface de la plaie, ou à d'autre charpie dont cette surface est recouverte.

A mesure que la surface de la plaie se décou-

vre et que la suppuration augmente, on couvre la plaie d'une plus grande quantité de charpie sèche, et on met par-dessus des plumasseaux couverts de digestif, uniquement dans
la vue de modérer l'inflammation et de faciliter l'établissement d'une suppuration louable
et abondante.

Lorsque la suppuration est bien établie, on
renonce au digestif, et on ne panse plus qu'avec
de la charpie sèche. L'expérience a appris
que si l'on continue l'usage des onguens, et sur-
tout qu'on les applique immédiatement sur
la surface de la plaie, comme on le faisoit
autrefois, les chairs deviennent molles, spongieuses; elles acquièrent un caractère œdémateux; la suppuration devient séreuse, et la plaie
s'éloigne des voies de la guérison. La charpie
sèche prévient ces inconvéniens; sa qualité légèrement stimulante la rend propre à entretenir
dans les chairs le degré d'inflammation nécessaire à la production d'un pus louable, et au
dégorgement de la plaie.

On conduit ordinairement à une parfaite guérison les plaies les plus considérables, en les
pansant avec de la charpie sèche. Mais ce
moyen n'est pas toujours suffisant pour satisfaire aux vues de la nature pendant toute la
suite du traitement. Dans une plaie qui existe
depuis long-temps, les chairs perdent beaucoup
de leur action vitale, et elles sont d'autant plus
disposées à se relâcher, qu'il y a plus long-temps
qu'elles suppurent. Nous observons que toutes
les parties de notre corps, qui sont d'abord susceptibles d'être irritées, et de s'enflammer par
le contact de certains corps étrangers, s'accou-
tument peu-à-peu à ce contact, et qu'à la fin

elles n'en sont plus affectées : on peut donc juger par là, qu'il y a un temps où la charpie sèche, appliquée sur une plaie, lorsque la suppuration est établie, peut entretenir cette suppuration par l'irritation qu'elle est capable d'exciter ; mais que dans la suite elle ne doit plus opérer le même effet, parce que les fibres nerveuses ne sont plus affectées par son contact. Aussi l'expérience prouve que dans les plaies qui guérissent par voie de suppuration, on est obligé d'employer des remèdes dont l'activité augmente par gradation, à mesure qu'on s'éloigne des premiers temps de la solution de continuité. La charpie sèche est, en général, assez irritante pour exciter dans les chairs le degré d'action nécessaire à la formation d'un pus louable, et pour conduire la plaie à sa parfaite guérison ; mais lorsqu'on s'aperçoit que les chairs ne sont plus affectées par le contact de ce corps, qu'elles commencent à se relâcher, que la suppuration perd de ses bonnes qualités et devient séreuse, on doit avoir recours à des remèdes plus actifs, capables de redonner aux chairs l'énergie dont elles ont besoin. Dans cette vue on met d'abord en usage des remèdes légèrement irritans, tels que l'eau d'orge ou le vin miellés ; ensuite on a recours à des substances plus actives, comme le baume vert de Metz, l'onguent brun, etc. Enfin, on en vient aux cathérétiques mêmes, tels que le nitrate d'argent fondu (pierre infernale), l'alun calciné, etc. L'expérience nous a appris que dans les derniers temps des plaies, la pierre infernale, qu'on promène légèrement sur la surface de la plaie tous les deux ou trois jours, est le moyen le plus efficace pour entretenir une suppuration louable, pour s'opposer à la tendance que les chairs ont à se gonfler, et pour hâter la guérison.

La suppuration étant toujours beaucoup plus abondante au centre de la plaie qu'à sa circonférence, il en résulte que la charpie se colle davantage aux bords de la solution de continuité que dans le reste de sa surface, en sorte qu'on ne peut enlever cette charpie sans causer des déchiremens, qui s'opposent à la formation de la cicatrice, ou qui la détruisent si elle a déja commencé à se former. On prévient cet inconvénient en plaçant la charpie sèche de manière qu'elle n'anticipe pas sur les bords de la plaie, ou en n'en mettant que très-peu sur ces bords, et en la couvrant ensuite avec un plumasseau légèrement enduit de cérat : ou bien en couvrant la circonférence de la plaie avec des bandelettes de cérat qui ne s'avancent pas trop sur sa surface, et en mettant la charpie sèche par-dessus.

En suivant les règles qui viennent d'être établies, on obtient une guérison facile et prompte des plaies qui suppurent. Cependant il arrive quelquefois qu'une plaie, après avoir diminué considérablement d'étendue, et s'être couverte en grande partie d'une bonne cicatrice, cesse tout-à-coup de faire des progrès vers sa guérison, reste stationnaire, ou prend même une marche rétrograde. Quand cela a lieu, il faut chercher avec soin les causes qui peuvent ainsi contrarier la guérison, et employer les moyens propres à les détruire.

Les causes qui peuvent retarder la guérison des plaies, sont internes, ou externes.

Nous rangeons parmi les premières, la mauvaise direction du régime. En effet, lorsque

vers la fin de la guérison, les blessés se livrent
à leur appétit, et qu'ils forment plus de sucs
qu'il ne faut par une nourriture trop abondante, les chairs s'abreuvent, se relâchent, et
la plaie cesse de faire des progrès vers sa guérison. L'expérience journalière prouve que si
le malade reprend de l'embonpoint avant que
la cicatrisation soit assez avancée, la formation
de la cicatrice en est sensiblement retardée:
elle prouve aussi qu'un seul repas trop copieux
et suivi d'une indigestion, est capable de rompre la cicatrice et de rouvrir une plaie qui
touchoit à sa guérison. On conçoit, d'après
cela, combien il est essentiel de surveiller le
régime des blessés, et de proportionner la
quantité des alimens à l'étendue de la plaie,
à l'état des chairs, et au degré d'embonpoint
du malade.

Les autres causes internes qui retardent la
guérison des plaies, sont certains virus, et
certaines dispositions des solides et des liquides
qui leur donnent des qualités contraires à celles
qui sont nécessaires au dégorgement des plaies
et à leur cicatrisation. Telle est sur-tout la
diathèse scorbutique; tels sont aussi le vice
scrofuleux et le virus vénérien; car quoique
la plupart des plaies qui arrivent aux personnes
qui ont la vérole, et à celles qui sont scrofu-
leuses guérissent assez bien, on est forcé de convenir que quelquefois ces vices s'opposent à la
cicatrisation, et exigent l'emploi de moyens propres à les corriger, ou même à les détruire
complètement s'il est possible. Le vice dartreux
peut aussi, en se dirigeant vers une plaie qui
suppure, produire dans les parties voisines
une inflammation ou une éruption boutonneuse

et croûteuse, qui retarde plus ou moins la guérison, en entretenant dans les environs de la plaie, un état d'engorgement qui s'oppose à l'affaissement des parties.

C'est ordinairement vers la fin de la cure que les causes dont nous venons de parler, exercent leur action sur les plaies, pour en empêcher la cicatrisation. Il y a lieu de soupçonner leur existence, lorsque la plaie cesse de faire des progrès vers sa guérison, sans que l'on aperçoive aucune disposition locale capable de produire le même effet, ni que le malade ait commis aucune faute dans le régime. On juge de l'espèce de vice qui empêche la guérison d'une plaie, par l'état même de la plaie, par les symptômes propres à chaque vice, et par les maladies antérieures que le malade a éprouvées. Le vice interne qui complique la plaie, étant connu, on le combat par le régime et les médicamens internes dont l'expérience a fait connoître l'efficatité.

Les causes externes ou locales qui retardent la guérison des plaies, sont de plusieurs espèces.

Quelquefois la guérison d'une plaie devient très-difficile ou presque impossible, parce que la partie qui en est le siège a éprouvé une déperdition de substance très-considérable, et que l'affaissement ne pouvant guères avoir lieu, cette plaie doit guérir presque en totalité, par voie de dessication, laquelle est toujours longue et difficile. On a remarqué que les plaies avec perte de substance, qui ont pour base un organe musculeux, guérissent toujours difficilement : la guérison est sur-tout très-difficile et quelquefois même impossible, quand c'est une plaie d'armes à feu.

Le général du *Ch.**** reçut devant Courtray, au commencement de la guerre de la révolution, un boulet de canon qui lui enleva une portion du mollet et le péroné. La déperdition de substance étoit énorme; peut-être alors eût-on mieux fait d'amputer la jambe, mais elle fut conservée. Lorsque la plaie fut réduite à la largeur d'une pièce de cinq francs, le malade se fit transporter à Paris où je le vis. Cette plaie sur une jambe mince, couverte de cicatrices très-grandes, résista à tous les moyens employés par les chirurgiens les plus habiles. Réduite, après dix-huit mois de traitement, à la largeur d'un écu de trois livres, elle est restée dans cet état sans qu'on ait jamais pu la cicatriser complètement.

La cicatrisation d'une plaie peut être retardée par la disposition même de ses bords, qui sont plus ou moins élevés, durs, et n'ont pas par conséquent les conditions favorables à la formation de la cicatrice : on doit alors les ramollir par les moyens les plus convenables, et s'il arrivoit que ces bords présentassent une portion de peau amincie et en partie désorganisée, de manière à ne pouvoir plus se recoller, et à s'opposer à la guérison de la plaie, il faudroit l'enlever avec l'instrument tranchant. Nous parlerons plus particulièrement de ce cas en traitant des ulcères et des fistules.

Mais très-souvent la manière de panser les plaies vers la fin du traitement, est ce qui en retarde la guérison. On remarque souvent en effet, qu'une plaie réduite à une très-petite étendue et ne fournissant presque plus de suppuration, ne fait aucun progrès vers sa guérison, si on la panse seulement avec de la charpie

sèche. Dans ce cas, la charpie s'attache fortement à la circonférence de la plaie, et y entretient une irritation qui s'oppose à la formation
de la cicatrice, ou bien si la cicatrice se forme
malgré cette irritation, on la déchire chaque
fois qu'on enlève la charpie. On prévient cet
inconvénient en couvrant la plaie avec de la
charpie très-fine, et en mettant par dessus un
plumasseau légèrement enduit de cérat. Par ce
moyen on empêche la charpie de se coller aux
bords de la plaie, et on entretient dans ces
bords une souplesse et une humidité favorables à la formation de la cicatrice. Mais pour
retirer de cette manière de panser tout l'avantage possible, il ne faut pas que la charpie
anticipe sur les bords de la plaie, ou si elle
les recouvre, ce ne doit être que par une
couche très-mince, à travers laquelle le cérat
puisse produire son effet : il ne faut pas non
plus que le plumasseau soit couvert d'une trop
grande quantité de cérat, qui relâcheroit les
chairs, sur-tout si on ne mettoit pas sur la
plaie une assez grande quantité de charpie
sèche.

Enfin, lorsque les plaies sont situées dans des
endroits du corps où les parties laissent entre
elles de grands intervalles remplis par du tissu
cellulaire, et que ce tissu cellulaire a été détruit
par la suppuration, la maigreur extrême du
malade peut être un obstacle à la guérison, si
d'ailleurs la disposition mécanique des parties
les empêche de s'affaisser et de se toucher. Nous
avons déja parlé de ce cas, et nous en parlerons plus particulièrement encore en traitant
des ulcères et des fistules.

ARTICLE III.

Des accidens qui compliquent les Plaies.

Les accidens qui peuvent compliquer les plaies se divisent en primitifs et en consécutifs.

§. I. *Des accidens primitifs.*

Les accidens primitifs des plaies sont l'hémorragie, la douleur, l'inflammation, le tetanos et la paralysie.

De l'Hémorragie.

L'hémorragie, considérée comme accident des plaies, est une effusion abondante de sang, qui sort d'un vaisseau plus ou moins considérable, ouvert par l'instrument qui a fait la blessure. On ne doit point confondre l'hémorragie avec l'effusion légère de sang qui a lieu dans toutes les plaies. La première exige des moyens particuliers pour être arrêtée, et peut compromettre la vie du malade si ces moyens sont négligés ou mal dirigés, pendant que la seconde s'arrête d'elle-même par le seul froncement des vaisseaux ouverts, ou par la compression la plus légère. L'hémorragie a presque toujours lieu au moment même de la plaie. Cependant il arrive quelquefois qu'elle ne survient qu'au bout de plusieurs jours, soit parce que les moyens employés pour l'arrêter ont manqué leur effet, soit parce que l'orifice du vaisseau ouvert est fermé par une escarre, comme dans les plaies d'armes à feu, soit enfin parce que cet orifice est contus, froissé. Dans le premier cas, l'hémorragie arrive lorsque le moyen employé pour l'arrêter n'oppose plus une résistance suffisante à l'effort du sang; dans le second, à la chûte de l'escarre; et dans le troisième, après l'affaissement des parties et lorsque la suppuration commence à s'établir.

L'espèce de vaisseau qui laisse échapper le sang, la situation de ce vaisseau, la cause qui l'a ouvert, l'état moral et l'état physique du blessé, sont autant de circonstances qui influent sur les suites de l'hémorragie et qui doivent par conséquent être prises en grande considération.

L'hémorragie fournie par les artères est toujours plus considérable et plus dangereuse que celle qui est fournie par les veines. Aussi a-t-on vu des hémorragies causées par l'ouverture de très-petites artères, conduire les malades au bord du tombeau, pendant que celles qui sont produites par l'ouverture des plus grandes veines, sont rarement dangereuses.

La physiologie rend raison de cette différence. Le sang circule dans les artères par l'impulsion qu'il reçoit du cœur, et par la réaction plus ou moins grande des parois artérielles. Ces deux forces réunies lui impriment une telle vîtesse qu'il s'élance par bonds à une hauteur assez grande d'un vaisseau artériel ouvert; de manière que, par les lois de la circulation, dans un espace de temps donné, presque tout le sang du corps vient se présenter à l'ouverture de ce vaisseau. Le sang veineux circule beaucoup plus lentement parce qu'il ne reçoit pas d'impulsion de la part du cœur. Aussi les hémorragies veineuses s'arrêtent-elles en général avec facilité, soit d'elles-mêmes, soit par une légère compression. Il se forme un caillot à l'ouverture du vaisseau que nous supposons latérale; ce caillot contracte des adhérences avec les parties environnantes; la veine conserve son calibre et le sang continue à y circuler comme auparavant; ou bien si la veine a été coupée en travers, elle s'oblitère, le sang cesse de la traverser, et la circulation se fait par les veines collatérales.

L'hémorragie veineuse est difficile à arrêter lorsqu'il y a au-dessus de l'endroit où la veine est ouverte, une compression qui empêche le cours du sang vers le cœur, ou qui le retarde considérablement. Cela a lieu quelquefois chez les femmes grosses qui se font saigner dans le cours de la grossesse. Elles relèvent la manche de leur camisolle, et lorsque cette manche est étroite, elle forme une seconde ligature qui empêche le sang de parcourir librement la veine, en sorte qu'il continue de sortir par l'ouverture, jusqu'à ce que le chirurgien s'apperçoive de la cause qui s'oppose au mouvement progressif de ce liquide. Cette circonstance, jointe à la force avec laquelle le sang s'élance de la veine, en a quelquefois imposé au chirurgien, et l'a porté à croire qu'il avoit intéressé l'artère brachiale.

L'hémorragie produite par l'ouverture d'une grosse veine peut devenir très-dangereuse, lorsque cette veine est unique dans un membre; car alors la compression, ou la ligature nécessaire pour arrêter le sang empêchant le retour de ce liquide vers le cœur, le membre s'engorge excessivement, et la gangrène peut s'en emparer. Par exemple, si la veine fémorale étoit ouverte au pli de l'aine, au-dessus de l'endroit où la saphène vient s'y dégorger, comme elle est unique pour le cours du sang qui revient du membre inférieur, on conçoit qu'il résulteroit de la compression nécessaire pour arrêter l'hémorragie , un engorgement considérable, et toutes les suites de cet engorgement.

Enfin, quand la veine qui fournit l'hémorragie est située dans une cavité, cette hémorragie peut avoir des suites très-graves, non-seulement à raison de la quantité de sang sorti, mais encore de l'épanchement de ce liquide dans la cavité. Il est bon d'observer que tout ce que nous dirons par la suite a rapport à l'hémorragie fournie par les artères.

Quel que soit le vaisseau qui fournit l'hémorragie, elle est toujours plus dangereuse quand ce vaisseau est interne, que lorsqu'il est situé à l'extérieur. C'est ainsi que l'impossibilité d'employer aucun moyen mécanique ou chirurgical rend quelquefois très-dangereuse et même mortelle, l'hémorragie fournie par un petit vaisseau.

Le vaisseau étant situé à l'extérieur, l'hémorragie est encore plus ou moins grave, suivant le calibre de ce vaisseau et la profondeur de sa situation. Ainsi, l'hémorragie fournie par une artère d'un calibre médiocre , profondément située , est plus dangereuse que celle d'une artère d'un calibre plus gros, située superficiellement.

L'hémorragie a des suites plus ou moins fâcheuses, suivant que l'artère d'où le sang s'échappe a été ouverte dans une opération de chirurgie, ou accidentellement dans une plaie. Dans le premier cas, le chirurgien ayant calculé toutes les circonstances de l'opération et prévu l'ouverture du vaisseau, a préparé tout ce qui est nécessaire pour arrêter l'hémorragie, et ne laisse couler que la quantité de sang qu'il juge convenable. Dans le second cas, au contraire, le malade peut être éloigné de tout secours, et périr avant qu'on ait appelé auprès de lui un chirurgien muni de tous les moyens nécessaires pour arrêter l'hémorragie, et assez habile pour les appliquer efficacement.

L'état moral et l'état physique du malade influent encore sur les suites de l'hémorragie. En effet, si une personne qui a une artère ouverte par accident, s'effraie au point de tomber en syncope à la première vue de son sang, l'hémorragie sera moins grande que si elle avait lieu chez une personne qui voit couler son sang sans s'effrayer. La syncope devient elle-même un moyen d'arrêter l'hémorragie, ou au moins si elle dure long-temps, un petit caillot peut boucher l'ouverture du vaisseau momentanément, jusqu'à ce que le chirurgien appelé auprès du malade, emploie les secours de l'art.

Relativement à l'état physique, on observe que l'hémorragie s'arrête plus facilement chez les personnes d'une bonne santé, dont les humeurs ont conservé leurs qualités naturelles, que chez celles dont les humeurs sont viciées, et qui ont les solides dans un état d'atonie considérable, ainsi qu'on le remarque dans le scorbut qui rend l'hémorragie très-difficile à arrêter.

Telles sont les différentes circonstances qui rendent l'hémorragie plus ou moins dangereuse. Considérons à présent la manière dont la nature travaille à la consolidation des artères ouvertes. Ce point de doctrine ayant une influence très-grande dans la pratique, doit être examiné dans tous ses détails.

Ou une artère a été entièrement coupée en travers, de manière qu'elle présente deux bouts, dont l'un est tourné vers le cœur, et l'autre vers les parties auxquelles cette artère se porte; ou bien l'artère a été ouverte latéralement, soit en long, soit obliquement, soit en travers.

Dans le premier cas, c'est-à-dire lorsqu'une artère a été totalement coupée en travers, elle éprouve une légère rétraction qui l'enfonce plus ou moins dans les chairs. Néanmoins cette rétraction est peu considérable, et n'a même pas toujours lieu; car nous avons vu dans une plaie de la main avec lésion d'une branche de l'artère radiale, les deux bouts de cette artère coupée en travers ne pas se rétracter, et même faire saillie sur la surface de la plaie, de manière que nous pûmes aisément les saisir pour les lier. Mais quand l'artère a son siège entre des muscles, au lieu d'être située dans leur épaisseur, et que le tissu cellulaire qui environne ces muscles est lâche, alors elle se rétracte toujours sensiblement, et se cache dans les chairs. D'un autre côté, les parois des artères jouissent d'une force contractile très-grande, qui tend sans cesse à les rapprocher de leur axe. C'est en vertu de cette force que les artères se resserrent à mesure que le volume du sang qu'elles contiennent diminue. C'est ce qu'on voit dans le canal artériel et dans les artères ombilicales, qui, après la naissance, se rétrécissent et s'oblitèrent enfin entièrement, pour se convertir en des cordons ligamenteux. On conçoit donc que quand une artère est coupée en travers, son diamètre doit diminuer par la rétraction des fibres circulaires qui entrent dans la composition de ses parois, et que cette dimi-

nution peut aller au point de fermer entièrement l'orifice de l'artère, et d'opposer un obstacle à la sortie du sang. C'est en fronçant
ainsi les artères coupées en travers que la nature
arrête elle-même les hémorragies, et alors ces
artères s'oblitèrent depuis l'endroit coupé, jusqu'à la première branche collatérale un peu
grande qu'elles fournissent.

Mais la nature ne peut arrêter elle-même
l'hémorragie que quand l'artère ouverte est
très-petite. Pour peu que son calibre soit grand,
l'art doit venir à son secours; sans quoi l'artère ne se fronceroit pas assez pour résister à
l'effort du sang, et l'hémorragie continueroit.
Or, l'art ayant fermé l'orifice de l'artère ouverte, par un des moyens dont nous parlerons
bientôt, le sang qui y arrive perd son mouvement, se coagule, et forme un caillot oblong
qui remplit l'artère. Ce caillot s'endurcit de plus
en plus; il contracte des adhérences avec les
parois artérielles, qui continuent d'ailleurs à
revenir sur elles-mêmes, et l'artère s'oblitère
entièrement, depuis l'endroit où elle a été coupée, jusqu'à la première branche collatérale
un peu grande qu'elle fournit.

Voilà ce que l'inspection anatomique des
membres amputés, faite à diverses époques de
l'opération, démontre. Aussi tous les auteurs
conviennent-ils de l'oblitération totale de l'artère, depuis l'endroit où elle a été coupée,
jusqu'à sa première branche collatérale d'un
calibre un peu considérable.

Mais il est un point sur lequel on a eu des
opinions différentes, c'est la formation du caillot. *J. L. Petit,* un des premiers qui aient examiné la chose avec attention, et qui, par une

suite d'expériences sur les animaux vivans, et d'observations faites sur l'homme, est parvenu à découvrir le mécanisme de la nature dans cette oblitération, a évidemment rencontré le caillot formé par le sang coagulé à l'extrémité de l'artère qui a été coupée. *Pouteau* ne nie pas absolument l'existence du caillot; mais il le regarde comme inutile à l'oblitération de l'artère, qu'il attribue à la tuméfaction et au gonflement des chairs et du tissu cellulaire, embrassés par la ligature.

L'explication d'un phénomène observé dans une maladie, devient indifférente lorsqu'elle n'a aucune influence sur la thérapeutique; mais *Pouteau* a tiré de son opinion sur la manière dont se fait l'oblitération d'une artère ouverte, une conséquence pratique qui paroît contraire à la bonne chirurgie, comme nous le verrons en traitant des moyens que l'art emploie pour arrêter l'hémorragie.

Lorsqu'une artère a été ouverte latéralement, soit en long, soit en travers ou obliquement, la plaie n'apporte dans la forme de l'artère aucun changement qui puisse empêcher le sang de couler, lors même que l'artère est petite. La rétraction des fibres artérielles est, au contraire, propre à agrandir l'ouverture en écartant ses bords, et par conséquent à favoriser l'hémorragie au lieu de l'arrêter. Les secours de l'art deviennent donc alors toujours nécessaires. Mais comment la nature, secondée par l'art, opère-t-elle la consolidation d'une artère ouverte latéralement?

J. L. Petit a dit que dans ce cas il se forme un caillot qui remplit l'ouverture de la plaie et la bouche exactement sans oblitérer l'artère, dans laquelle le sang continue de circuler comme à l'ordinaire. Suivant *Petit*, ce caillot a la forme d'un clou, dont la pointe n'a qu'une longueur égale à l'épaisseur des parois de l'artère, parce que son extrémité qui répond à la colonne du sang, est en quelque sorte usée par les frottemens qu'elle éprouve : sa tête qui répond à l'extérieur de l'artère, a beaucoup de largeur. Elle contracte des adhérences avec la surface externe de ce vaisseau et avec le tissu cellulaire voisin. Ces adhérences deviennent de plus en plus fortes; et quand elles sont bien cimentées, la plaie de l'artère est guérie, et le caillot ne peut plus être déplacé par l'effort du sang, qui continue de passer dans cet endroit de l'artère comme il le faisoit auparavant. Mais est-ce bien ainsi que la nature consolide une artère ouverte latéralement? Et lorsque l'ouverture de cette artère n'est bouchée que par un caillot, la guérison est-elle solide et radicale?

D'abord il paroît difficile de concevoir que la compression exercée par l'art sur une artère ouverte latéralemeut, soit suffisante pour soutenir l'effort du sang, sans être assez forte pour rapprocher les parois de l'artère, les mettre en contact immédiat et en procurer l'agglutination.

Ensuite, quand on considère que la plupart des personnes chez lesquelles une artère avoit été ouverte latéralement et que l'on avoit crues guéries au moyen de la compression, ont eu au bout de quelque temps un anévrisme faux consécutif, on ne peut s'empêcher de croire que leur guérison n'étoit qu'apparente; c'est ainsi que sont survenus des anévrismes faux consé-

cutifs au pli du bras lorsque l'artère brachiale
avoit été lésée dans une saignée. On avoit exercé une compression latérale, on croyoit le malade guéri et le chirurgien étoit dans la plus
grande sécurité ; mais au bout de trois ou quatre
mois et quelquefois plus tard, le caillot au
moyen duquel la nature avoit arrêté l'hémorragie s'étant détaché, le sang qui s'est épanché
dans le tissu cellulaire, a donné lieu à la formation d'une tumeur anévrismale.

J. L. Petit a montré, il est vrai, à l'Académie
Royale des Sciences, l'artère du bras d'un
homme qui étoit mort subitement deux mois
après avoir été guéri de l'ouverture de cette artère : les lèvres de la plaie de l'artère n'étoient
point réunies l'une à l'autre ; le sang avoit été
arrêté par un caillot qui bouchoit l'ouverture,
et qui étoit adhérent à toute sa circonférence.
Mais dans ce cas la guérison n'étoit qu'apparente, et il n'est pas douteux que si le malade
eût vécu plus long-temps, le caillot auroit été
déplacé par l'effort du sang, et qu'il seroit survenu un anévrisme faux consécutif.

Aujourd'hui tous les praticiens conviennent
que les artères ouvertes ne se consolident que
par oblitération, et que la guérison produite
par un caillot qui bouche la plaie de l'artère,
n'est point une guérison complète, radicale,
et qu'elle expose le malade à un anévrisme faux
consécutif.

Nous n'avons insisté sur le mécanisme que la
nature emploie pour consolider les ouvertures
latérales des artères, que parce qu'il donne
lieu à des inductions pratiques relatives aux
moyens propres à arrêter l'hémorragie. En effet, si l'artère ouverte se consolidoit au moyen

d'un caillot en conservant son calibre, il est certain que la compression seroit le moyen préférable pour arrêter l'hémorragie ; mais si la compression, lorsqu'elle borne son effet à retenir le caillot à l'embouchure du vaisseau, ne procure qu'une guérison incomplète et laisse le malade exposé à un anévrisme faux consécutif, elle devient un mauvais moyen, et on doit la rejeter. Si au contraire elle oblitère le vaisseau et qu'elle ne puisse opérer la guérison sans cette oblitération, il reste encore à décider si la ligature ne lui est pas préférable : question de l'examen de laquelle nous nous occuperons bientôt.

Des moyens propres à arrêter l'hémorragie.

L'art emploie plusieurs moyens pour arrêter l'hémorragie qui est la suite d'une plaie. Ces moyens sont, les astringens, les absorbans, les styptiques, la cautérisation, la compression et la ligature.

Les astringens agissent en déterminant un froncement ou une espèce de crispation dans les vaisseaux ouverts. Ces moyens, parmi lesquels on distingue principalement l'eau alumineuse, ne peuvent être utiles que dans les hémorragies fournies par des artères très-petites et sur lesquelles on ne peut pas agir immédiatement. On s'en sert par exemple, dans les hémorragies nasales qui ne sont pas très-considérables ; et alors tantôt on les applique sur les vaisseaux mêmes en les faisant renifler, ou en les injectant dans les fosses nasales, tantôt sur les parties environnantes telles que le front, les tempes ; et dans ce cas, on a souvent recours à l'eau très-froide dont on imbibe des compresses, que l'on

applique sur ces parties. Les hémorragies uté-
rines qui dépendent de l'inertie de la matrice à
la suite de l'accouchement peuvent aussi être
arrêtées par l'application sur l'abdomen ou aux
aines, de compresses imbibées d'eau très-froide,
ou par des injections du même liquide dans
l'utérus.

Mais, dans l'hémorragie qui est la suite
d'une plaie, les astringens sont, en général,
un foible secours, parce que si l'hémorragie
est fournie par un vaisseau un peu gros, ils
deviennent insuffisans; et si l'effusion du sang
est peu considérable, elle s'arrête par la simple
compression de l'appareil appliqué convenablement.

Les absorbans, tels que la charpie, l'éponge
fine et sèche, le nid de fourmi de Cayenne,
l'agaric de chêne, le lycoperdon ou vesse-de-
loup, etc., sont des substances molles, sou-
ples, spongieuses, propres à s'adapter exactement à l'ouverture du vaisseau, à s'imbiber de
la partie séreuse du sang, et à former avec elle
un corps plus ou moins dur. Parmi ces substances absorbantes, l'agaric de chêne est celle
qui a joui de la plus grande réputation. On peut
voir, dans le second volume des Mémoires de
l'Académie Royale de Chirurgie, les éloges
qu'on lui a prodigués. Mais l'expérience a
prouvé que cet agaric, ainsi que tous les autres
absorbans, ne sont vraiment efficaces, qu'autant qu'on les soutient par une compression
assez forte pour résister à l'effort du sang et
favoriser l'oblitération de l'artère ouverte,
aussi son usage a-t-il été généralement abandonné; et aujourd'hui, lorsque l'on croit devoir
arrêter l'hémorragie par le moyen de la com-

pression, on applique tout simplement, sur l'ouverture de l'artère, de petites boulettes de charpie.

Les styptiques ne diffèrent des astringens que parce qu'ils sont plus actifs. Ils tiennent le milieu, pour ainsi dire, entre ces derniers et les caustiques. L'alcool rectifié, l'eau de *Rabel,* une forte dissolution de sulfate de fer ou de cuivre, sont ceux qui ont été les plus employés. Ces médicamens, dans lesquels on trempe des bourdonnets de charpie que l'on applique sur les vaisseaux ouverts, agissent en resserrant et en crispant fortement ces vaisseaux; par conséquent ils ne peuvent convenir que quand l'effusion du sang est peu considérable. Il ne seroit pas prudent de se confier à ces moyens, lorsque le vaisseau ouvert est d'un certain calibre, à moins qu'on ne seconde leur effet par un bandage suffisamment serré; mais alors il vaut encore mieux employer de la charpie ou un autre absorbant, parce que les styptiques ont l'inconvénient d'irriter les parties sur lesquelles on les applique, et d'exciter une trop grande inflammation.

La cautérisation se pratique avec le cautère actuel, c'est-à-dire, le fer rouge, ou bien avec les caustiques. Ceux-ci sont peu usités; l'escarre gangreneuse qu'ils forment est trop molle, et se détache trop promptement pour qu'on puisse la regarder comme propre à arrêter, d'une manière solide, une hémorragie fournie par une grosse artère. Le cautère actuel dont les anciens ont fait un grand abus, produit une escarre plus sèche, plus dure, qui tombe plus difficilement, et qui arrête plus efficacement l'hémorragie.

Mais la cautérisation , soit par le cautère actuel , soit par les caustiques, a un grand inconvénient que voici : l'escarre gangreneuse en s'opposant à l'effort du sang , ne contribue en rien à l'affaissement des parois artérielles : ces parois reviennent bien sur elles-mêmes ; mais si l'artère est considérable, elles ne se rapprochent pas assez pour se toucher immédiatement et s'agglutiner. D'ailleurs, la nature travaille bientôt à la suppuration qui sépare l'escarre, et si celle-ci tombe avant l'oblitération complète du tube artériel, l'hémorragie recommence, et on est obligé de cautériser de nouveau. A la seconde cautérisation, l'ouverture du vaisseau se trouve située plus profondément, et la difficulté d'arrêter l'hémorragie devient plus grande ; et s'il arrivoit que l'on fît plusieurs cautérisations infructueuses, le vaisseau pourroit se trouver à une profondeur telle que la ligature ne pourroit plus se faire, et qu'on seroit forcé d'avoir recours à la compression, moyen dont le succès pourroit alors être incertain. La cautérisation a un autre inconvénient ; c'est celui de causer beaucoup de douleur, et de détruire, sans nécessité, les parties qui environnent l'artère que l'on cautérise.

Cependant il est des cas où la cautérisation est le moyen préférable ; c'est lorsque l'artère est très-petite, qu'elle se trouve située dans une partie dont la mollesse rend la compression très-difficile, et qu'il est impossible de faire la ligature ; dans ces cas, la cautérisation réussit presque toujours, parce que la consolidation des petites artères se faisant promptement, elle est ordinairement achevée lors de la chûte de l'escarre. Je suppose, par exemple, une hémorragie produite par l'ouverture de l'artère ranine, soit dans l'opération du filet, soit dans une plaie accidentelle ; comme la mollesse et la mobilité de la langue s'opposent à la compression, et que la ligature ne peut pas être pratiquée, on est forcé d'avoir recours à la cautérisation, qui réussit parfaitement, quand même le stylet rougi au feu, dont on se sert, ne seroit pas appliqué immédiatement sur l'artère ouverte.

Voici un cas de cette espèce où la vie du malade eût été en danger, si l'on n'eût point employé la cautérisation. Un domestique s'amusoit à tricoter devant la maison de son maître ; il tenoit dans la bouche une aiguille à tricoter, qu'une personne lui enfonça profondément dans cette cavité ; le sang coula aussitôt ; le chirurgien qui fut appelé prescrivit des gargarismes astringens qui ne réussirent pas. Ensuite, il remplit la bouche du malade de charpie, et mit une mentonnière ou fronde. La compression n'eut pas plus d'effet que les astringens ; l'hémorragie duroit depuis vingt-quatre heures, et le malade se trouvoit dans un épuisement tel qu'il y avoit à craindre pour sa vie, lorsque *Brasdor*, professeur à l'ancienne école de Chirurgie, de qui je tiens ce fait, fut appelé ; son premier soin fut de s'assurer de l'endroit d'où venoit l'hémorragie ; il vida la bouche du malade, abstergea le sang qui en enduisoit les parois, et vit sortir ce liquide de la partie inférieure et antérieure de la langue. La source de l'hémorragie étant connue, *Brasdor* fit rougir un stylet boutonné, le porta directement sur l'endroit d'où il voyoit sortir le sang, et y forma une escarre ; l'hémorragie fut arrêtée dans l'instant même, et le malade guérit.

Les moyens véritablement efficaces pour arrêter l'hémorragie qui résulte de l'ouverture d'une grosse artère, sont la compression et la ligature. Comme ces deux moyens ont partagé la confiance des praticiens les plus célèbres, et qu'ils ont tour-à-tour joui d'une préférence presque exclusive, nous devons les examiner dans tous leurs détails, en étudier les effets et la manière d'agir, pour déterminer les cas où l'un est préférable à l'autre.

La compression consiste à exercer sur une artère ouverte, au moyen d'une bande, d'un instrument, ou d'une machine quelconque, une pression suffisante pour empêcher le sang de couler, et donner à la nature le temps de travailler à la consolidation du vaisseau.

On distingue la compression relativement à la direction suivant laquelle elle agit sur le vaisseau, en latérale et en directe.

La compression s'appelle latérale, toutes les fois qu'elle agit sur un des côtés de l'artère, et perpendiculairement à sa longueur.

La compression directe est celle qu'on exerce à l'extrémité ou à l'embouchure de l'artère coupée, et que l'on dirige suivant l'axe même de cette artère.

La compression latérale peut être établie sur l'endroit même où l'artère est ouverte, ou bien entre le cœur et l'ouverture du vaisseau.

On a dit que la compression latérale exercée sur l'endroit même où l'artère est ouverte, pouvoit agir de deux manières différentes ;

savoir, en soutenant le caillot qui doit fermer l'ouverture de l'artère, et en empêchant qu'il soit déplacé par l'effort du sang, ou bien en appliquant les parois de l'artère l'une contre l'autre, et en donnant à cette artère la forme d'une anche de haut-bois. Mais aujourd'hui on pense généralement que la compression latérale n'est vraiment efficace qu'autant qu'elle agit de cette dernière manière, et qu'elle favorise l'oblitération de l'artère ouverte.

La compression latérale exercée entre l'ouverture de l'artère et le cœur, n'agit de même efficacement qu'autant qu'elle aplatit le vaisseau et tient ses parois appliquées l'une contre l'autre, pendant tout le temps que la nature emploie à les agglutiner.

La compression latérale exercée soit sur l'ouverture même de l'artère, soit entre cette ouverture et le cœur, se distingue en immédiate et en médiate.

La compression immédiate est celle dans laquelle la première pièce de l'appareil compressif est appliquée à nu sur l'artère ouverte.

La compression médiate n'agit sur le vaisseau qu'à travers une épaisseur plus ou moins considérable de parties molles.

Dans la compression latérale, la puissance comprimante pousse l'artère devant elle et enfonce les parties molles sur lesquelles ce vaisseau est appuyé. Or, si ces parties n'ont aucun appui solide, elles fuient, pour ainsi dire, avec l'artère et éludent la compression, qui devient alors insuffisante, quelque forte qu'elle soit, pour arrêter l'hémorragie.

Si la compression latérale est médiate, les parties molles à travers lesquelles elle agit commencent par s'affaisser, et une partie de la puissance comprimante est employée à produire cet affaissement. Cette puissance perd donc d'autant plus de son action, avant d'agir sur l'artère, que les parties molles qui la couvrent ont plus d'épaisseur, de manière que si leur épaisseur étoit très-considérable, la compression pourroit devenir nulle relativement à l'artère.

On pourroit remédier à cet inconvénient en proportionnant la compression à l'épaisseur des parties molles qui couvrent l'artère, mais alors elle seroit très-douloureuse ; d'ailleurs comme il seroit impossible, quelque précaution que l'on prît, d'empêcher qu'elle n'agisse sur toute la circonférence du membre, la circulation seroit gênée dans les artères collatérales, ainsi que dans les veines et les vaisseaux lymphatiques, et la gangrène pourroit survenir.

D'après ce que nous venons de dire, il est facile de voir quelles sont les circonstances où la compression latérale convient. On conçoit, en effet, qu'elle ne peut convenir que pour les artères qui ont un point d'appui solide et qui sont voisines de la peau ; telles sont les artères temporales, les occipitales, la tibiale antérieure à la partie inférieure de la jambe, l'artère pédieuse, peut-être aussi la radiale à la partie inférieure de l'avant-bras.

Dans les cas favorables dont nous venons de parler, et dans tous ceux où la compression latérale peut être employée avec espoir de succès, on la pratique de la manière suivante : après avoir absorbé le sang qui remplit la plaie, on met sur l'ouverture du vaisseau un bourdonnet

de charpie très-dur, un morceau d'agaric, ou
une petite pièce de monnaie enveloppée dans
un morceau de linge fin, et on place par-dessus
des petites compresses dont la largeur va toujours en augmentant, et avec lesquelles on
forme une espèce de pyramide qui a sa pointe
sur le vaisseau et sa base vers la surface du
membre ; ensuite on assujettit le tout avec un
bandage circulaire ; de cette manière, la plus
forte pression a lieu dans l'endroit même où se
trouve le vaisseau ouvert, et à l'endroit diamétralement opposé. On évite par-là d'exercer
sur le reste du membre une trop forte compression qui, en gênant le passage du sang dans
les artères collatérales, et la circulation du sang
veineux et de la lymphe, produiroit un engorgement considérable, et exposeroit le membre
à la gangrène. L'appareil dont nous venons de
parler suffit pour l'hémorragie des artères d'un
calibre médiocre ; mais lorsque l'artère ouverte
est considérable, il vaut mieux, si la structure
de la partie le permet, employer un tourniquet,
ou un autre moyen mécanique avec lequel on
gradue la compression à volonté, et qui n'agit
que sur deux points du membre ; savoir, le lieu
qu'occupe l'artère, et celui qui lui est diamétralement opposé.

La compression latérale n'étant efficace qu'autant qu'elle rapproche les parois artérielles, et
qu'elle les tient appliquées l'une contre l'autre
jusqu'à la parfaite oblitération de l'artère, elle
doit être assez forte pour produire cet effet.
Mais il est impossible de déterminer le degré de
force nécessaire pour opérer cet aplatissement
de l'artère, parce qu'il varie suivant sa grosseur,
sa distance de la force comprimante et du

point d'appui que lui fournissent les parties qui sont situées au-dessous d'elle. Lorsqu'elle a un point d'appui solide, et qu'elle peut être comprimée immédiatement, la moindre pression, la seule application du doigt suffit pour s'opposer à la sortie du sang. Mais dans une foule de cas moins favorables, soit par la disposition des parties environnantes, soit par la forme des os, la plus forte pression suffit à peine pour arrêter l'hémorragie la moins considérable. Dans ces cas, si l'on persiste à comprimer, on expose le malade aux récidives de l'hémorragie, à l'engorgement inflammatoire de la partie, aux convulsions, etc., et ces accidens peuvent le faire périr, comme nous l'avons vu plusieurs fois, entre autres sur un jeune homme qui avoit eu l'artère tibiale postérieure ouverte à la partie inférieure de la jambe, près de la malléole interne; et sur deux autres malades chez lesquels l'artère pédieuse avoit été intéressée dans une plaie transversale de la partie supérieure du pied. On auroit sauvé la vie à ces malades, si au lieu de comprimer en tamponnant la plaie, on eût mis l'artère à découvert par une incision convenable, et qu'on en eût fait la ligature.

Quand l'artère ouverte réunit les conditions nécessaires au succès de la compression latérale, on peut éviter les inconvéniens qui résultent du tamponnement de la plaie, en comprimant entre celle-ci et le cœur, et en réunissant la plaie comme une plaie simple. J'ai traité de cette manière, avec le plus grand succès, des plaies de la tête dans lesquelles l'artère temporale étoit intéressée, et une plaie sur la face supérieure du pied avec lésion de l'artère pédieuse.

Lorsqu'on est parvenu à arrêter une hémorragie considérable par le moyen de la compression, il faut continuer cette compression pendant long-temps, sans quoi le malade est exposé à un anévrisme faux consécutif; c'est ainsi qu'on a vu fréquemment cette espèce d'anévrisme survenir aux personnes qui avoient eu l'artère brachiale ouverte, parce qu'on avoit renoncé trop tôt à la compression employée pour arrêter l'hémorragie. La compression doit être continuée pendant un espace de temps d'autant plus long que l'artère blessée est plus grosse, qu'elle a un point d'appui moins solide et moins immédiat, et que les parties molles qui la séparent du moyen de compression sont plus épaisses.

Il est certaines hémorragies pour la supression desquelles la compression latérale convient exclusivement; telle est celle qui résulte de l'ouverture d'une artère inter-costale; telle est aussi l'hémorragie produite par l'ouverture de l'artère honteuse interne dans l'opération de la taille. Mais dans tous les autres cas, lorsque la ligature peut être pratiquée, elle est préférable, parce qu'elle est plus sûre, moins douloureuse, qu'elle attire moins d'inflammation, et qu'elle expose moins le membre à l'engorgement et à la gangrène.

La compression directe, placée à l'extrémité d'une artère coupée en travers, ne contribue en rien au changement de forme de cette artère; elle agit seulement en résistant à l'effort que le sang fait sans cesse pour s'échapper. D'après cela on conçoit aisément que cette compression est bien moins propre à procurer l'oblitération de l'artère, que la compression latérale, et surtout que la ligature. Aussi son usage qu'on a voulu étendre autrefois à tous les cas d'amputation des membres, est-il borné aujourd'hui à certaines hémorragies pour la suppression desquelles on emploieroit inutilement tout autre moyen. Ces hémorragies sont, 1.° celle qui, dans l'amputation d'un membre est fournie par l'artère principale de ce membre ossifiée, comme on en trouve un exemple dans les œuvres posthumes de *J. L. Petit.* 2.° L'hémorragie produite par l'ouverture d'une artère située dans l'épaisseur d'un os, comme l'artère nourricière du tibia qui a été quelquefois coupée dans l'amputation de la jambe ; l'artère méningée moyenne qui, dans certains sujets, est renfermée dans la substance du pariétal, et seroit ouverte si l'on trépanoit sur l'angle antérieur et inférieur de cet os ; les artérioles qui, du fond des alvéoles, pénètrent dans les racines des dents, et qui sont nécessairement déchirées dans l'extraction de ces os. 3.° Enfin, l'hémorragie qui résulte de la lésion de l'artère épigastrique dans l'opération de la paracentèse. Nous ferons connoître par la suite la manière de pratiquer la compression directe dans ces différens cas.

La ligature consiste à entourer l'artère ouverte d'un fil ciré, ou d'une espèce de petit ruban composé de plusieurs fils placés les uns à côté des autres, et à étrangler en quelque sorte cette artère pour en effacer le calibre, et par-là arrêter l'écoulement du sang.

La ligature est elle-même une espèce de compression circulaire qui rapproche tous les points de la circonférence de l'artère vers son axe, et forme à son extrémité une espèce de cul-de-sac où le mouvement du sang se perd, de manière que l'effort de ce liquide imprime à l'extrémité de l'artère une pulsation très-considérable au moment où la ligature vient d'être faite, mais qui diminue peu-à-peu, et finit par disparoître entièrement.

On trouve des traces de la ligature dans les écrits d'*Hippocrate*, *de Celse*, *de Galien*, etc. mais ils parlent tous trop légèrement de ce moyen pour ôter à *Ambroise Paré* la gloire de sa découverte, ou au moins de l'application qu'il en a faite le premier à l'amputation des membres.

Sans nous arrêter à l'historique de la ligature des vaisseaux, qui, depuis *Ambroise Paré* a été tantôt employée, tantôt abandonnée, nous considérerons d'abord les différentes manières de la pratiquer; ensuite nous examinerons si elle a les inconvéniens qu'on lui a reprochés, et si on peut lui opposer un autre moyen plus directement approprié au but qu'on se propose dans l'hémorragie.

Il y a deux manières de faire la ligature des vaisseaux lorsqu'ils sont totalement coupés en travers : tantôt on saisit l'extrémité de l'artère avec des pinces à dissection, et on la tire un peu à soi pendant qu'un aide en fait la ligature de la même manière qu'on lie le cordon ombilical d'un enfant qui vient de naître : cette ligature est appelée *immédiate*. Tantôt on passe autour de l'artère, au moyen d'une aiguille courbe, un fil ciré qui forme une espèce de cercle dans lequel sont comprises avec l'artère les parties molles qui l'environnent, et c'est à travers ces parties qu'elle est comprimée lorsqu'on serrre le fil en nouant ses extrémités : cette espèce de ligature se nomme *médiate*.

La ligature immédiate dans laquelle on comprend toujours un peu du tissu cellulaire qui

environne l'artère, fronce le bout de cette artère, et ce froncement donne lieu au gonflement de la partie de ce bout qui excède la
ligature, et il en résulte une petite tumeur
semblable à celle qui arrive lorsqu'on lie le bout
d'un intestin. L'effet de toute ligature étant
de couper les parties qu'elle embrasse, et d'empêcher les sucs nourriciers d'arriver au-dessous
de l'endroit où elle a été placée, cette petite tumeur se détache et tombe avec la ligature, au
bout d'un temps plus ou moins long, suivant
la grosseur de l'artère liée, la quantité de tissu
cellulaire qu'on a lié avec elle, la largeur du
fil et le degré auquel il a été serré. Mais à l'é-
poque où cette chûte a lieu, l'artère se trouve
oblitérée et l'hémorragie ne reparoît plus. Cependant il arrive quelquefois que cette oblitération n'est pas complète, soit parce que la ligature tombe trop tôt, soit par quelque autre
cause particulière qu'il seroit difficile de déterminer, et alors le sang coule de nouveau, et
l'on est obligé de faire une autre ligature.

La ligature médiate agit également en fronçant les parois artérielles et en les rapprochant
de leur axe ; mais avant de porter son action
sur l'artère même, elle comprime les parties
molles qui se trouvent comprises entre le fil et
l'artère, de manière que si ces parties sont très-
épaisses, il faut serrer excessivement la ligature
pour effacer le calibre de l'artère et arrêter l'hémorragie.

La ligature médiate tombe toujours beaucoup plus tard que la ligature immédiate, et
lors de sa chûte il est extrêmement rare que
l'artère ne soit pas oblitérée, et que l'hémorragie recommence.

Nous allons parler des avantages et des inconvéniens respectifs de ces deux espèces de ligatures, et décrire la manière de les pratiquer.

La ligature immédiate ne comprenant avec l'artère qu'une petite portion du tissu cellulaire qui l'environne, est peu douloureuse; ou bien si elle embrasse quelques petits filets nerveux, la douleur qui en résulte est assez vive au moment même où l'on serre le fil, mais elle cesse aussitôt. Cette ligature n'introduit presque aucune irritation dans la plaie, et par conséquent elle ne donne jamais lieu aux accidens nerveux, et inflammatoires qui accompagnent quelquefois la ligature médiate.

On a reproché à la ligature immédiate son déplacement et même son expulsion, par l'effort du sang; mais on comprend toujours avec l'artère une certaine quantité de tissu cellulaire, dont l'engorgement, joint à celui des tuniques artérielles, donne lieu, comme nous l'avons dit plus haut, à une petite tumeur qui oppose à l'effort du sang une résistance suffisante. Ainsi, la ligature immédiate ne peut être déplacée qu'autant qu'elle a été mise trop près de l'extrémité de l'artère, soit parce que l'engorgement du tissu cellulaire qui l'entoure n'aura pas permis de la tirer hors de la surface de la plaie autant qu'il est nécessaire, soit parce que l'aide qui fait la ligature, en la serrant aura agi obliquement à la direction de l'artère, de sorte que le fil, placé d'abord assez haut, aura glissé et se sera rapproché de l'extrémité du vaisseau.

Un autre inconvénient qu'on a reproché à la ligature immédiate, c'est de couper l'artère avant qu'elle soit oblitérée ; mais cet inconvénient n'a lieu que dans le cas où l'on se sert d'un fil trop étroit relativement à la grosseur de l'artère, et que l'on serre trop la ligature ; car, lorsqu'on emploie une espèce de ruban composé de plusieurs brins de fil, et qu'on ne le serre qu'autant qu'il est nécessaire pour résister à l'effort du sang, il est extrêmement rare qu'elle tombe avant la parfaite oblitération de l'artère.

Les inconvéniens qu'on a reprochés à la ligature immédiate ne lui sont donc pas essentiels ; ils dépendent uniquement de la manière dont elle est faite. On pourra les éviter en la pratiquant de la manière suivante : le chirurgien saisit l'artère avec une pince à dissection, en l'embrassant par les deux extrémités de son diamètre, si elle est petite, et en portant l'une des branches de la pince dans le tube artériel et l'autre sur l'extérieur de la paroi artérielle, si c'est une grosse artère comme la crurale, la brachiale, etc. L'artère ainsi saisie, le chirurgien la tire hors de la surface de la plaie autant qu'il est nécessaire pour qu'on puisse placer la ligature, qui doit être faite par un aide intelligent. Il est des praticiens qui font un premier nœud lâche sur la pince avant de saisir l'artère, et d'autres qui passent le fil sur un des côtés de la pince, et ne font ce nœud qu'après que l'artère a été saisie. Dans l'un et l'autre cas, l'aide, après avoir poussé le fil assez haut avec l'extrémité de ses pouces, serre le nœud en tirant les extrémités du fil perpendiculairement à la direction de l'artère ; ensuite il fait un second nœud pour arrêter le premier et l'empêcher de se relâcher. La force du fil dont on se sert doit être proportionnée à la grosseur des artères qu'on veut lier. Lorsqu'on emploie plusieurs brins de fil, on les place les uns à côté des autres, et on les réunit en les cirant de manière à former une espèce de petit ruban. Il est difficile de déterminer le degré auquel le nœud doit être serré ; tout ce qu'on peut dire en général, c'est qu'il ne faut y mettre que très-peu de force, même pour les plus grosses artères, et dès que le sang est arrêté, la moindre compression de plus est suffisante pour résister au plus grand effort de ce liquide.

Lorsqu'on lie des artères très-petites, il n'est pas possible de ne pas lier en même temps les filets nerveux qui les accompagnent, parce qu'il est impossible de les apercevoir ; mais lorsque l'artère est d'un gros calibre, comme la crurale, la brachiale, etc. le nerf qui l'accompagne étant facile à distinguer, on doit éviter de le comprendre dans la ligature, pour épargner au malade la douleur vive qui résulte de la compression exercée sur un nerf quelconque.

La ligature médiate est beaucoup plus douloureuse que la ligature immédiate, parce que l'aiguille avec laquelle on passe le fil ne peut traverser des parties sensibles sans causer beaucoup de douleur, et que la constriction des parties musculeuses et nerveuses comprises dans la ligature avec l'artère, est elle-même une source d'irritation, de douleur et d'accidens nerveux quelquefoistrès-graves, et qui ont paru à des praticiens très-distingués, un motif suffisant pour rejeter la ligature, et préférer la compression.

Malgré ces inconvéniens la ligature médiate est la seule qu'on ait pratiquée pendant long-temps, parce qu'on la regardoit comme plus sûre que la ligature immédiate. Il est vrai, comme nous l'avons déja dit, que la ligature médiate tombe rarement avant que l'artère soit oblitérée, mais elle expose le malade à l'hémorragie, d'une autre manière que voici : les parties comprises avec l'artère dans la ligature sont coupées au bout d'un temps plus ou moins long, par le fil qui les comprime et les étrangle, pour ainsi dire; or, comme la ligature ne se resserre pas à mesure que le volume des parties qu'elle embrasse diminue, il en résulte qu'alors elle ne comprime plus assez l'artère pour résister à l'effort du sang, et que l'hémorragie se renouvelle. C'est ce que j'ai vu à la suite de l'opération de l'anévrisme.

Dans la ligature médiate, on embrasse toujours avec l'artère, comme nous venons de le dire, une plus ou moins grande quantité des chairs qui l'environnent; mais les auteurs varient singulièrement sur la quantité des parties qui doivent être comprises dans la ligature. Suivant *Louis*, c'est *Garengeot* qui le premier a donné le conseil de comprendre beaucoup de chairs avec l'artère. Ce précepte lui aura été suggéré, sans doute, par la crainte de la chûte prématurée de la ligature, et par celle de son expulsion, si on ne comprenoit que très-peu de parties molles; mais nous avons fait voir plus haut que cette crainte n'est nullement fondée. Ainsi donc il n'y a aucune raison légitime pour employer une méthode de laquelle il résulte souvent des accidens fâcheux, produits par le tiraillement et la constriction des chairs qu'on a liées inutilement. D'ailleurs, l'effet des grandes ligatures est moins sûr que celui des ligatures

où l'on ne comprend qu'un peu du tissu cellulaire qui environne l'artère; car le fil coupe les
parties qu'il embrasse d'autant plus promptement, qu'on a été obligé de serrer davantage;
et comme les grandes ligatures exigent une forte
constriction, elles deviennent bientôt trop lâ-
ches, et l'hémorragie peut alors se renouveller.
Pouteau a renchéri sur tous ceux qui l'avoient
précédé; il trouve un motif d'exclusion de la
ligature, dans une structure des membres qui
ne permettroit pas de placer l'artère au centre
d'une ample ligature. Mais il faut que les avantages des grandes ligatures tant vantées par
Pouteau aient été contrebalancés par leurs inconvéniens, puisque l'opinion contraire, c'est-
à-dire celle des petites ligatures, dont les bons
effets ont été si bien développés par *Louis* et
Monro, a enfin prévalu, ou que du moins une
expérience éclairée et sans prévention, a fait
adopter la méthode de ne prendre en liant l'artère que le moins de chairs possible, et de donner la plus grande attention à ne comprendre
dans l'anse du fil aucune partie nerveuse, dont
la constriction pourroit devenir une source
d'accidens; mais il importe sur-tout d'éviter
la piqûre des nerfs dont la dilacération est
bien plus à craindre que la ligature.

Pour déterminer justement la manière de
pratiquer la ligature médiate, dans les plaies
accompagnées de l'ouverture d'une artère considérable, nous réduirons à trois les cas de
cette espèce : 1.º les plaies qui résultent de
quelque opération de chirurgie, en exceptant
cependant l'amputation des membres; 2.º les
grandes plaies faites par un instrument tranchant qui a coupé une artère en travers; 3.º

enfin, les plaies faites par des instrumens piquans, avec lésion d'une grosse artère, située plus ou moins loin de l'endroit par où l'instrument à pénétré.

Dans le premier cas, il faut, si cela est possible, saisir les artères avec une pince à dissection et en faire la ligature immédiate. Mais lorsqu'il n'est pas possible de pincer les artères, on en fait la ligature en dirigeant autour d'elles un fil, par le moyen d'une aiguille courbe, en ne comprenant que le moins de chairs qu'il est possible.

Dans le second cas, c'est-à-dire, lorsqu'une artère a été coupée par un instrument tranchant qui a agi transversalement à sa direction, et qui a divisé dans une plus ou moins grande étendue les parties molles, il est presque impossible de pincer l'artère et de la lier immédiatement; il faut alors comprendre dans la ligature les parties molles qui l'environnent; pour cela le procédé est simple. On prend une aiguille courbe enfilée d'un fil ciré; on la tient comme pour la porter de dehors en dedans; on l'enfonce dans les chairs à côté de l'artère; on la conduit au-dessous de celle-ci, et on la fait sortir du côté opposé, en tâchant d'embrasser au moins les trois-quarts de la circonférence de l'artère. Si on juge nécessaire de lier le bout inférieur, on s'y prend de la même manière; mais lorsque la profondeur de l'artère rend la ligature impossible, par le procédé dont nous venons de parler, on ne doit point hésiter d'inciser sur le trajet de l'artère les parties qui la recouvrent, et d'en lier les deux bouts en se servant d'une aiguille pour conduire le fil.

Dans le troisième cas, c'est-à-dire, lorsqu'une

artère considérable, comme la crurale, la brachiale, etc. a été ouverte par un instrument piquant, on doit la découvrir par une incision convenable, et en faire la ligature au-dessus et au-dessous de l'ouverture. Nous exposerons la manière de faire cette ligature, lorsque nous traiterons de l'anévrisme faux primitif.

De quelque manière qu'on ait passé un fil autour d'une artère, par le moyen d'une aiguille courbe, lorsqu'on l'aura tiré suffisamment on le coupera près de l'aiguille, et on nouera ses deux extrémités en faisant deux nœuds simples l'un sur l'autre. Le premier nœud doit être serré suffisamment pour opposer une digue insurmontable au sang, mais il faut bien prendre garde de le trop serrer, de peur que la ligature ne coupe l'artère avant qu'elle soit oblitérée. Au reste, la traction qu'on exerce sur les fils en serrant les nœuds doit être perpendiculaire à l'axe du vaisseau, pour que celui-ci ne soit point exposé à être déchiré. Pour diriger la traction perpendiculairement au vaisseau, on emploiera le procédé que nous avons indiqué en parlant de la ligature immédiate, et qui consiste à appuyer sur les fils avec le bout des pouces, portés le plus avant possible dans la plaie. Lorsque la ligature est faite, on rassemble les deux bouts du fil, on les couche sur un des côtés de la plaie, et on les couvre avec un petit morceau de linge, pour les distinguer du reste de l'appareil. Nous exposerons la manière de faire la ligature médiate dans l'amputation des membres, lorsque nous parlerons de cette opération.

Dans les autres opérations, et sur-tout dans l'extirpation des tumeurs carcinomateuses, on doit lier les artères d'un calibre médiocre à mesure qu'on les coupe, au lieu de les faire comprimer par le doigt d'un aide, jusqu'à la fin de l'opération, comme le pratiquent beaucoup de chirurgiens. Il arrive en effet souvent que l'opération étant finie et la plaie lavée avec de l'eau tiède, le sang ne donne plus, en sorte qu'on ne peut pas apercevoir l'orifice du vaisseau pour en faire la ligature. Ce phénomène s'explique aisément par l'état de spasme qu'éprouve le malade, et par le resserrement du vaisseau ; mais cet état de spasme n'est pas de longue durée, et aussitôt qu'il est dissipé la circulation se ranime, et l'hémorragie survient. Cette hémorragie qu'on ne pourroit prévenir que par un tamponnement douloureux, et qui oblige de lever l'appareil pour lier les vaisseaux, trouble les suites de l'opération, et peut avoir des effets plus ou moins nuisibles, suivant la constitution plus ou moins robuste du malade, sa pusillanimité ou son courage. J'ai vu plusieurs exemples de ces hémorragies ainsi renouvellées, à la suite de beaucoup d'opérations, et sur-tout de celle de la castration. On évitera ces hémorragies consécutives en liant les artères aussitôt qu'elles sont coupées, et avant d'achever l'opération.

Il n'y a point d'époque fixe pour la chûte des ligatures ; elles se détachent au bout d'un temps plus ou moins long, suivant la grosseur des artères, la quantité des parties molles qui ont été liées avec elles, et le degré auquel le fil a été serré. Lorsque cette chûte se fait attendre trop long-temps, on l'accélère en tordant la ligature à chaque pansement.

On voit, d'après ce que nous avons dit sur

les moyens d'arrêter efficacement l'hémorragie fournie par une artère ouverte dans une plaie, que ces moyens se réduisent à trois : 1.º la ligature qui convient dans le plus grand nombre des cas, et qui est le moyen le plus sûr et le moins douloureux, lorsqu'elle est faite avec les précautions que nous avons indiquées; 2.º la compression qui convient dans quelques cas particuliers que nous avons fait connoître; 3.º la cautérisation avec un fer rougi au feu, qui, dans certaines circonstances dont nous avons parlé, est le seul moyen que l'on puisse employer avec avantage.

Quoique les moyens généraux, tels que la saignée, la diète et les médicamens internes soient des secours peu efficaces pour arrêter l'hémorragie qui accompagne les plaies, cependant ils ne doivent pas être négligés; leur usage bien dirigé peut favoriser l'action des moyens mécaniques ou locaux.

La saignée, lorsque le malade est jeune, vigoureux, et que l'hémorragie n'a pas été excessive, peut être très-utile. Elle diminue la tension et la force des solides, et le sang n'étant plus poussé avec autant d'impétuosité dans les vaisseaux, si ceux qui fournissent l'hémorragie sont d'un petit calibre, leurs orifices peuvent se resserrer au point d'opposer une digue insurmontable à ce liquide; et si le vaisseau ouvert est considérable, le sang viendra frapper avec moins de force contre la ligature, ou la compression, et l'effet de ce moyen sera plus certain.

Lorsque l'hémorragie a été arrêtée par quelqu'un des moyens que nous avons décrits, on a soin d'éviter dans le régime tout ce qui pourroit

18.

augmenter trop promptement la quantité du sang et l'impétuosité de son mouvement. Le vin et les cordiaux doivent être sévèrement proscrits : on ne permettra d'autre nourriture que du bouillon. Le malade respirera un air frais ; on lui interdira toute espèce de mouvement, sur-tout de la partie malade.

On a vanté contre l'hémorragie les astringens pris à l'intérieur ; mais si ces médicamens appliqués sur les vaisseaux mêmes qui sont ouverts, n'arrêtent pas une hémorragie un peu considérable, que doit-on en attendre lorsqu'ils sont pris intérieurement, soumis à l'action de l'estomac qui doit nécessairement leur faire éprouver un changement quelconque, et qu'ils n'arrivent aux vaisseaux ouverts qu'en parcourant toutes les voies de la circulation ? Comme l'hémorragie fournie par un grand nombre de petits vaisseaux s'arrête souvent d'elle-même, ou par le secours de la moindre compression, on n'a pas manqué d'en attribuer la cessation à de pareils médicamens, lorsqu'on y avoit eu recours, et de les prôner ensuite comme des spécifiques contre l'hémorragie. Il y a quantité de ces remèdes qu'on vante beaucoup, et qu'on peut prendre sans conséquence, parce qu'ils ne font ni bien ni mal ; mais un chirurgien prudent sait à quoi s'en tenir là-dessus, et il n'expose point son malade à des accidens graves, en négligeant les secours vraiment efficaces, tels que la ligature, ou la compression. Cependant il est un cas dans lequel ces derniers moyens auroient peu d'effet sans le secours des médicamens internes ; c'est lorsque le malade a une affection scorbutique, et que le sang coule de la surface d'une plaie boursouflée et comme spongieuse.

Il est certain qu'alors les médicamens anti-scorbutiques agiront avec plus d'efficacité que les moyens locaux : en voici un exemple. J'amputai le doigt *medius* à un homme âgé d'environ 5o ans, pour une carie des phalanges, suite d'un panaris. Les artères collatérales furent liées ; les ligatures tombèrent le septième jour ; leur chûte ne fut suivie d'aucune hémorragie ; mais bientôt les lèvres de la plaie se boursoufflèrent et devinrent noirâtres, molles, spongieuses, et pour peu qu'on les touchât, elles saignoient beaucoup. Dès-lors le malade éprouva presque tous les jours une hémorragie assez considérable, à laquelle j'opposai en vain la ligature qui déchiroit aussitôt les chairs embrassées par le fil, et la compression qui n'étendoit pas son effet sur les orifices des vaisseaux qui fournissoient le sang, à cause du boursoufflement considérable des chairs. Ce boursoufflement, l'état des gencives, et les taches violettes qui se montroient dans diverses parties du corps et notamment aux jambes, ne laissant aucun doute sur l'existence d'une affection scorbutique, j'administrai le suc de cresson et celui de citron à forte dose. L'effet de ces remèdes ne tarda pas à être sensible : les hémorragies devinrent moins fréquentes et moins abondantes ; les chairs diminuèrent de volume et se raffermirent ; la suppuration devint louable, et la plaie ne tarda pas à guérir. J'observerai à cette occasion que la diathèse scorbutique peut avoir une grande influence sur les plaies, sans être portée à un très-haut degré ; et c'est à quoi les chirurgiens doivent faire beaucoup d'attention, afin de combattre de bonne heure cette diathèse.

Dans les cas ordinaires d'hémorragie à la suite

d'une plaie, on s'en tient pour tout remède intérieur aux boissons acidules froides. Les chirurgiens anglais font un grand usage de l'opium dans toutes les hémorragies ; mais ce remède ne peut être véritablement utile que dans le cas où l'hémorragie est accompagnée de quelque douleur très-vive, ou d'une affection spasmodique considérable.

De la Douleur.

Il en est de la douleur dans les plaies, comme de l'effusion du sang ; tant qu'elle est médiocre, on ne la regarde pas comme un accident, mais bien comme un phénomène inséparable de la blessure : elle ne devient un accident que par sa violence, ou sa trop longue durée.

La douleur qui accompagne une plaie quelconque est en général médiocre, et n'entraîne ordinairement aucun trouble dans l'économie animale. La plaie est douloureuse pendant cinq ou six heures ; ensuite la douleur diminue par degrés, et le malade cesse bientôt de souffrir, sur-tout si la plaie a été pansée méthodiquement.

Mais il est des cas où la douleur qui accompagne les plaies est si vive, qu'elle apporte un trouble général dans l'économie animale. Ses effets alors sont l'inquiétude, l'agitation, le changement de posture, l'insomnie, la fièvre, la chaleur, la soif, la sécheresse et quelquefois même les convulsions, sur-tout chez les personnes qui ont le genre nerveux très-facile à émouvoir.

Lorsqu'une plaie est accompagnée d'une douleur très-vive, on doit en chercher la cause avec

beaucoup de soin, afin d'y remédier efficacement; car toutes les douleurs ne cèdent pas à
un seul et même remède.

Les causes les plus ordinaires de cette douleur
sont, 1.º la piqûre, la section incomplète, ou
le déchirement des filets nerveux; 2.º la présence de quelque corps étranger; 3.º celle d'un
liquide épanché; 4.º une inflammation trop
considérable; 5.º enfin, un pansement mal fait
et l'application de médicamens âcres, irritans.

Lorsque la douleur qui complique une plaie
dépend de la piqûre, de la section incomplète,
ou du déchirement des filets nerveux, on lui
oppose les relâchans et les anodins; et si ces
moyens ne réussissent pas, on coupe en travers
les filets nerveux, ou bien on les désorganise,
dans une certaine étendue, avec un caustique.

On fait cesser la douleur produite par la présence d'un corps étranger, en faisant l'extraction de ce corps.

Si la douleur dépend de l'épanchement du
sang, ou d'un autre liquide dans la plaie, ou
dans la cavité d'un organe que cette plaie intéresse, on en délivre le malade en donnant issue
à ce liquide. C'est ainsi qu'après l'opération de
la taille, on fait cesser la douleur vive, produite
par le sang épanché dans la vessie, en détruisant, avec le doigt, les caillots qui remplissent
la plaie, et qui s'opposent à la sortie de l'urine
et du sang épanchés.

Quand la douleur dépend d'une inflammation trop considérable, on la combat par les
saignées, la diète sévère, les boissons rafraîchissantes, et les applications émollientes et
anodines.

Enfin, lorsque la douleur dépend d'un pansement mal fait, ou de l'application de substances âcres et irritantes, on la fait cesser en pansant la plaie plus méthodiquement, et en la débarrassant des substances âcres et irritantes, auxquelles on substitue les médicamens les plus adoucissans.

Mais si la cause de la douleur est inconnue, ou qu'étant connue on ne puisse pas l'ôter, ou enfin qu'étant ôtée, la douleur subsiste encore, on aura recours aux narcotiques; l'opium est celui qu'on emploie avec le plus de succès. L'expérience journalière apprend que ce remède, donné intérieurement, avec prudence et dans la quantité qui convient, assoupit, on ne peut mieux, la douleur. On peut aussi employer l'opium à l'extérieur, soit en le faisant dissoudre dans de l'eau, et en imbibant de cette dissolution des compresses qu'on applique sur la partie, soit en le faisant entrer dans la compotion d'un digestif. Mais on ne doit y avoir recours que lorsque la douleur est excessive, et il faut y renoncer aussitôt qu'elle est devenue supportable, parce qu'un trop long usage de ce remède pourroit éteindre l'inflammation des chairs, et s'opposer à l'établissement de la suppuration.

De l'Inflammation.

L'inflammation ne doit être considérée comme une complication des plaies, que lorsqu'elle est portée au-delà du degré nécessaire pour leur guérison. Ce degré varie dans les différentes plaies.

Dans les plaies simples, dont les lèvres peuvent être maintenues appliquées l'une contre l'autre, la plus légère inflammation suffit pour en procurer l'agglutination; et pour peu que l'état inflammatoire soit marqué par les symptômes qui lui sont propres, on doit le regarder comme une complication qui s'oppose à la cicatrisation immédiate, ou sans suppuration. Aussi a-t-on soin, dans le traitement de ces sortes de plaies, d'écarter tout ce qui pourroit causer de l'irritation et attirer l'inflammation.

Les plaies faites par les instrumens tranchans, et qui n'ayant pas pu être réunies, doivent suppurer avant de se cicatriser, sont accompagnées d'un degré d'inflammation plus considérable, et cette inflammation est absolument nécessaire pour l'établissement de la suppuration; mais lorsqu'elle est plus considérable qu'elle ne devroit être, suivant les phénomènes qui arrivent ordinairement à toutes les plaies, on doit la regarder comme une véritable complication, et la combattre par les moyens que nous indiquerons plus bas. Cette complication, lorsqu'elle survient aux grandes plaies et qu'elle est portée à un très-haut degré, devient plus ou moins fâcheuse, suivant la nature des parties blessées, et les symptômes dont elle est accompagnée, tels que la fièvre, le délire, etc. Mais l'état contraire, c'est-à-dire l'absence de l'inflammation qui doit avoir lieu le troisième ou le quatrième jour dans toutes les plaies qui guérissent par voie de suppuration, est beaucoup plus fâcheux, en ce qu'il annonce que les forces vitales manquent du degré d'énergie nécessaire pour l'établissement de la suppuration et pour la guérison de la plaie.

Dans les plaies faites par les instrumens contondans, et sur-tout dans celles d'armes à feu, l'inflammation qui précède l'établissement de la suppuration, est toujours assez considérable ; aussi la complication inflammatoire est-elle beaucoup plus commune dans ces plaies que dans les autres espèces de blessures. Elle est aussi plus fréquente dans les plaies faites par les instrumens piquans, sur-tout lorsque ces plaies ont lieu aux parties où il y a beaucoup de nerfs, comme la main.

L'inflammation est presque toujours un accident primitif des plaies; cependant elle peut survenir à toutes les époques de leur durée, et quelquefois même au moment où elles touchent à leur entière guérison. Les causes qui la produisent sont externes ou internes. Les causes externes sont l'exposition longue de la plaie à l'impression de l'air froid qui irrite les nerfs, dessèche les chairs, fronce les orifices des vaisseaux, et y retient tous les sucs ; les remèdes trop spiritueux, âcres et irritans qui produisent les mêmes effets sur les nerfs et les vaisseaux ; la compression faite par des corps étrangers, par des bandes trop serrées, ou par différentes pièces de l'appareil qui froissent les chairs : on peut mettre aussi au nombre des causes externes la nature même de la plaie, lorsque les nerfs ont été violemment contus, piqués ou déchirés. Les causes internes sont la disposition des solides et des liquides, qu'on a nommée diathèse inflammatoire, soit que cette disposition existe seule, ou qu'elle se trouve jointe, comme cela a fréquemment lieu, à l'état saburral des premières voies; le virus vénérien, le vice dartreux, etc. qui exercent plus souvent leur influence sur les plaies qui sont déja anciennes, que sur les plaies récentes.

La complication inflammatoire des plaies se manifeste par le gonflement, la rougeur, la chaleur et la douleur de leurs lèvres et des parties environnantes. Lorsque l'inflammation est considérable, elle est accompagnée de fièvre, d'insomnie, et quelquefois même de délire. Dans les plaies par instrument tranchant, l'engorgement inflammatoire se borne ordinairement aux lèvres mêmes de la plaie, ou du moins elle s'étend peu aux environs; mais dans les plaies violemment contuses, et sur-tout dans celles qui ont été faites par des instrumens piquans qui ont pénétré à une profondeur considérable, l'engorgement s'étend au loin, et occupe même quelquefois tout le membre blessé. Dans ce cas, lorsque l'inflammation est intense, il n'est pas rare qu'elle produise des abcès considérables, et quelquefois même la gangrène.

L'engorgement inflammatoire qui complique les plaies, s'opposant à leur guérison, on doit chercher à le prévenir par tous les moyens possibles. On pourroit peut-être diminuer la disposition inflammatoire des plaies récentes, en les laissant saigner modérément; mais on prévient plus sûrement l'inflammation en pansant les plaies mollement, en évitant les topiques âcres et irritans, en appliquant sur les environs de la plaie de légers répercussifs, en saignant le malade, et en le mettant à la diète la plus sévère.

Lorsque l'inflammation est survenue, il faut examiner si elle dépend d'une cause externe, ou de la disposition inflammatoire générale. Dans le premier cas, c'est-à-dire lorsque l'inflammation est produite par une cause externe, on éloigne cette cause, s'il est possible, et on emploie les fomentations ou les cataplasmes émolliens et anodins, qui favorisent l'établissement de la suppuration et le dégorgement de la plaie. Dans le second cas, on combat l'inflammation par la saignée plus ou moins répétée, suivant le tempérament et les forces du sujet, et l'intensité de l'engorgement, par la diète la plus sévère, et par l'usage des boissons délayantes et tempérantes. Dans tous les cas, on doit avoir égard à l'état des premières voies, et lorsqu'il y a des symptômes manifestes d'un embarras gastrique, comme cela a fréquemment lieu, on prescrit d'abord un vomitif, ensuite on administre, pendant quelques jours, de légers laxatifs.

L'inflammation qui complique les plaies se termine toujours par une suppuration abondante qui en dégorge les lèvres : cependant lorsque l'engorgement inflammatoire s'étend aux parties environnantes, la résolution de l'inflammation a lieu dans ces parties. Il est rare que cette inflammation se termine par la gangrène ; mais si cette fâcheuse terminaison avoit lieu, on se conduiroit comme il a été dit en parlant de la gangrène.

Lorsque l'inflammation survient à une plaie que l'on a réunie immédiatement, dans la vue d'en obtenir la guérison sans suppuration, il ne suffit point de lui opposer les moyens dont nous venons de parler, il faut encore renoncer à la réunion, et enlever les moyens qu'on avoit employés pour l'opérer ; car en continuant à maintenir les bords de la plaie réunis, on augmenteroit l'inflammation. La suppuration est alors inévitable ; mais lorsqu'elle aura dégorgé les lèvres de la plaie, et que ces lèvres seront couvertes de bourgeons charnus, rouges, vermeils, on aura recours de nouveau aux moyens de réunion, et sur-tout aux emplâtres agglutina-

tifs. On abrégera par-là la guérison de la plaie,
et on diminuera la largeur de la cicatrice ; avantage qui n'est point à négliger, lorsque la blessure occupe le visage, ou d'autres parties habituellement découvertes.

Du Tetanos.

De tous les accidens dont les plaies peuvent
être compliquées, le tetanos est le plus grave et
le plus dangereux. On a donné ce nom à la contraction spasmodique, violente et permanente
des muscles des mâchoires et du tronc, et qui
s'étend plus ou moins aux autres muscles destinés à des mouvemens volontaires.

Le tetanos qui est occasionné par une plaie
a été nommé *traumatique ;* mais quelle que soit
la cause de cette cruelle maladie, on lui donne
différens noms, suivant les parties qui en sont
affectées.

Ainsi, on l'appelle *trismus*, lorsque la contraction spasmodique est bornée aux muscles
releveurs de la mâchoire inférieure, et que cette
mâchoire est tellement serrée contre la supérieure, qu'aucun effort ne peut ouvrir la bouche, et que le malade ne peut rien avaler.

Le tetanos prend le nom de *tonique*, lorsque
la contraction spasmodique s'étend à tous les
muscles destinés aux mouvemens volontaires,
et que tout le corps, depuis la tête jusqu'aux
pieds, est si droit et si roide, que si on lève les
jambes du malade qui est couché, il ne porte
que sur l'occiput, comme si c'étoit une statue.

Lorsque la contraction spasmodique affecte
principalement les muscles de la partie postérieure du tronc et du cou, et que ces parties sont

courbées en arrière comme un arc, le tetanos prend le nom d'*opisthotonos*; on le nomme *emprosthotonos*, lorsque le corps se penche en devant, en sorte que le menton touche à la poitrine. Ces différens noms donnés aux affections tétaniques, ne désignent pas autant de maladies particulières; ils indiquent seulement le siège et les degrés variés d'une seule et même maladie.

En général, le tetanos a été observé dans toutes les régions; mais il n'est nulle part plus fréquent que dans les pays situés sous la zone torride, et sur-tout pendant la saison des chaleurs. Il est plus commun aussi dans les pays marécageux ou maritimes, que sur un sol sec, élevé et éloigné de la mer. Quoique tous les individus puissent en être attaqués, néanmoins il affecte de préférence les enfans peu de jours après leur naissance, puis les sujets du moyen âge, plus rarement les vieillards et les jeunes gens. Les hommes y sont aussi plus exposés que les femmes, et en général les personnes fortes et robustes, plus que celles qui sont foibles.

Quant à celui que l'on désigne particulièrement sous le nom de tetanos *traumatique*, le seul dont il va être question, il suit à-peu-près la même gradation pour la facilité avec laquelle il s'empare des blessés, selon les lieux où ils se trouvent, et la vigueur dont ils sont doués; mais on remarque qu'il se manifeste plus fréquemment dans les plaies des membres tant supérieurs qu'inférieurs, que dans celles du tronc, de la tête et du cou. Il survient quelquefois dans l'instant même de la blessure; mais le plus ordinairement il ne se déclare que plusieurs jours après qu'elle a été faite, quelquefois lorsque la plaie est déja bien avancée dans sa guérison, ou même entièrement guérie, et qu'il n'existe plus ni douleur, ni mal-aise dans l'endroit où elle étoit située.

Les causes du tetanos *traumatique* sont la contusion, la piqûre, la ligature d'un nerf, les plaies d'armes à feu, celles par morsure, comme je l'ai vu sur un homme d'Auteuil, qui avoit été mordu au bras par un cheval, et qui succomba le quatrième jour de l'accident ; les plaies des articulations ginglymoïdales avec déchirement des tendons, des ligamens, les fractures comminutives, ou compliquées de luxation, une piqûre un peu profonde à la plante du pied, etc.

Il est probable que ces causes produisent le tetanos, en excitant dans les nerfs de la partie blessée une irritation particulière plus ou moins vive, qui se communique à tout le système nerveux ; mais il est d'autres causes capables de déterminer cette maladie, ou du moins de favoriser son développement chez les blessés, et dont la manière d'agir est aussi peu connue, que leur action est certaine ; telles sont la suppression de la transpiration par le froid, le vent, l'humidité, le passage subit du chaud au froid, la présence des vers ou de matières très-âcres et très-irritantes dans les intestins, une constipation opiniâtre, la répercussion d'une maladie cutanée, la suppression d'un écoulement habituel, établi depuis long-temps, les passions vives et tristes de l'ame, les plaisirs de l'amour, etc.

L'observation a fait connoître les causes du tetanos, et les circonstances qui favorisent le développement de cette cruelle maladie ; mais elle ne nous a rien appris encore sur la manière dont elles la produisent. Aussi il n'est point d'affection morbifique dont l'étiologie soit moins avancée que celle du tetanos ; l'ouverture des corps, si propre à nous faire voir le siège et la cause des maladies en général, n'apprend rien relativement à celle-ci, lors même que la cause efficiente en est connue, et souvent elle ne l'est point.

Le tetanos *traumatique* se déclare quelquefois d'une manière très-brusque, et est porté tout-à-coup à son plus haut période ; mais le plus communément il se développe par degrés, et ne parvient que lentement à son état violent. Dans ce cas, il s'annonce par un sentiment de roideur vers la nuque, symptôme qui, augmentant par degrés, rend les mouvemens de la tête difficiles et douloureux. A mesure que la rigidité du cou devient plus grande, le malade éprouve vers la base de la langue un sentiment de mal-aise, qui se change bientôt en difficulté d'avaler ; cette difficulté augmente, et la déglutition devient, au moins par moment, tout-à-fait impossible. Il survient en même temps, à la partie inférieure du sternum, une douleur plus ou moins violente, qui delà s'étend dans le dos. Aussitôt que cette douleur se fait sentir, le spasme de tous les muscles du cou devient très-violent, et la tête est portée en arrière ou en avant, selon que la contraction est plus forte dans les muscles postérieurs, ou dans les antérieurs ; mais le plus ordinairement la tête et le tronc sont courbés en arrière. En même temps les muscles releveurs de la mâchoire inférieure, qui, dès l'invasion de la maladie, étoient affectés d'une rigidité spasmodique, entrent dans une contraction violente, qui applique tellement cette mâchoire contre la supérieure, qu'aucun effort ne peut l'en écarter. Cet état qu'on a regardé comme une maladie particulière à laquelle on a donné le nom de *trismus,* mal de mâchoire, ou mâchoire serrée, peut être considéré comme le signe pathognomonique du tetanos qui, dans bien des cas, ne consiste que dans cet état des mâchoires. Les muscles abdominaux sont vivement affectés de spasme, de manière que le bas-ventre, fortement retiré en arrière, est dur et tendu comme une planche. On a vu quelquefois le spasme se borner à un seul côté du corps et y occasionner une tension considérable; c'est ce que *Sauvages* a nommé tetanos latéral.

Lorsque la maladie est portée à un très-haut degré, les muscles fléchisseurs de la tête et du tronc se contractent si fortement, qu'ils contre-balancent la force des extenseurs, et tiennent ces parties droites, tendues et roides, au point qu'elles ne peuvent se mouvoir en aucun sens, et c'est à cet état que l'on a strictement appliqué le nom de tetanos. Les muscles des extrémités inférieures se roidissent aussi; les bras, qui jusques-là étoient peu affectés, participent alors à la roideur générale et deviennent immobiles, excepté les doigts qui souvent conservent jusqu'à la fin quelque mobilité; la langue conserve aussi la sienne pendant long-temps; mais enfin elle est également affectée de spasme, et agitée de mouvemens qui la poussent souvent avec violence contre les dents.

Dans le plus haut période de la maladie, tous les muscles destinés aux mouvemens volontaires sont affectés, entre autres ceux de la face; le front est ridé; les yeux sont quelquefois

contournés, mais communément ils restent fixes
et immobiles dans leurs orbites; le nez est retiré, et les joues sont portées en arrière vers les
oreilles, de manière que les traits du visage
éprouvent l'altération la plus étrange. Lorsque
le tetanos est porté à ce degré, et que les spasmes sont aussi universels, il survient ordinairement une convulsion violente, qui met fin à
la vie du malade.

Les contractions tétaniques, dans quelques
parties qu'elles se manifestent, sont accompagnées des douleurs les plus vives. Ces contractions persistent quelquefois sans aucune rémission sensible jusqu'à la fin de la maladie; mais
le plus souvent leur violence et celle des douleurs diminuent au bout d'une minute ou deux;
cependant le relâchement n'est jamais assez
considérable pour que les muscles qui l'éprouvent, puissent céder à l'action de leurs antagonistes; et il est presque toujours suivi, au bout
de dix ou douze minutes, du renouvellement
des mêmes contractions et des mêmes douleurs.
Ce retour des contractions spasmodiques a lieu
souvent sans cause évidente; mais il paroît fréquemment déterminé par les efforts que le malade fait pour changer de position, pour avaler,
pour parler, etc.

Lorsque le tetanos est violent et général, le
pouls est précipité, irrégulier, la respiration
fréquente et laborieuse; mais dans le temps de la
rémission, l'un et l'autre se rétablissent à-peu-
près dans leur état naturel. La chaleur du corps
n'augmente pas ordinairement. Dans la plupart
des malades, le visage est pâle et couvert d'une
sueur froide; très-souvent les membres sont

également froids, et une sueur du même genre se répand par tout le corps.

Dans cette maladie, il y a rarement du délire, ou même de la confusion dans les idées, si ce n'est dans le dernier période. Il y a quelquefois des vomissemens dès le commencement; mais le plus souvent ils ne continuent pas. L'appétit subsiste presque toujours pendant le cours de cette affection, et s'il arrive quelquefois que les malades prennent de la nourriture, elle paroît généralement se digérer assez bien. L'urine est souvent supprimée, ou ne sort qu'avec difficulté et douleur. Le ventre est resserré; mais on ignore si ce symptôme est l'effet de la maladie, ou celui des préparations opiacées que l'on emploie presque toujours à grandes doses. Il en est de même de l'éruption miliaire qui se manifeste quelquefois sur la peau des personnes affectées de tetanos. Au reste, on n'a pas observé que cette éruption fût un signe favorable ou funeste, ou qu'elle produisît aucun changement dans le cours de la maladie.

Le tetanos est rarement accompagné de symptômes fébriles; néanmoins, lorsque les spasmes sont fréquens et violens, le pouls est quelquefois plus plein et plus fréquent que dans l'état naturel; le visage est rouge, et tout le corps est couvert d'une sueur chaude. Dans le tetanos qui est produit par le froid, la fièvre survient quelquefois, et l'on assure qu'elle a été accompagnée de symptômes inflammatoires; cependant lorsqu'on a employé la saignée, le sang n'a jamais présenté la couenne pleurétique.

Le tetanos est en général une maladie très-dangereuse et difficile à guérir. L'expérience a

appris que quand il résulte de la lésion des nerfs,
il est communément plus violent et plus souvent
mortel, que quand il est l'effet du froid. Le
tetanos est aussi plus ou moins dangereux, suivant la rapidité de sa marche. Celui qui se dé-
véloppe subitement, et qui est porté promptement à un degré très-violent, fait périr ordinairement avant le quatrième jour. Lorsque ce
terme est passé, le malade est beaucoup moins
en danger ; car, en général, plus le tetanos a
duré, moins il y a à craindre. Cependant il est
bon d'observer que cette maladie continue à
être dangereuse, plusieurs jours même après le
quatre ; et que, quoique son intensité soit ordinairement beaucoup diminuée alors, elle est
sujette à se renouveller avec autant de force et
de danger qu'avant. Le tetanos qui ne fait point
périr le malade, ne se termine jamais subitement et d'une manière que l'on puisse regarder
comme critique ; il se dissipe toujours par degrés,
et ce n'est souvent qu'au bout d'un temps fort
long que tous ses symptômes sont entièrement
dissipés.

Le tetanos est au nombre des maladies dont
le traitement n'est assujetti encore à aucune
règle certaine et invariable. On a opposé à
cette terrible affection un grand nombre de
remèdes, tant internes qu'externes, que nous
allons faire connoître.

L'opium a paru le moyen le plus propre à
guérir le tetanos, et on l'a administré quelquefois
avec avantage ; mais l'expérience a appris que
pour en tirer quelque succès, il falloit le donner
à une dose beaucoup plus forte qu'on ne pourroit le faire sans danger dans d'autres cas. C'est
pourquoi on l'administre sous forme solide

ou liquide, à la dose de deux ou trois grains, que l'on réitère toutes les deux ou trois heures, et même toutes les heures, lorsque la violence des symptômes l'exige. En donnant l'opium de cette manière, on en a souvent porté la dose à vingt, trente, quarante grains et au-delà, dans vingt-quatre heures, et on a obtenu par-là une rémission très-marquée dans le spasme et les douleurs, sans que les malades aient éprouvé ni sommeil, ni délire, ni aucun des autres effets que ce narcotique produit dans d'autres circonstances, lors même qu'il est donné à des doses beaucoup moins considérables; ce qui fait que dans les affections tétaniques, on peut augmenter sans inconvéniens la quantité d'opium autant que les symptômes de la maladie semblent l'exiger. *Chalmers* le réitéroit jusqu'à ce que le spasme qui se manifeste au-dessous du sternum diminuât, que les contractions se dissipassent, que le pouls devînt mou, plein et égal, et qu'il se répandît sur tout le corps une moiteur.

Cependant la rémission des symptômes, produite par les premières doses d'opium, ne doit pas en faire discontinuer l'usage; car comme ses effets ne se soutiennent pas long-temps, on verroit les symptômes reprendre leur première intensité, si l'on n'en donnoit pas de nouvelles doses, avant le moment où les premières doivent cesser d'agir. Il est donc nécessaire de continuer l'administration de l'opium tant que les symptômes ont quelque tendance à revenir; et ce n'est que quand l'amélioration produite par ce médicament est très-grande, et qu'elle dure déja depuis long-temps, que l'on doit en diminuer les doses, et les donner à des intervalles plus longs.

Le resserrement des mâchoires et l'impossibilité d'avaler qui accompagnent si souvent le
tetanos, s'opposent à l'administration de l'o-
pium ; c'est pourquoi, il faut avoir recours
à ce remède dès les premiers instans de la maladie, et avant que la déglutition soit devenue
impossible. Lorsque ce symptôme existe, il faut
donner l'opium en lavement à une dose.pro-
portionnée à la violence du mal. Au reste, on
doit avoir la précaution de placer entre les
dents du malade, avant que les mâchoires soient
assez serrées pour ne plus permettre d'ouvrir la
bouche, une espèce de bâillon fait avec un morceau de bois garni de linge : sans cette précaution on se verroit souvent, dès les premiers instans de la maladie, dans l'impossibilité de faire
avaler quelque chose au malade.

La constipation qui accompagne presque toujours le tetanos, et qui dépend probablement de
l'état de spasme des intestins, est augmentée
encore par l'usage de l'opium que l'on donne en
aussi grande dose. Or, comme cette constipation
doit concourir à aggraver la maladie, il convient
de la combattre par l'usage des laxatifs, tant
que la déglutition peut se faire, et par celui
des lavemens, lorsque le malade ne peut plus
avaler.

On a jugé par analogie que l'on pourroit
beaucoup aider l'action de l'opium, en l'associant aux anti-spasmodiques ; on a aussi
administré ces derniers médicamens seuls. Ceux
sur lesquels on a le plus compté, sont le musc
et le camphre. Le premier sur-tout a été regardé par quelques praticiens comme le moyen
le plus efficace que l'on puisse opposer au tetanos ; mais, soit que le musc dont on s'est servi

ne fût pas pur, soit qu'on ne l'ait pas administré à une dose assez forte, le succès n'a pas
répondu à l'attente de ceux qui l'ont employé ;
et comme dans la plupart des cas où le tetanos
paroît avoir cédé à l'usage de ce médicament,
on avoit employé en même temps l'opium ou
d'autres moyens, il est impossible de dire si la
guérison a été due à l'effet du musc, ou à celui
des autres remèdes administrés concurremment.
Au reste, le musc et le camphre doivent être
donnés dans cette maladie, à des doses beaucoup plus fortes qu'on ne le fait dans tout autre
cas.

Comme la fièvre et les sueurs abondantes sont
les moyens dont la nature se sert quelquefois
pour guérir le tetanos, on a pensé que tout ce
qui pouvoit les exciter devoit être mis en usage
dans le traitement de cette maladie ; en conséquence, on a administré les sudorifiques,
et notamment l'ammoniaque (alkali volatil
fluor). Ce dernier moyen sur-tout a été employé avec succès par plusieurs praticiens.
Donné à la dose de dix ou douze gouttes dans
de l'eau sucrée, ou dans une boisson sudorifique, il excite une sueur abondante, qui a été
suivie quelquefois d'une diminution considérable du spasme et de la guérison de la maladie.

Outre les remèdes intérieurs que le serrement
des mâchoires et l'empêchement de la déglutition ne permettent pas toujours d'employer, il
en est d'extérieurs dont l'usage peut être salutaire, et que l'on doit toujours faire concourir
avec les premiers dans le traitement du tetanos,
en variant leur choix suivant les causes de cette
affection, l'état du malade et sa constitution
particulière.

La saignée, sur l'usage de laquelle les sentimens sont partagés, peut être utile lorsque le
malade est pléthorique, qu'il a de la fièvre, et
sur-tout lorsqu'il est sujet à une évacuation sanguine qui a disparu. Si cette évacuation est un
flux hémorroïdal, on appliquera avec avantage
des sangsues à la marge de l'anus ; dans les autres
cas, la saignée peut être nuisible, et il faut s'en
abstenir.

Le bain tiède est un moyen qui paroît très-
propre à relâcher la contraction spasmodique
des muscles, et on l'emploie communément
dans le traitement du tetanos. *Bajon* qui a eu
occasion d'observer fréquemment cette maladie
dans l'île de Cayenne, paroît avoir compté particulièrement pour la guérison sur les bains
continuels d'eau tiède. *Chalmers* commençoit le
traitement par la saignée, lorsque le malade
étoit pléthorique ; il faisoit ensuite prendre un
bain tiède, et il a observé que c'étoit presque
toujours l'unique moyen capable de rétablir la
déglutition. Cependant il avoue que ce moyen
n'a pas toujours été avantageux ; bien plus, on
prétend qu'il a été nuisible dans quelques cas,
et qu'il a même occasionné la mort ; mais on ne
sait pas si cela a été dû au bain, ou au mouvement qu'il faut donner au malade pour le mettre
dans la baignoire, ce qui renouvelle presque
toujours le spasme et le rend plus violent. J'ai
souvent employé les bains tièdes dans le traitement du tetanos, et quoiqu'ils n'aient pas eu un
succès bien marqué, je n'ai pas observé qu'ils
aient augmenté les symptômes, lorsqu'on avoit
pris toutes les précautions convenables pour
n'imprimer au corps aucune secousse, en mettant le malade dans la baignoire. Les fomenta-

tions faites assidument sur les pieds et les jambes pouvant être employées sans mouvoir le malade, n'ont pas les inconvéniens du bain, et on peut en user avec avantage.

Les auteurs ne sont point d'accord sur l'usage du bain froid, dans le traitement de la maladie dont nous parlons ; les uns l'ont préconisé comme un moyen très-efficace, et dont ils se sont servis avec le plus grand succès ; les autres le rejettent, et disent qu'il ne leur a jamais réussi. *Barrère*, ancien médecin de Cayenne, dit s'être servi utilement des douches et des bains d'eau froide dans le tetanos des enfans. Il les faisoit arroser plusieurs fois, dès qu'ils commençoient à quitter le mamelon, avec de l'eau froide, jusqu'à ce que les parties eussent recouvré leur souplesse naturelle : il assure que les négresses emploient avec beaucoup d'avantage cette méthode ; qu'elles plongent leurs enfans dans l'eau froide, dès qu'elles s'apperçoivent qu'ils commencent à être pris de ce mal, et que communément ils guérissent. Mais *Bajon* qui a aussi pratiqué la médecine à Cayenne, prétend que ce moyen n'a jamais réussi. Il est probable que cette diversité d'opinions vient de ce que ces deux médecins ont mis les bains froids en usage dans des circonstances différentes.

M. *Wright* a fait insérer dans le VIe volume des Recherches et observations des Médecins de Londres, un mémoire qui contient le récit des premiers essais que l'on a faits du bain froid dans le traitement du tetanos, et qui ont tous été heureux. Aujourd'hui ce moyen est devenu d'un usage presque général dans toutes les Indes occidentales, où le tetanos est très-commun. On l'administre quelquefois en plongeant le malade dans l'eau froide, dans celle de la mer, préférablement à toute autre, quand on en est à portée, ou plus fréquemment en versant d'un vase quelconque, de l'eau froide sur quelques parties du corps et même sur toute sa surface. Lorsque cela est fait, on essuie le malade avec soin; on l'enveloppe dans des couvertures; on le remet dans le lit, et on lui donne une forte dose d'opium. Ces moyens produisent ordinairement une rémission considérable des symptômes; mais elle n'est pas de longue durée, et l'on est obligé de répéter les mêmes moyens au bout de quelques heures. Cependant, en réitérant ainsi le bain et le narcotique, on parvient à obtenir des intervalles plus longs de repos, et à procurer une guérison complète, quelquefois même très-prompte. On a dans quelques cas ajouté à ce traitement l'usage du vin et celui du quinquina, qui ont paru en seconder les effets. On pourroit aussi y joindre l'ammoniaque à la dose de dix ou douze gouttes dans un verre d'eau sucrée, ou dans une boisson sudorifique. Le bain froid a été rarement employé dans le traitement du tetanos *traumatique;* on s'en est servi spécialement dans celui qui paroissoit produit uniquement par l'action de l'air froid. *Hippocrate* a recommandé les bains froids dans cette maladie; mais il veut, pour en faire usage, que le malade soit jeune et d'une forte constitution; que la saison soit chaude, et que le tetanos ne soit pas produit par une plaie. On trouve dans l'ouvrage de M. *Heurteloup,* intitulé : *Précis sur le Tetanos des Adultes,* une observation qui est contraire à l'opinion du père de la médecine, en ce qu'elle prouve que le bain froid peut être employé avec succès dans le tetanos *traumatique*, sur-tout lorsqu'il n'a pas une marche rapide. Cependant, comme les faits de cette espèce sont extrêmement rares, on ne doit user du bain froid, dans le traitement de cette maladie, qu'avec la plus grande circonspection, jusqu'à ce que l'expérience ait prononcé.

Le mercure a été employé contre le tetanos, et il a quelquefois réussi. On a fait sur les parties supérieures, et notamment sur le cou, des frictions avec l'onguent mercuriel, dont on a porté la dose jusqu'à deux ou trois onces pour une seule friction, dans la vue d'exciter promptement la salivation. On a aussi donné le mercure intérieurement ; mais sous quelque forme qu'on l'administre, il faut y avoir recours de bonne heure, et en porter la dose au point d'exciter la salivation, en veillant cependant à ce qu'il n'affecte pas trop fortement la bouche. On a combiné l'usage du mercure avec celui de l'opium, des bains, des laxatifs, des délayans, etc. et réunis, ces divers médicamens ont produit d'heureux effets. On doit d'ailleurs continuer l'administration du mercure, jusqu'à ce que la maladie soit entièrement domptée, à moins que des accidens particuliers n'obligent à le suspendre.

M. *Heurteloup* rapporte, dans l'ouvrage précité, une observation bien concluante en faveur du mercure sans aucun accessoire : « Un soldat fut attaqué du tetanos, huit jours après qu'on lui eut amputé une jambe. Le resserrement des mâchoires étoit tel, qu'il étoit impossible de lui faire rien avaler ; on chercha à exciter la salivation en chargeant les plumasseaux d'une couche épaisse d'onguent mercuriel double.

Elle s'établit, on l'entretient, et le malade fut sauvé. »

On a aussi employé les vésicatoires dans le traitement du tetanos, on en a appliqué de très-larges à la nuque et entre les épaules ; mais ces moyens ayant été rarement utiles et souvent nuisibles, on les a généralement abandonnés. Cependant, si cette maladie étoit évidemment produite par la répercussion d'une humeur quelconque, les vésicatoires pourroient être employés avec avantage.

Les anciens faisoient un grand usage, dans cette maladie, des bains d'huile tiède ; ils appliquoient des vessies de lait tiède autour du cou et des mâchoires, et ils faisoient des embrocations huileuses sur les parties souffrantes. Ces moyens ont été négligés par les modernes, et aujourd'hui on peut dire qu'ils sont même généralement oubliés. Cependant, comme leur usage ne peut avoir aucun inconvénient, je pense qu'on doit y avoir recours, en ne les regardant toutefois que comme des auxiliaires de remèdes plus efficaces.

Ambroise Paré a guéri un tetanos traumatique en couvrant le malade de fumier ; après avoir frotté tout son corps avec un liniment. Ce célèbre Chirurgien avoit amputé dans l'articulation l'avant-bras d'un soldat. Quinze jours après l'opération, le blessé fut attaqué du tetanos, accident que *Paré* avoit pronostiqué à cause du froid auquel le malade étoit exposé dans un grenier où il étoit couché. Touché de compassion, et desirant s'acquitter des devoirs de son art, *Ambroise Paré* ne pouvant faire mieux alors, fit transporter le blessé dans une étable où il y avoit beaucoup de bétail et une grande quantité de fumier. On le plaça à côté de deux réchauds remplis de feu ; on lui frotta la nuque, les bras et les jambes avec un liniment contre le spasme ; ensuite on l'enveloppa dans un drap chaud, on le coucha sur du fumier garni de paille fraîche ; puis on le couvrit avec d'autre fumier, de manière qu'il n'avoit que la tête de libre. Ce malade resta dans cette position pendant trois jours et trois nuits ; il lui survint un léger flux de ventre et une sueur abondante ; le spasme diminua par degrès, et il guérit (1).

Les moyens dont nous avons parlé jusqu'à présent peuvent être appliqués au traitement de toutes les espèces de tetanos ; mais lorsque cette maladie survient à la suite d'une blessure, il en est d'autres qui sont relatifs à la plaie même. On a conseillé de faire l'amputation de la partie blessée, lorsqu'elle est praticable, ou du moins de détruire la communication qui existe entre cette partie et le cerveau, soit en achevant, avec l'instrument tranchant, la division du nerf lésé, soit en détruisant une portion de ce nerf avec un caustique, ou avec le cautère actuel. Mais l'expérience a appris que ces moyens, qui pourroient peut-être prévenir le tetanos, si on y avoit recours de bonne heure, et avant l'apparition des premiers symptômes, deviennent inutiles, lorsqu'il est déclaré, et sur-tout lorsque le spasme est devenu général. Il en est de même de l'extraction des corps étrangers, et du débridement de la plaie, lorsqu'elle est trop étroite, contuse et excessivement tuméfiée.

La plaie doit être traitée différemment, sui-

----

(1) OEuvres d'*Ambroise Paré*, liv. XII, ch. XXXVII.

vant son état ; lorsqu'elle est douloureuse, tuméfiée, enflammée, on emploie les émolliens
et les anodins en cataplasmes ou en fomentations ; si elle est sèche, les chairs affaissées et la
suppuration totalement supprimée, quelques
praticiens la couvrent d'un emplâtre vésicatoire, ou mêlent avec le digestif un peu de poudre de cantharides, pour rappeler la suppuration, et ces moyens paroissent avoir produit de
bons effets.

Tels sont les principaux remèdes qui ont été
employés contre le tetanos. Parmi ces remèdes
ceux qui ont eu le plus de succès et sur l'efficacité desquels il nous paroît qu'on doit le plus
compter dans le traitement du tetanos traumatique, sont l'opium, le musc, le camphre, l'ammoniaque, le mercure et les bains. Dans le
choix et la combinaison de ces remèdes, on
doit avoir égard à la cause de la maladie, à
l'intensité des symptômes, au tempérament du
malade, au climat qu'il habite, etc. Au reste,
il est bon d'observer que, quelle que soit la méthode de traitement dont on aura fait choix d'a-
près un examen réfléchi des circonstances qui
viennent d'être indiquées, on doit la suivre avec
activité et persévérance, au lieu de l'abandonner légèrement pour lui en substituer une autre,
sous prétexte que ses effets ne se manifestent pas
assez promptement. Cette instabilité n'est propre qu'à augmenter le mal, et à rendre nuls les
moyens les mieux indiqués.

Un accident aussi grave que le tetanos *traumatique* a dû nécessairement exciter l'attention
des chirurgiens, dans ces derniers temps où ils
ont eu à traiter un grand nombre de plaies d'armes à feu ; espèce de blessure qui est souvent

accompagnée de cet accident. Plusieurs praticiens ont publié le résultat de leurs observations
à cet égard. M. *Fournier*, docteur en médecine
et en chirurgie à Bruxelles, qui a exercé avec
distinction la chirurgie dans les hôpitaux militaires, rapporte (1) cinq observations de tetanos
traumatique guéri par une méthode que nous
allons faire connoître, en donnant l'extrait de
ces observations.

*I.*ʳᵉ *OBSERVATION*. Au mois de brumaire
an 3, un militaire âgé de vingt-trois ans, blessé
à l'articulation du coude par une balle qui avoit
produit un désordre considérable, fut exposé,
pendant plusieurs jours à l'action d'un froid
humide, par l'effet de son transport à l'hôpital
militaire de Bruxelles. A son arrivée, M. *Fournier* agrandit la plaie qui étoit faite depuis douze
jours, et qu'on avoit négligé de dilater; il en
tira plusieurs esquilles et un morceau de drap.
Cependant, dès le soir, manifestation du tetanos, pouls plein, respiration laborieuse, ventre
resserré. Saignée, lavement, bain tiède; boisson abondante d'une infusion d'*arnica*, dans
chaque verre de laquelle on mettoit six gouttes
d'eau de luce. Le lendemain, roideur tétani-
que du tronc, abdomen tendu, urines rares.
Saignée copieuse, bain tiède, lavement et même
boisson, avec addition, toutes les deux heures,
de quatre grains de musc, autant de camphre
et de nitre purifié. Le soir, nulle amélioration
dans l'état du malade. La saignée, le bain et le
lavement sont réitérés : l'eau de luce, prise dans
la même infusion, est portée à huit gouttes, le

---

(1) Du tetanos *traumatique*, etc. Bruxelles, 1803.

musc, le camphre à cinq grains, et le nitre à dix,
à cause de la suppression totale des urines. Un
morceau de bois que l'on avoit eu soin de placer
entre les dents, dès le second jour, peut être
ôté. Enfin, le mieux se soutient, et le malade
guérit parfaitement; mais ce n'est que peu-à-
peu que l'on diminue la dose des remèdes précités, et qu'on les supprime entièrement. Néanmoins le malade ne peut parler avec toute la
facilité dont il est susceptible, qu'au bout de
quinze à dix-huit jours.

II.ᵐᵉ Oʙs. Un volontaire, âgé de 36 ans, et
d'une bonne constitution, blessé au mois de
ventôse an 3, par une balle qui a fracturé l'os
de la pommette, est couché dans une salle exposée au nord, infiniment humide et pavée en
pierres bleues; il se promène outre cela dans les
cours, sans égard à l'intempérie de la saison;
mais un soir qu'il a prolongé cet exercice, il est
saisi par un froid si incommode, qu'il vient se
coucher tout tremblant. Dès le lendemain, le
tetanos est manifeste; il y a trismus, tension
des muscles de la face et du cou. La plaie est
sondée; on en extrait la balle et une forte esquille; puis le malade est placé dans un lieu
plus convenable, traité comme le précédent, et
avec le même succès : seulement on ne le saigna
pas à cause de son état mélancolique. La crise
eut lieu par les sueurs, comme chez le premier;
mais elles durèrent beaucoup plus long-temps,
et se prolongèrent même au-delà du terme de
la guérison.

III.ᵐᵉ Oʙs. Au mois de thermidor an 4, un
prisonnier de guerre, âgé de vingt ans, blessé

qui lui avoit fracassé les condyles du fémur et
la rotule, étant resté couché une nuit sur un
pavé humide, seulement couvert d'un peu de
paille, fut pris dès le lendemain d'un tetanos
presque général. Pouls intermittent, foible,
tout le corps froid; cependant face animée et
brûlante. Le malade est transporté dans une
chambre sèche et chaude. Excepté la saignée et
les bains, que son état d'affaissement, celui du
pouls et la nature de sa plaie sembloient ex-
clure, et un vésicatoire qu'on lui appliqua à la
nuque, à raison de la coloration et de l'état
convulsif de la face, le traitement fut absolument le même que dans les deux cas précédens.
La crise eut aussi lieu par les sueurs, et le succès
fut tellement prompt et complet, que le sepitème
jour, depuis l'invasion de la maladie, et le dixiè-
me de la blessure, l'amputation de la cuisse
put être pratiquée, sans que pour cela les accidens tétaniques reparussent.

IVme *OBS.* Le sieur *Frank* ayant reçu à bout
touchant un coup de fusil chargé à plomb,
dans la plante du pied gauche, et sa blessure
ayant été négligée, est atteint, le cinquième
jour, des premiers symptômes du tetanos. La
plaie et un dépôt qui l'avoisine sont ouverts;
d'ailleurs pouls serré, fréquent. Saignée copieuse; mais la peau n'étant point rigide, le
malade n'est point baigné. Du reste, même traitement que dans les cas précités; sueurs non
moins abondantes, et dès le huitième jour, le
malade est dans un état si satisfaisant, que l'on
peut s'abstenir de tout remède.

Vme *OBS.* Le nommé *Vacatemberg* ayant bu

avec excès de la bière et des liqueurs fortes, le sixième jour de l'opération d'un sarcocèle volumineux, essuya une hémorragie qui n'ayant été aperçue que la nuit, et lorsqu'il eut perdu beaucoup de sang, mit dans la nécessité de comprendre le cordon spermatique dans une seule ligature. Malgré cela, la plaie étoit guérie le vingt-deuxième jour après l'opération, à l'exception de l'endroit où étoit la ligature non encore tombée : ce jour-là *Vacatemberg* étant sorti par un temps froid et venteux, fut saisi en rentrant des premiers symptômes du tetanos. La ligature fut coupée, de la charpie imbibée d'une dissolution d'opium fut appliquée sur le cordon. Le pouls, quoiqu'accéléré, étant petit, le malade n'est point saigné ; sa peau est rigide, sèche ; mais on n'a point la facilité de le baigner. Six gouttes d'eau de luce dans l'infusion d'*arnica*, le camphre et le musc à la dose de trois grains de chaque, toutes les deux heures sont administrés. Dès le soir, mieux sensible, nuit calme. Le lendemain matin, sueur abondante ; huit jours suffirent pour la guérison ; mais le musc fut continué à la dose de six grains chaque soir, jusqu'à la cicatrisation complète de la plaie.

Dans tous les cas que nous venons de citer, excepté dans celui-ci, M. *Fournier* a employé, outre les moyens que nous avons indiqués, une pommade composée de parties égales d'onguent mercuriel double et de basilicum, fortement animée avec la poudre de cantharides, dans la vue d'exciter une abondante suppuration, et de relâcher par-là les fibres de la plaie desséchées et crispées.

Ce praticien distingué a aussi placé à la fin de son mémoire, plusieurs observations qui lui ont été communiquées par M. *François Fournier*, ex-chirurgien de la marine ; savoir, trois sur une maladie convulsive particulière aux pays chauds, nommée *crampe*, et qui, quoique plus mortelle que le tetanos, a cédé à l'usage intérieur de l'ammoniaque (alkali volatil fluor), soutenu par une boisson abondante d'une décoction de canelle ; trois autres sur des convulsions assez violentes qui ont cessé promptement par le même moyen ; et enfin deux de tetanos traumatique guéri de cette manière, et dont voici le précis :

Ire *OBSERVATION.* Un matelot s'étant blessé au pied, fut dès le lendemain attaqué de tetanos ; l'alkali volatil, à la dose de douze gouttes, aidé d'une boisson abondante de décoction de canelle, dans la vue d'entretenir la sueur, produisirent de si bons effets, qu'en quarante-huit heures tous les accidens furent dissipés.

IIme *OBS.* Une jeune négresse de vingt-trois ans, piquée profondément à la plante du pied par une épine de raquette, fut prise du tetanos le second jour de sa blessure. Douze gouttes d'alkali volatil étant sans effet, on en donna une seconde dose, puis une troisième ; alors la transpiration se déclara, et au bout de quelques jours la malade fut guérie.

Le docteur *Wenzel Aloys Stutz ,* premier médecin de la ville de Gmund en Souabe, a

publié en 18oo (1) des Observations sur une manière nouvelle et sûre de guérir le tetanos traumatique. Cette méthode consiste dans l'emploi
des bains alkalins, et du carbonate de potasse
(alkali fixe végétal), uni à l'opium. Le docteur
Stutz a constaté l'efficacité de ces moyens par
trois cas remarquables, dont nous allons donner l'extrait.

Ire *OBSERVATION.* Un soldat âgé de vingt-
cinq ans, blessé par une balle à l'articulation
du pied, est affecté de tetanos le douzième jour
de son accident. On dilate la plaie, on emploie
successivement et à des doses de plus en plus
fortes les antispasmodiques de toute espèce, les
linimens anodins, les lavemens, le musc, l'opium
et les frictions mercurielles jusqu'au dix - septième jour de la maladie, sans pouvoir en arrêter les progrès ; en sorte que le malade étoit
presque expirant, lorsque l'auteur, ayant réfléchi sur les effets de l'application alternative de
l'opium et des alkalis pour diminuer l'irritabilité
nerveuse et musculaire, fit mettre ce malheureux dans un bain chaud, fait avec une lessive
de cendres de bois neuf, dans laquelle on avoit
fait dissoudre deux onces de potasse caustique
(pierre à cautère), et lui fit donner par cueil-
lerées, toutes les deux heures, une potion faite
avec un gros de carbonate de potasse (alkali
fixe végétal), dans six onces d'eau distillée,
avec addition d'une demi-once de sirop. L'opium

---

(1) *Voyez* la Gazette médico-chirurgicale de Hartein-
kein, à Saltzbourg, pour l'année 18oo, vol. I ; et la
Bibliothèque germanique médico-chirurgicale, vol. VI,
pag. 127.

qu'on avoit d'abord porté à trente-six grains,
en vingt-quatre heures, ne fut plus administré
qu'à la dose de dix, et les frictions furent supprimées. Dès que le malade fut dans le bain, il
parut revivre, et les symptômes se calmèrent à
vue d'œil. La potion ne produisit pas un effet
moins marqué : des sueurs abondantes eurent
lieu ; cependant l'alkali pris à l'intérieur, fut
porté jusqu'à quatre scrupules, et même jusqu'à
un gros et demi, tandis qu'on ne donna plus
qu'un grain d'opium chaque soir. Ensuite on
diminua successivement la dose d'alkali jusqu'à
ce qu'on n'en fît plus d'usage.

IIme *O*BS. Un soldat, blessé par une balle à
la partie interne du bras, est attaqué du tetanos
après cinq jours de transport, par un mauvais
temps. On administra les bains alkalins, et l'alkali à l'intérieur dès l'invasion, sans aucun
succès d'abord, ce qui fait qu'on emploie concurremment les frictions mercurielles ; mais,
comme dans le cas précédent, on les cessa sans
s'assurer que la quantité de mercure fût suffisante pour agir sur le systême. Malgré cela, le
cinquième jour la dose de l'alkali ayant été
portée à un gros et demi, et l'opium à douze
grains dans la journée, le sixième jour, la
sueur commença à ruisseler de tout le corps du
malade, et elle fut extrême. Cependant on
fut encore obligé pour obtenir une crise complète et une amélioration sensible, qui n'eurent
même lieu que le onze, de donner jusqu'à deux
gros d'alkali et dix-huit grains d'opium dans la
journée, et de répéter le bain. Les lavemens
d'eau de savon furent aussi très-utiles, pour
déterminer quelques évacuations alvines. On

ne diminua la dose des remèdes que le dix-huitième jour, et on ne les cessa que le vingt-deux. Il y eut dans ce cas-ci une éruption miliaire au dos.

IIIme Obs. Un soldat, âgé de vingt-six ans, blessé à l'épaule par une balle, fut pris de tetanos le vingt-troisième jour de sa blessure; mais chez ce malade la guérison fut prompte et facile par l'emploi des moyens précités : on n'eut besoin de porter la dose de l'alkali qu'à quatre scrupules dans la journée, et l'opium à six grains. On ne mit non plus qu'une once, puis une once et demie de potasse à cautère dans le bain, et les remèdes furent cessés dès le huitième jour.

Quant à nous, nous avons fait deux fois usage de la méthode du docteur *Stutz*, pour la guérison du tetanos traumatique; mais moins heureux que lui, quoique n'ayant rien négligé de ce qu'il recommande, nous avons eu la douleur de voir périr les blessés.

De la Paralysie.

Il n'est pas question ici de la paralysie qui reconnoît pour cause une affection de l'organe cérébral; nous ne parlons que de celle qui complique les plaies dans lesquelles les nerfs ont été lésés. Cette paralysie existe toutes les fois qu'il y a privation du sentiment ou du mouvement, ou bien de l'un et de l'autre en même temps, dans une partie qui se trouve au-dessous de la blessure. Elle est toujours due à la section complète de quelque nerf; aussi peut-on la reconnoître non-seulement à la perte du sentiment ou du mouvement de la partie, mais encore à la situation et à la profondeur de la plaie, qui indiquent que tel nerf a dû être coupé. Je suppose, par exemple, qu'une personne ait reçu un coup de sabre à la partie externe et inférieure du bras, et que l'instrument ait pénétré jusqu'à l'os dans l'endroit où le nerf radial se contourne sur l'humérus, un Chirurgien instruit saura prédire que les muscles extenseurs de la main et des doigts ne pourront plus se contracter. On a vu la section du nerf cubital, entre la tubérosité interne de l'humérus et l'olécrâne, priver du sentiment les deux derniers doigts, sans les priver du mouvement, parce que les muscles qui meuvent les doigts, reçoivent des nerfs d'ailleurs.

Il ne faut pas confondre la paralysie avec l'impossibilité momentanée où est un muscle de produire ses mouvemens, lorsque ce muscle, ou le tendon par lequel il se termine, a été coupé. Par exemple, lorsque le tendon d'achille a été coupé ou rompu en travers, les muscles qui y aboutissent sont instantanément dans l'impossibilité de porter le pied dans l'extension. Mais cette perte de mouvement n'est point durable; elle cesse dès que la nature a opéré la consolidation des deux bouts du tendon coupé; tandis que l'action des muscles paralysés par la section de leurs nerfs ne se rétablit jamais.

Quoique l'on ne puisse pas remédier à la paralysie dont nous parlons, il est important de la prévoir avant la guérison de la plaie; car si le Chirurgien n'avertissoit pas le malade qu'il sera privé des mouvemens exécutés par les muscles dont le nerf principal a été coupé, on pourroit attribuer à la manière dont la plaie a été traitée, un accident qui résulte nécessairement de la nature de la blessure.

§. II. *Des Accidens consécutifs des Plaies.*

Les accidens consécutifs des plaies sont, le croupissement du pus, la suppression de la suppuration et la pourriture d'hôpital.

Du Croupissement du Pus.

En général, la quantité de pus que donne une plaie est proportionnée à l'étendue de sa surface, et un œil exercé juge aisément de celle qu'une plaie doit fournir en raison de son étendue.

Quand une plaie fournit, dans l'intervalle d'un pansement à l'autre, une plus grande quantité de pus que son étendue apparente ne comporte, et qu'en pansant cette plaie, la pression exercée sur ses environs détermine encore la sortie d'une nouvelle quantité de matière purulente, c'est une preuve qu'il y a croupissement de ce liquide, c'est-à-dire, qu'il y a un foyer caché plus ou moins profondément, qui fournit cette abondante suppuration. Le croupissement du pus est ordinaire dans les fractures comminutives, soit qu'elles aient été produites par des corps contondans ordinaires, ou par des corps mis en mouvement par l'explosion de la poudre à canon. Dans ces sortes de cas, en pressant le membre dans divers points de sa surface, on voit le pus sortir par l'ouverture au moyen de laquelle le foyer qui le recèle, communique avec la plaie.

On s'assure de la direction de ce foyer en y introduisant une sonde, qui fait connoître aussi son étendue, sa profondeur, et le rapport de son fond avec son ouverture.

Le croupissement du pus peut avoir lieu aussi d'une autre manière, c'est lorsque la plaie est large, profonde, que son fond est plus bas que son entrée, et que la suppuration est fort abondante; dans ce cas, tout le pus qui se forme dans l'intervalle d'un pansement à l'autre, ne pouvant point se distribuer dans l'appareil, il s'en amasse une plus ou moins grande quantité au fond de la plaie.

Le pus qui s'accumule ainsi dans une plaie dont le fond est à découvert, est peu susceptible par lui-même de dépravation nuisible, même quand il est fort abondant. Mais celui qui s'amasse dans un foyer caché, et qui y croupit, s'y corrompt promptement, et prend les qualités nuisibles dont nous parlerons bientôt.

Pour empêcher que le pus ne s'accumule au fond d'une plaie qui en fournit une quantité considérable, il suffit le plus ordinairement de donner à la partie une position qui facilite l'écoulement de ce liquide. Mais lorsque la plaie est située de manière à ce qu'on ne puisse pas changer la position de la partie, il faut la panser fréquemment, et à chaque pansement absorber avec de la charpie fine le pus qui se trouve dans son fond. C'est ainsi que je me suis vu obligé de panser trois fois dans les vingt-quatre heures, une plaie énorme résultante de l'opération d'un anévrisme faux consécutif de l'artère fémorale, et d'absorber avec de la charpie, à chaque pansement, une grande quantité de pus qui se trouvoit au fond de cette plaie. Quand on s'aperçoit que la suppuration diminue, on éloigne les pansemens : il seroit aussi nuisible alors de les réitérer sans nécessité, qu'il a été utile de les renouveller lorsque la suppuration étoit très-abondante.

Mais lorsque le pus s'amasse dans un foyer particulier, qui ne communique avec le reste de la plaie que par une ouverture plus ou moins étroite, la situation de la partie et les pansemens fréquens suffisent rarement pour empêcher son croupissement. Dans ce cas, il est presque toujours nécessaire d'agrandir l'ouverture du foyer dans lequel le pus croupit, et de donner à l'incision une étendue suffisante pour procurer à ce pus un écoulement facile, et pour pouvoir garnir, avec de la charpie, exactement mais mollement, l'endroit où il se rassemble. Il y a des cas où l'on préfère à l'agrandissement de l'ouverture qui épanche le pus dans la plaie ou au-dehors, une incision faite dans l'endroit où la pente de ce liquide l'entraîne et le fait séjourner : cette incision, qu'on appelle contre-ouverture, doit être assez grande pour donner une issue libre au pus, et pour passer, lorsqu'on le juge convenable, un séton de linge effilé, propre à absorber les matières et à les conduire au-dehors.

L'agrandissement de l'ouverture du foyer dans lequel la matière purulente croupit, et la contre-ouverture pratiquée à l'endroit le plus déclive de ce foyer, sont les moyens les plus ordinaires et les plus sûrs que la chirurgie emploie pour empêcher le croupissement du pus; mais ils ne sont pas toujours praticables, et à leur défaut, cet art fournit encore, ainsi que nous l'avons remarqué en traitant des abcès, quelques autres ressources, comme les bandages expulsifs, les injections, etc.

Lorsque tous les moyens de l'art sont insuffisans pour empêcher le croupissement du pus, ou que l'emploi de ces moyens est négligé, la présence de ce liquide produit des effets différens suivant qu'il s'amasse seulement dans l'intervalle d'un pansement à l'autre, au fond d'une plaie large et profonde, mais dont toute l'étendue est apparente; ou qu'il s'accumule dans un foyer caché qui communique avec la plaie par une ouverture étroite, et qui ne se vide jamais complètement.

Dans le premier cas, le pus qui enduit seulement les chairs de la plaie, et qui est distribué dans les pièces de l'appareil, est, comme nous l'avons déja remarqué, peu susceptible de dépravation nuisible; mais sa présence entretient les chairs dans un état de relâchement et de mollesse, peu favorable au dégorgement des parties et à la diminution de la plaie.

Dans le second cas, c'est-à-dire lorsque le pus séjourne dans un foyer caché qui ne se vide jamais complètement, il se multiplie, il détruit les graisses, et forme des cavernes ou des sinus; il produit des endurcissemens, des callosités et quelquefois l'enflure œdémateuse de la partie malade. Mais de tous les effets du croupissement du pus, dans le cas dont nous parlons, sa dépravation est le plus remarquable et le plus fâcheux.

Tant que le pus produit par une inflammation bien conditionnée n'est pas exposé trop long-temps au contact de l'air, il ne contracte aucune qualité nuisible, et peut être resorbé par les lymphatiques, sans produire aucun trouble dans l'économie animale. Mais lorsqu'il reste exposé au contact de l'air dans un foyer qui le recèle, il s'y corrompt et acquiert des qualités pernicieuses qui se manifestent par sa fétidité, et par l'irritation qu'il produit sur les parties qu'il touche continuellement. Dans cet état, le pus ne peut être résorbé impunément ; sa résorption produit divers accidens, dont les plus ordinaires sont la fièvre, les colliquations, les sueurs, les cours de ventre, les dépôts, les foiblesses et le marasme ; et si cette résorption continue, elle fait presque toujours périr le malade.

On remédie à la résorption du pus qui croupit dans une plaie et qui s'y corrompt, en faisant cesser le croupissement, par les moyens que nous avons indiqués plus haut. Et lorsque cette résorption ne peut pas être empêchée, on en combat les effets par l'usage du quinquina, et par un bon régime.

De la Suppression de la Suppuration.

On dit qu'il y a suppression de la suppuration, lorsqu'une plaie dont les chairs sont rouges, grenues, et qui fournit une suppuration louable, devient tout-à-coup, tantôt sèche et enflammée, tantôt pâle, blafarde, sans action, et ne fournit presque plus de pus. Cet état a été désigné aussi par le nom de *reflux de la suppuration*, parce qu'on a pensé que le pus formé dans les vaisseaux, cessant de se répandre dans la plaie, reflue dans les voies de la circulation où il produit différens désordres, et quelquefois même la mort du malade.

La suppression de la suppuration peut avoir lieu à toutes les époques des plaies, mais elle arrive le plus ordinairement lorsqu'elles sont

fort avancées vers leur guérison. Les symptômes qui l'accompagnent sont la fièvre, des
frissons irréguliers, un pouls concentré et dé-
bile, des sueurs froides, des angoisses, des
oppressions, des défaillances, quelquefois des
convulsions, le délire, l'assoupissement léthar-
gique, une aridité, une disposition inflammatoire dans les chairs de la plaie, ou un défaut
d'action, marqué par un affaissement qui menace de mortification.

Ces accidens qu'on a attribués à la suppression de la suppuration, paroissent plutôt en
être la cause, sur-tout ceux qu'elle ne précède
point. En effet, comment concevoir qu'un pus
qui n'a éprouvé aucune altération, puisqu'il
n'est pas sorti des vaisseaux où il s'est formé,
puisse, en refluant dans l'économie animale,
donner lieu à des accidens aussi fâcheux que
ceux qui accompagnent ordinairement la suppression de la suppuration, et sur-tout produire
des abcès intérieurs, comme on en trouve quelquefois dans ceux qui périssent en deux ou trois
jours dans des suppressions de suppuration ?
Ces abcès intérieurs qui se forment tantôt dans
le foie, tantôt dans le poumon, tantôt dans
le mésentère, et tantôt dans le cerveau, ne
peuvent être produits que par une inflammation déterminée par une cause irritante quelconque.

Ces mêmes abcès qui, sans doute, sont la
cause de la mort du malade, doivent être aussi
la cause de la suppression de la suppuration et
de tous les accidens qui l'accompagnent, c'est
la cause qu'on a prise pour l'effet, lorsqu'on les
a attribués au reflux du pus; car ces abcès qu'on
ne découvre ordinairement qu'après la mort du

malade, se forment si insensiblement qu'on ignore entièrement le temps de leur formation.

La suppression de la suppuration est produite quelquefois par une fièvre essentielle qui se déclare tout-à-coup chez une personne qui a une plaie en parfaite suppuration. Dès le début de la fièvre, la plaie devient sèche, l'inflammation s'y éteint presque entièrement, et la suppuration ne se rétablit que quand la maladie qui a donné lieu à la suppression, est en voie de guérison. En général, cette suppression de la suppuration est peu dangereuse par elle-même; c'est plutôt une suspension de la marche de la plaie, qu'un accident dont on doive craindre des suites fâcheuses.

Les abcès intérieurs et la fièvre ne sont pas les seules causes de la suppression de la suppuration; elle peut dépendre encore de l'irritation de la plaie, par la présence d'un corps étranger, par l'impression de l'air froid, par des pansemens rudes et peu méthodiques, et par l'usage des topiques âcres et irritans : cette irritation suscite quelquefois dans les chairs de la plaie des dispositions inflammatoires qui interrompent la suppuration. Les fautes que les blessés commettent dans le régime, les passions violentes auxquelles ils s'abandonnent, produisent souvent aussi le même effet avec d'autres symptômes, comme la fièvre, le délire, les syncopes, les convulsions, etc. qui sont plus redoutables que la suppression de la suppuration, laquelle est toujours l'accident le moins fâcheux.

L'art n'offre presqu'aucune ressource contre la suppression de la suppuration qui connoît pour cause quelque abcès caché dans l'intérieur des viscères. Il ne peut qu'inspirer des précautions pour prévenir ces funestes abcès, lorsqu'on a quelque indice de leur formation ; mais le plus souvent nous n'en sommes avertis que par des accidens qui annoncent la mort du malade. Ces précautions sont différentes, suivant l'état de la plaie et les symptômes que le malade éprouve. Si la plaie fournit un pus louable, que le malade éprouve tout-à-coup une douleur plus ou moins vive dans la région d'un viscère quelconque, du foie, par exemple, que la fièvre s'allume, on aura recours aux saignées et à tous les autres moyens anti-phlogistiques propres à prévenir la suppuration du viscère frappé d'inflammation.

Lorsque la suppression de la suppuration est causée par une disposition inflammatoire des chairs, produite par quelque irritation, il faut éloigner la cause irritante, et dissiper l'inflammation par des topiques relâchans. Si l'inflammation est considérable et accompagnée de fièvre, on aura recours à la saignée et à une diète fort humectante. Quand c'est un mauvais régime qui a occasionné la suppression, cette cause est plus fâcheuse ; il faut y remédier par une diète sévère, par des lavemens et par de légères purgations. Si la suppuration a été interrompue par quelque passion violente, et que cette suppression soit accompagnée d'accidens fâcheux, on doit s'attacher principalement à calmer les accidens, et on rappellera la suppuration par les toniques émolliens et relâchans. Mais les accidens sont quelquefois si pressans dans ce dernier cas, que souvent nous n'avons pas le temps d'y remédier.

De la Pourriture, ou Gangrène humide d'Hôpital.

La pourriture d'hôpital est une espèce de gangrène humide qui attaque, en quelque sorte *épidémiquement*, les solutions de continuité des blessés rassemblés dans un lieu mal-sain.

Ses causes occasionnelles sont, la situation d'un hôpital dans un endroit bas et marécageux, le voisinage d'un foyer quelconque d'infection, la mal-propreté des individus, ou des choses à leur usage, l'encombrement des salles, sur-tout lorsqu'elles sont peu spacieuses et mal aérées ; enfin, tout ce qui peut corrompre l'air d'un lieu habité par des malades ; car un air ainsi infecté tend à introduire, jusques dans les plaies les plus simples, l'espèce de dégénérescence putride dont il s'agit, tant par son action immédiate sur la surface de la blessure, que par son influence nuisible sur toute l'économie. Aussi des causes de ce genre ont-elles produit quelquefois des épidémies gan-greneuses bien redoutables et de longue durée, ou au moins une constitution sous l'influence de laquelle toutes les solutions de continuité prenoient constamment une tournure fâcheuse, et étoient souvent compliquées des accidens les plus graves de la pourriture. M. *Vigarous* a vu régner une épidémie de cette espèce pendant vingt mois dans les deux hôpitaux de Montpel-lier, et il avoue que les anti-septiques les plus puissans étoient d'un foible secours contre cette maladie, qui s'emparoit même des plus légères égratignures.

En général, on n'observe point de semblables

épidémies dans les hôpitaux de nouvelle cons-
truction, et dans ceux qui sont bâtis hors du
sein des villes et sur des hauteurs. La pourriture
d'hôpital peut régner dans toutes les saisons;
mais elle est plus commune à la suite des grandes
chaleurs de l'été, et lorsque le vent du midi
souffle depuis long-temps. On la voit compliquer indistinctement toutes les espèces de solutions de continuité; cependant elle n'attaque
jamais celles de tous les blessés réunis dans la
même salle; elle se manifeste à divers degrés sur
la plupart, et on a remarqué que plus la solution de continuité a d'étendue, plus elle est exposée à en être affectée; mais quelquefois il
arrive qu'elle se borne à une partie de la surface
de cette solution de continuité, tandis que le
reste continue de marcher vers la cicatrisation.
Les blessés qui ne l'ont pas contractée dans un
temps, n'ont pas pour cela l'assurance d'en être
exempts dans la suite.

Les dispositions individuelles qui favorisent
le développement de cet accident des plaies, sont
les tempéramens bilieux et mélancolique, le
chagrin, la crainte et les autres affections tristes, une nourriture mal-saine ou insuffisante,
la diathèse scorbutique, l'affoiblissement des
forces vitales par des circonstances antérieures
quelconques, les fièvres essentielles graves, etc.

Les observations de *Pouteau* et celles de
quelques autres praticiens, prouvent d'une
manière convaincante, que la gangrène d'hôpital peut être communiquée à la plaie, à l'ulcère le plus simple de la personne la mieux
constituée, et qui respire l'air le plus salubre,
par le seul contact immédiat sur cette plaie ou
cet ulcère des linges ou de la charpie infectés

du levain de la maladie. Mais on conçoit que cette espèce d'inoculation est d'autant plus à craindre et toujours suivie d'un effet d'autant plus prompt, que les malades ont déja été exposés à l'influence des causes capables de produire cette gangrène, et qu'ils sont doués de la constitution la plus propre à en favoriser le développement. Au reste, il est certain que dès qu'un malade a pris le germe de cette affection dans un hôpital, il ne peut s'en garantir, quelque précaution qu'il prenne pour cela : c'est ainsi que nous l'avons vue se développer chez des blessés qui, pour échapper à l'épidémie, étoient sortis d'un hôpital infecté, et s'étoient retirés dans des endroits élevés, où ils respiroient l'air le plus pur.

Les premiers symptômes qui annoncent la gangrène d'hôpital dans une plaie ou dans un ulcère, sont, une douleur plus ou moins vive, un enduit visqueux et blanchâtre sur la surface des chairs qui deviennent moins vermeilles, et présentent dans plusieurs points des taches grisâtres ou d'un blanc sale, ressemblant à des ulcères vénériens ou à des aphtes : ordinairement ces points d'ulcération, ainsi épars et comme entés sur l'ulcère primitif, s'étendent et se réunissent bientôt, de manière que toute la surface de la solution de continuité paroît d'un gris cendré ; elle est plus ou moins dure, et quelquefois sanguinolente. Il se forme alors dans la peau circonvoisine un cercle rouge pourpré, toujours œdémateux, et qui acquiert plus ou moins d'étendue. Quelquefois, lorsque le sujet est bien constitué, que les causes d'infection sont peu actives et les forces vitales suffisantes, le mal se trouve aussitôt borné : il peut même arriver, comme nous l'avons dit,

qu'il ne s'étende pas à toute la surface de l'ulcération. Mais le plus souvent, au contraire, ses
progrès sont extrêmement rapides, et quelquefois très-effrayans; les bords de la plaie ou de
l'ulcère se durcissent et se renversent, les chairs
s'élèvent et se boursoufflent par le dégagement
d'une grande quantité de gaz dont elles paroissent entièrement infiltrées; ensuite elles tombent
par escarres mollasses et rougeâtres, qui ressem-
blent assez bien à la substance du cerveau du
fœtus, quand la putréfaction s'en empare : la
surface de cet ulcère putride fournit alors une
suppuration sanieuse, abondante et d'une odeur
très-fétide; enfin, chaque jour, jusqu'à ce que
la nature seule, ou aidée des secours de l'art, ait
tracé les limites où doit s'arrêter la pourriture,
elle envahit de nouvelles parties, tant en largeur
qu'en profondeur, de manière que les aponévroses, les muscles, les vaisseaux sanguins, les
nerfs, les tendons, le périoste et les os eux-
mêmes, en deviennent la proie.

Dès que le désordre local est parvenu à un
certain degré, il ne tarde pas à porter son influence sur toute l'économie; le malade perd
l'appétit, la langue se couvre d'un enduit blanchâtre, la fièvre s'allume; le pouls est petit,
dur, irrégulier; l'agitation devient universelle ;
il y a de l'anxiété, de l'insomnie et un trouble
général dans les fonctions.

La gangrène d'hôpital dure plus ou moins
long-temps, suivant l'étendue de la plaie ou de
de l'ulcère qui en est attaqué, le tempérament
du malade, l'impression que les miasmes septi-
ques ont faite sur l'économie animale, et l'intensité du mal. On a vu des pourritures d'hôpital s'étendre au-delà du trentième jour; alors il

est rare que les malades se rétablissent. Dans les cas ordinaires, la plaie est en bon état du sixième au neuvième jour; dans les plus simples, l'amélioration se manifeste du troisième au cinquième. L'heureuse terminaison de la maladie, quelle qu'en soit l'époque, s'annonce toujours par la diminution des douleurs; le pus acquiert de la blancheur et de la consistance, son odeur n'est plus fétide, nauséabonde; les bords de l'ulcération s'affaissent, sa surface devient moins inégale, plus vermeille; le cercle rouge pourpré, œdémateux qui l'environne, prend un caractère vraiment inflammatoire, et revenue à l'état simple, la solution de continuité se ferme assez promptement, lors même que la destruction des parties molles a été un peu considérable, à moins que de nouveaux accidens ne viennent déranger le travail de la cicatrisation. Mais quelquefois, lorsque le blessé semble toucher au terme de sa guérison, son état change tout-à-coup, et l'on voit paroître sur la cicatrice des points d'ulcération qui, en se propageant en divers sens, donnent lieu à une récidive que l'on a vue se renouveller plusieurs fois.

La pourriture d'hôpital est toujours une complication fâcheuse, puisqu'elle retarde la guérison des solutions de continuité; cependant, lorsque celles-ci sont simples, peu étendues, que les malades sont d'une bonne constitution et bien portans d'ailleurs, ce n'est point une maladie dangereuse : on voit même alors après la chûte des escarres, l'ulcère guérir assez promptement et la cicatrice ne présenter qu'une légère difformité. Mais dans les solutions de continuité qui ont une large surface, ou qui sont anciennes, cette maladie fait beaucoup plus de ravages, s'y renouvelle souvent, et ses rechûtes sont toujours opiniâtres. On observe la même chose lorsqu'elle attaque des personnes affectées d'un vice intérieur, scorbutique, ou vénérien; et dans ces différens cas, les malades sont souvent en danger. Mais la pourriture d'hôpital est sur-tout dangereuse et presque toujours mortelle, dans les grandes plaies contuses avec fracas des os : en effet, on voit souvent alors les membres blessés se dépouiller entièrement de leurs parties molles par les progrès du mal, et les infortunés qui en sont affectés, succomber tantôt à la fièvre gangreneuse, tantôt aux douleurs aiguës qui accompagnent cette maladie, d'autres fois aux hémorragies fréquentes qui leur arrivent, et le plus souvent à la consomption et au marasme, effets presque inévitables des longues et abondantes suppurations.

Le traitement de la gangrène d'hôpital est préservatif, ou curatif.

Dans le traitement préservatif de cette maladie, on doit avoir essentiellement pour objet d'éloigner toutes les causes que nous avons considérées comme capables de donner lieu à son développement : ainsi on empêchera l'encombrement des salles de blessés; elles seront aérées et isolées autant que possible, et on écartera avec soin tout ce qui pourroit former foyer d'infection; d'un autre côté, on préviendra la disposition des blessés à contracter cette espèce de gangrène, par des alimens bien choisis, des boissons fortement acidulées avec un acide végétal ou minéral, notamment le sulfurique, et par l'usage modéré du bon vin. L'état des premières voies mérite une attention particulière, et au moindre symptôme de saburres, il faut avoir recours aux vomitifs et aux purgatifs, **et** les répéter plus ou moins, selon les circonstances : c'est par l'action bienfaisante de ces remèdes que l'on détruit le germe des fièvres humorales bilieuses, si communes aux blessés qui n'ont pas été évacués à temps ; affections qui éloignent toujours plus ou moins la guérison des solutions de continuité, et qui leur impriment très-souvent des complications funestes. Après l'usage convenable des évacuans, il devient nécessaire de prescrire des boissons amères et légèrement aromatiques, propres à soutenir le ton de l'estomac et à favoriser ses fonctions.

Les pansemens doivent être faits avec une promptitude et une propreté extrêmes, et on ne sauroit user de trop de précautions pour prévenir l'espèce d'inoculation dont nous avons parlé. On doit aussi bannir du traitement des plaies et des ulcères menacés de la pourriture d'hôpital, les topiques gras et résineux, et n'employer que ceux qui sont propres à soutenir le ressort des chairs sans les irriter ; tels sont la décoction ou la simple infusion des plantes aromatiques dans l'eau ou le vin, les lessives alkalines légères, ou autres topiques analogues. On fait des lotions avec ces préparations et on en imbibe le plumasseau qui doit recouvrir la plaie ; on l'humecte toutes les douze heures, et on ne l'enlève que tous les deux ou trois jours, lorsque la suppuration est peu abondante ; mais si la plaie fournit beaucoup de pus, on renouvelle le pansement toutes les vingt-quatre heures.

Tels sont les moyens dont l'emploi judicieux peut éloigner la pourriture d'hôpital, ou du moins la rendre beaucoup plus rare dans la plupart des hôpitaux. Voyons maintenant quelle est la conduite à tenir lorsque cette maladie est déclarée, pour la dompter avant qu'elle soit portée au point de faire craindre pour la vie des malades.

Le plus sûr moyen d'en arrêter les progrès, ou du moins d'abréger sa durée, seroit, sans doute, de transporter les blessés dans un lieu plus salubre, pour les soustraire à l'atmosphère infectée de miasmes putrides et vraiment contagieux dans laquelle ils ont puisé le germe de la maladie; mais ce changement de local est presque toujours impossible. Quel est en effet l'hôpital dans lequel on trouve des salles de réserve bien aérées, éloignées de tout foyer d'infection, et dans lesquelles on peut transporter les blessés, dès qu'on aperçoit les premiers germes de la pourriture? Les hôpitaux les mieux construits sont bien loin d'offrir la moindre commodité à cet égard. Ne pouvant donc point, en général, transporter ces malheureux dans un lieu différent de celui où ils ont contracté la pourriture, on doit purifier l'air qu'ils respirent, en le renouvelant autant que possible, en établissant des courans, et sur-tout en faisant des fumigations d'acide muriatique oxigéné, d'après le conseil et le procédé de M. *Guyton-Morveau*, ou bien en ayant recours à celles d'acide nitrique (1).

____

(1) Pour faire une fumigation d'acide muriatique oxigéné dans une salle de dix lits :

Prenez, muriate de soude	décagram.	onces.	gros.	grains.
(sel commun).	10 environ 3		2	10
Oxide noir de				
manganèse . .	2	0	5	17
Eau	4	1	2	33
Acide sulfurique	6	1	7	50

On triture ensemble l'oxide de manganèse et le sel

Du reste, lorsqu'un ou plusieurs blessés occupent un endroit de la salle mal aéré, ou voisin de quelque foyer d'infection, et qu'ils se trouvent affectés de la maladie avant qu'elle soit devenue générale, on peut en quelque sorte suppléer au changement de salle et procurer une amélioration plus prompte dans leur état, en les faisant transporter dans le lieu de la salle où l'air se renouvelle avec le plus de facilité, et le plus éloigné possible de celui où ils ont contracté la pourriture.

---

commun ; on met le mélange dans une capsule de verre, de porcelaine ou de grès ; on ajoute l'eau, et on verse de suite l'acide, si la salle n'est pas habitée, ou par portion, s'il y a des malades. Il est inutile d'employer la chaleur qui ne feroit que déterminer une décomposition un peu plus prompte du sel marin.

Les fumigations d'acide nitrique se font, en versant dans un vase de même nature que les précédens, quinze grammes (une demi-once) d'acide sulfurique concentré : on y jette ensuite une égale quantité de nitrate de potasse pur (nitre ou salpètre raffiné), réduit en poudre, et on remue ce mélange avec une baguette de verre, ce qui produit pendant environ une heure une vapeur blanche qui se répand dans toute la salle. Les doses d'acide sulfurique et de nitrate de potasse que nous venons d'indiquer d'après le docteur *Carmicaël Smith*, suffisent pour une chambre habitée, dont l'étendue est de dix pieds dans chaque dimension : on les augmente à raison de la grandeur du local que l'on veut désinfecter.

Au reste, soit que l'on mette en usage les fumigations d'acide muriatique oxigéné, ou celles d'acide nitrique, il faut les réitérer une ou deux fois chaque jour, jusqu'à la cessation entière de la maladie. Il est bon aussi de promener la capsule contenant le mélange dans différentes parties de la salle, afin que la vapeur se répande exactement pár-tout. On sent bien d'ailleurs, que les croisées devront être fermées, autant que durera l'évaporation, et même pendant quelque temps après qu'elle aura été faite.

La diète, les médicamens internes et les topiques forment, après le changement de local et la désinfection de l'air, lorsque ce changement est impossible, les trois points essentiels du traitement de la gangrène d'hôpital.

Lorsque cette gangrène complique une plaie ou un ulcère fort étendu, et que la fièvre qui l'accompagne est considérable, la tisane seule doit servir à-la-fois de boisson et de nourriture, ou si l'on se permet de donner quelque chose d'un peu alimenteux, on devra prescrire des crêmes de riz, d'orge ou d'avoine extrêmement légères : elles remplaceront très - avantageusement le bouillon, dont la digestion est alors difficile, et qui semble en quelque sorte se corrompre dans l'estomac : quand il y aura moins de chaleur et d'irritation, que le mal sera un peu moins intense, on augmentera la consistance des crêmes; enfin, lorsque l'état du malade permettra l'usage des alimens solides, on lui donnera des œufs frais, des compotes de fruits, des légumes apprêtés convenablement, du poisson, et même des viandes blanches; mais la quantité de ces dernières doit toujours être dans une proportion inférieure à celle des autres alimens : moins les malades mangeront de viandes, et moins ils seront exposés à la récidive de la pourriture.

Quant au choix des médicamens internes, il doit toujours être subordonné à l'état du malade, au degré de la maladie et aux symptômes dont elle est accompagnée. La fièvre, l'irritation et la chaleur qui accompagnent ordinairement la pourriture d'hôpital, indiquent les boissons délayantes et acidules, telles que le petit-lait nitré, édulcoré avec le sirop de violettes, la limonade, etc. Lorsqu'il y a des in-

dices de saburres des premières voies, on administre un vomitif. Si les forces vitales sont foibles
et languissantes, on a recours aux moyens propres à les soutenir et à les ranimer, tels que le
vin vieux de Bordeaux que l'on mêle à la limonade, et que l'on donne même pur, lorsqu'une
adynamie profonde l'exige. Le quinquina dont
on tant a vanté la vertu antiseptique, a paru,
en général, plus nuisible qu'utile dans la maladie dont il s'agit. On a remarqué que son
usage long-temps continué, à des doses un peu
fortes, pouvoit devenir funeste, en augmentant
la fièvre et l'irritation qui accompagnent presque toujours cette espèce de gangrène. Cependant, lorsqu'il y a atonie, l'usage du quinquina
est indiqué, et on l'administre avec avantage.
L'expérience a appris que de toutes les préparations de ce médicament, celle qui convient le
mieux, est son extrait sec, ou sel essentiel, sans
doute parce qu'il n'exige pas une sorte de digestion comme le quinquina en poudre, et qu'il a
plus d'action que la simple décoction de cette
substance. Au reste, sous quelque forme qu'on
emploie ce remède à l'intérieur, dans le cas de
pourriture d'hôpital, on ne doit jamais le prescrire dans le commencement et l'augment de la
maladie, mais seulement lorsqu'elle est dans
son état et dans son déclin, c'est-à-dire, lorsque
la fièvre et l'irritation commencent à se dissiper
ou le sont déja.

Les acides n'ont pas les mêmes inconvéniens
que le quinquina; ils conviennent dans tous les
temps de la maladie : leur efficacité, constatée
par un grand nombre d'observations, est d'autant plus marquée, qu'on les donne à plus haute
dose. Celui que l'on a administré avec le plus de

succès, est l'acide sulfurique ; le tartrite acidule
de potasse (crême de dartre) ne présente pas
moins d'avantage. On étend le premier dans une
boisson quelconque, en quantité suffisante pour
lui donner une saveur acide assez forte ; le
second se donne à la dose de deux gros et
même de demi-once par jour, que l'on délaie
dans l'eau ou dans une infusion théiforme, et
que l'on divise en trois ou quatre prises.

Quant au traitement local, il n'est peut-être
point de médicament antiseptique qu'on n'ait
employé dans le pansement des plaies et des
ulcères compliqués de la gangrène d'hôpital.
M. *Dussaussoy* qui a publié une très-bonne dissertation sur cette maladie, s'est convaincu par
une longue suite d'expériences, que le topique
qui convient le mieux est la poudre de quinquina. Il conseille de couvrir la plaie de plusieurs couches de cette poudre, de les humecter
avec l'essence de térébenthine, et d'en former,
suivant son expression, une espèce de maçon-
nerie, élevée de quatre ou cinq lignes au-dessus
de la surface de l'ulcère. En se desséchant, ce
mélange forme une croûte cassante, friable, à
travers et dans la circonférence de laquelle la
suppuration s'échappe. Au bout de vingt-quatre
heures, on enlève cette croûte qui doit être considérée alors comme un corps étranger, et on la
remplace par un nouveau mélange. Quatre ou
cinq applications de ce genre, suffisent ordinairement dans les cas simples où la maladie ne s'étend
point au-delà de la peau et du tissu cellulaire
sous-cutané. On voit bientôt alors une inflammation franche s'établir, les escarres se détacher,
et la plaie reprendre la voie de la cicatrisation.

Mais lorsque par l'emploi de ce moyen et de

tous ceux dont nous venons de parler, on ne
peut parvenir à arrêter les progrès de la pourriture, que par la rapidité de sa marche elle menace de détruire toutes les parties molles circon-
voisines et sous-jacentes, il ne faut pas hésiter
un instant de recourir au cautère actuel, et
d'en réitérer l'application jusqu'à ce que toute la
surface de l'ulcère putride que présente alors la
solution de continuité, soit convertie en une
croûte solide et dure; il ne faut pas même en
épargner les bords, ils doivent être torréfiés et
rôtis pour ainsi dire. On couvre ensuite cette
croûte d'un lit épais de poudre de quinquina
qu'on lie avec une suffisante quantité d'essence
de térébenthine, et au bout de vingt-quatre,
trente-six ou quarante-huit heures, on l'enlève, et on juge par l'aspect des chairs et la
qualité du pus, s'il est nécessaire de revenir à
une seconde cautérisation.

On a proposé de substituer au cautère actuel,
la torréfaction avec l'huile bouillante; mais
cette huile, lors même qu'on réitère plusieurs
fois son application, n'étend jamais son action
assez profondément, parce qu'elle a perdu une
partie de sa chaleur, avant qu'elle puisse porter
son impression sur les parties qui doivent être
essentiellement soumises à la cautérisation.

Un engorgement phlegmoneux qui survient à
la circonférence de la plaie ou de l'ulcère, annonce que le cautère actuel a triomphé de la
pourriture, et précède la suppuration qui doit
détacher la croûte produite par la cautérisation.
Pour favoriser l'établissement de cette suppuration, on couvrira les parties enflammées avec
un cataplasme émollient; mais dès qu'elle sera
établie, et qu'elle commencera à séparer le mort

d'avec le vif, il faudra renoncer à ce cataplasme, qui pourroit produire un trop grand relâchement. Alors on emploiera quelques toniques légers, tels qu'une décoction de quinquina, ou de plantes amères.

Lorsque les escarres sont tombées, et que le fond de l'ulcère paroît solide et vermeil, on se conduit comme dans les plaies simples, et il guérit en général alors assez promptement; cependant les solutions de continuité qui ont été exposées aux ravages de la gangrène d'hôpital, se cicatrisent toujours, toutes choses égales d'ailleurs, plus difficilement que celles qui n'ont point essuyé cette complication.

Mais lorsqu'après la chûte des escarres, le fond de la plaie, au lieu de devenir solide et vermeil et de donner une bonne suppuration, se couvre au contraire de chairs baveuses et blafardes, la récidive de la pourriture est à craindre. Pour la prévenir, on doit purger les malades avec une décoction de tamarins, de préférence à tout autre purgatif; puis on reviendra à l'usage de la crême de tartre, que l'on donne alors à plus petite dose, et seulement de deux jours l'un : on la continue ainsi jusqu'à parfaite guérison, en plaçant un minoratif tous les dix ou douze jours. Mais lorsque la maladie est revenue, il faut, sans perdre de temps, l'attaquer avec le cautère actuel, à moins que l'état d'épuisement et de marasme dans lequel se trouve le blessé, ne laisse plus aucun espoir : tout autre moyen deviendroit absolument inefficace. Cette récidive ne survient guère qu'aux plaies et aux ulcères qui ont beaucoup d'étendue, et qui exigent par conséquent pour leur guérison un long séjour des malades à l'hôpital. Elle est

toujours du plus mauvais augure; car elle devient quelquefois mortelle, et lorsque les malades y résistent, il arrive souvent que les solutions de continuité qui l'ont éprouvée plusieurs
fois, se trouvent changées en des ulcères chroniques, dont la guérison est extrêmement difficile, ou même impossible.

Quoique nous n'ayons traité jusqu'à présent
que des plaies faites par les instrumens tranchans, la plupart des considérations et des
préceptes auxquels elles ont donné lieu, et notamment ceux qui ont rapport aux complications, sont applicables à toutes les plaies en
général, et par conséquent à celles dont nous
allons nous occuper.

ARTICLE IV.

Des Plaies faites par les instrumens piquans.

Les instrumens piquans, tels qu'une épée,
un canif, un clou, etc. agissent de deux manières différentes pour produire des solutions
de continuité : ou bien ils sont enfoncés perpendiculairement ou obliquement à la surface
d'une partie, dans la peau, le tissu cellulaire,
les muscles, etc. et il en résulte simplement une
piqûre : ou bien, parvenus à une certaine profondeur, ils agissent dans un sens différent de
celui suivant lequel ils ont été enfoncés, et alors
ils déchirent plus ou moins les parties dans le
tissu desquelles ils ont d'abord pénétré, et il
en résulte une plaie par déchirement, ou une
déchirure.

Les plaies par piqûre présentent à-peu-près les
mêmes phénomènes que celles par instrumens
tranchans; il y a toujours saignement plus ou

moins considérable ; mais la douleur est beaucoup plus vive, attendu que les instrumens piquans ne divisent les parties qu'en les déchirant.

Lorsque ces plaies sont simples, elles guérissent, pour ainsi dire, d'elles-mêmes, ou seulement à l'aide de quelques resolutifs ; mais elles peuvent être compliquées d'hémorragie, de gonflement inflammatoire et de corps étrangers.

L'hémorragie a lieu, lorsque l'instrument piquant a rencontré dans son trajet une artère d'un calibre un peu considérable, et a percé un côté de ce vaisseau, ou l'a traversé de part en part. Dans l'un et l'autre cas, le sang se porte au-dehors, lorsque l'artère ouverte est située superficiellement, et que la plaie qu'elle présente est parallèle à celle de la peau ; mais lorsque l'instrument piquant a agi très-obliquement dans les chairs, et a labouré, pour ainsi dire, avant d'atteindre l'artère, le sang s'infiltre dans le tissu cellulaire, et il en résulte un anévrisme faux primitif, à moins qu'on ne se soit opposé de bonne heure à la sortie du sang, en comprimant l'artère lésée à l'endroit même de la plaie, ou au-dessus, à travers les parties molles qui la recouvrent. Dans ce dernier cas, il se forme bientôt à l'ouverture de l'artère un caillot qui s'oppose à la sortie du sang ; mais si la compression n'est point assez méthodique, assez forte et assez long-temps continuée, pour procurer l'oblitération du vaisseau, le caillot se détache au bout d'un temps plus ou moins long, et il se forme un anévrisme faux consécutif.

Ainsi, dans tous les cas où l'artère piquée est située à une certaine profondeur, et qu'elle manque d'un point d'appui convenable pour une compression efficace, soit que le sang qui en sort se porte au-dehors, soit qu'il s'infiltre dans le tissu cellulaire, il faut bien se garder d'avoir recours à la compression; elle ne procureroit qu'une guérison illusoire, et laisseroit le malade exposé à un anévrisme faux consécutif. Le seul parti à prendre alors est de mettre l'artère à découvert et de la lier au-dessus et au-dessous de l'endroit blessé.

L'inflammation est la complication la plus ordinaire des plaies faites par les instrumens piquans. Elle dépend de la lésion d'un plus ou moins grand nombre de filets nerveux, dont la piqûre détermine une douleur très-vive, une irritation très-considérable, et par suite une tension inflammatoire d'autant plus grande, que la partie est plus sensible, plus pourvue de nerfs, et d'un tissu plus dense et plus serré. Aussi cet accident est-il sur-tout à craindre dans les piqûres des doigts, où il prend le nom de panaris; dans celles des parties enveloppées de fortes aponévroses qui s'opposent au développement de l'engorgement inflammatoire quelquefois excessif qui a lieu alors, et plus particulièrement encore, toutes choses égales d'ailleurs, lorsqu'une portion du corps piquant est restée dans la plaie.

On doit donc se méfier des piqûres, et ne pas se hâter d'en porter un pronostic favorable, lors même qu'au premier abord elles ne font présumer aucun accident; car souvent la piqûre la plus simple en apparence, a été suivie d'un gonflement inflammatoire très-considérable, d'abcès très-profonds et très-étendus, et quelquefois même de la gangrène du membre.

Quand une plaie par piqûre est compliquée d'un gonflement inflammatoire un peu considé-

rable, on doit avoir recours aux anti-phlogistiques généraux et locaux; et si malgré l'emploi
de ces moyens, l'inflammation fait des progrès
qui fassent craindre la gangrène, il faut alors
couper en travers le nerf piqué, pour faire cesser
l'irritation, ou bien le désorganiser en introduisant dans la plaie un trochisque de minium, ou
mieux encore, en y plaçant convenablement un
petit morceau de potasse caustique (pierre à
cautère). Du reste, c'est au Chirurgien instruit
à déterminer, d'après la profondeur de la piqûre et la connoissance de la structure de la
partie, si la section du nerf doit être préférée à
la cautérisation.

La complication de corps étrangers a sur-tout
lieu, quand l'instrument vulnérant est très-fra-
gile, comme un fragment de verre, un morceau
de bois pointu, une aiguille, etc. On reconnoît
la présence du corps étranger par l'examen de
l'instrument qui a fait la plaie, lorsqu'on peut
se le procurer, par la douleur que le malade
éprouve, sur-tout dans les mouvemens de la
partie blessée, et par le toucher, soit en portant
un stylet dans la plaie, quand sa direction le
permet, soit en comprimant la partie avec les
doigts.

On doit faire l'extraction de ce corps étranger, en le saisissant avec une pince, après avoir
agrandi convenablement la plaie, si cela est
nécessaire. Lorsqu'il n'est pas possible de l'extraire, sa présence occasionne de la douleur,
et donne lieu, au bout d'un temps plus ou moins
long, à un engorgement inflammatoire qui se
termine par un abcès dont l'ouverture est suivie
de la sortie du corps étranger, ou dont elle facilite l'extraction.

Les plaies par déchirure, ou, comme nous l'avons dit, celles dans lesquelles l'instrument piquant, après avoir été enfoncé à une certaine profondeur, agit violemment dans un autre sens, en déchirant le tissu des parties dans lesquelles il avoit d'abord pénétré; ces plaies, dis-je, présentent une surface tellement irrégulière, qu'il n'est pas possible d'en tenter la réunion immédiate. Il faut les panser comme celles qui doivent suppurer, et ne faire usage que de topiques adoucissans et relâchans, propres à calmer l'irritation et à diminuer le gonflement inflammatoire qui les accompagne presque toujours. Ce gonflement se borne ordinairement aux lèvres de la plaie et aux parties les plus voisines, et il cède facilement aux applications émollientes et anodines; mais s'il s'étendoit au loin, et qu'il devînt excessif, il faudroit lui opposer non-seulement les moyens anti-phlogistiques les plus efficaces, mais aussi le débridement convenable de la plaie.

ARTICLE V.

De la Contusion et des Plaies contuses.

Les instrumens contondans doivent être distingués relativement à l'espèce de désordre que leur action produit sur les parties vivantes, en instrumens contondans ordinaires, tels qu'un bâton, une pierre, etc. et en instrumens contondans mis en mouvement par la poudre à canon. Ces derniers déterminent un genre particulier de blessures connues sous le nom de plaies *d'armes à feu*, dont nous nous occuperons après avoir parlé de celles que produisent les instrumens contondans ordinaires.

§. I.er *De la Contusion et des Plaies contuses, produites par les instrumens contondans ordinaires.*

Les corps contondans peuvent produire deux espèces de blessures : ou bien ils compriment plus ou moins fortement les parties sur lesquelles ils agissent, dérangent la texture de celles qui sont situées sous la peau, sans rompre la continuité de cette dernière, et l'effet qui en résulte s'appelle *contusion :* ou bien en agissant avec plus ou moins de violence sur ces mêmes parties, ils déterminent une solution de continuité qu'on désigne sous le nom de *plaie contuse ;* c'est ce qui arrive ordinairement lorsque le corps contondant agit par une surface peu étendue. Nous allons d'abord considérer la contusion, ensuite nous parlerons des plaies contuses.

On peut définir la contusion, l'effet d'une pression plus ou moins forte exercée par un instrument contondant sur une partie quelconque du corps, sans solution de continuité à la peau.

Dans cette espèce d'affection, toutes les parties sur lesquelles le corps contondant agit, sont comprimées ; mais la peau étant plus souple, plus élastique que les parties molles qu'elle recouvre, obéit à son action et reste entière, pendant que le tissu cellulaire et les petits vaisseaux qui le parcourent sont déchirés et comme broyés. Le sang qui sort de ces vaisseaux rompus, s'infiltre dans le tissu cellulaire et même dans le tissu de la peau. Cette infiltration du sang donne lieu à une tache d'un noir violet qui prend le nom d'ecchymose.

En général, l'ecchymose est proportionnée au degré de la contusion ; cependant il peut se faire une ecchymose considérable à la suite d'une contusion légère ; il suffit pour cela, qu'une veine rompue fournisse assez de sang pour remplir au loin les mailles du tissu cellulaire. La texture fine et délicate de la peau favorise singulièrement la formation de l'ecchymose ; il y a des personnes qui ont la peau si délicate qu'on ne peut les toucher un peu fort sans leur causer une ecchymose. Lorsque la contusion est médiocre, le sang qui forme l'ecchymose n'est qu'infiltré dans le tissu cellulaire ; mais lorsqu'elle est violente, le sang s'épanche dans le tissu cellulaire dilacéré et forme un dépôt sanguin, quelquefois très-considérable.

Les effets de la contusion sont d'autant plus grands, et se manifestent d'autant plus promptement, que l'instrument est plus dense, qu'il a agi avec plus de force, que les parties contuses sont formées de tissu cellulaire lâche, extensible, fournies de vaisseaux veineux, et soutenues par des os, ou par d'autres parties qui offrent beaucoup de résistance. Ainsi, à force égale, un instrument contondant produira une contusion plus forte sur la face interne du tibia, que sur la face postérieure de la jambe, et les effets de la contusion se montreront plus promptement dans le premier endroit que dans le second. C'est à la résistance que les os du crâne opposent aux instrumens contondans qui agissent sur la tête, que sont dues les bosses qui se manifestent presque sur-le-champ dans les contusions de cette partie.

L'action des corps contondans ne se borne pas à la peau, au tissu cellulaire et aux nombreux vaisseaux qui le parcourent; elle s'étend aussi aux nerfs, aux grosses artères, aux muscles, aux os, aux cartilages et même aux organes intérieurs, et le désordre qu'elle fait éprouver à ces parties, est différent suivant la force avec laquelle ces corps agissent.

La contusion des petits filets nerveux est suivie de douleur, d'irritation, et par suite de cette irritation, d'une affluence des humeurs qui produit dans la partie un engorgement accompagné d'une tension douloureuse plus ou moins grande. Celle des gros nerfs, lorsqu'elle est médiocre, produit une douleur d'autant plus vive, que les nerfs ont un point d'appui solide sur les os, comme le nerf cubital à la partie interne du coude, entre la tubérosité interne de l'humérus et l'olécrâne, le nerf radial à la partie externe moyenne du bras, etc. Mais si la contusion de ces nerfs est assez forte pour altérer leur organisation intime, ou pour la détruire, les parties auxquelles ils se distribuent, perdent le mouvement et le sentiment. J'ai vu deux fois la paralysie de toute l'extrémité supérieure produite par une forte contusion du plexus brachial, celle des muscles extenseurs de la main et des doigts à la suite d'une violente contusion du nerf radial, et celle du muscle deltoïde produite par la contusion du nerf circonflexe, dans la luxation de l'humérus. Si la contusion a détruit entièrement l'organisation des nerfs, la paralysie est sans ressource; dans le cas contraire, les parties peuvent reprendre, au bout d'un temps plus ou moins long, la faculté de se mouvoir et de sentir, comme je l'ai vu plusieurs fois.

La contusion des grosses artères est suivie quelquefois de leur rupture et d'un anévrisme faux primitif; et si la percussion n'est point assez forte pour rompre les tuniques artérielles, elle peut les affoiblir à un tel point, que par la suite elles cèdent à l'effort du sang, et qu'il se forme un anévrisme vrai. La contusion des muscles apporte plus ou moins d'obstacles à leur contraction et la rend douloureuse; celle des os est quelquefois suivie de la carie ou de la nécrose. La contusion des cartilages articulaires et des ligamens est quelquefois accompagnée de l'inflammation de l'articulation, de la suppuration, de la carie, du déplacement consécutif des os, etc. Enfin, la contusion des organes intérieurs peut donner lieu à des accidens très-graves et très-variés; mais comme nous traiterons par la suite de la contusion des différens viscères et organes en particulier, nous nous contenterons d'avertir ici, qu'il y a dans les auteurs des observations sans nombre, qui prouvent que des contusions ont tellement maltraité les viscères, que de très-grands maux, et même la mort en ont été la suite.

La contusion, considérée en général, peut se terminer de plusieurs manières, suivant le degré d'altération que les parties contuses ont éprouvé.

Lorsque la contusion est médiocre, que le sang qui est sorti des petits vaisseaux rompus n'est qu'infiltré dans le tissu cellulaire et dans l'épaisseur de la peau, et que la tension et la douleur sont peu considérables, la maladie se termine par résolution. La douleur et la tension cessent bientôt, et l'ecchymose se dissipe peu-à-peu. Sa résolution est annoncée par le changement de couleur ; la partie qui étoit noire devient d'un rouge-brun ; le rouge s'éclaircit insensiblement, et la partie paroît ensuite d'un jaune foncé, qui prend successivement diverses nuances plus claires, jusqu'à ce que la peau soit dans son état naturel.

A mesure que l'ecchymose se résout, elle s'étend en largeur ; cela vient de ce que le sang infiltré, qui étoit d'abord épais et en quelque sorte coagulé, devenant de plus en plus liquide par le mélange de la sérosité que fournissent les vaisseaux exhalans, trouve moyen de se porter plus loin, en passant de cellules en cellules, jusques dans des endroits fort éloignés du lieu qui a été blessé. Ainsi on voit dans les entorses de l'articulation du pied, l'ecchymose s'étendre au bout de quelques jours dans presque toute la jambe : la même chose a lieu dans les fractures, et dans beaucoup d'autres circonstances.

Quand la contusion est très-forte, que la quantité de sang extravasé est considérable, et que ce liquide épanché dans le tissu cellulaire dilacéré forme un véritable dépôt sanguin, la partie présente ordinairement une couleur noire qui pourroit faire craindre la gangrène ; mais si cette noirceur se dissipe pour un moment par l'impression du doigt, si elle est sans dureté, sans douleur et sans tuméfaction considérable, et s'il reste encore une douce chaleur dans les parties affectées, on en conclud que la vie existe encore dans ces parties, et que la résolution de l'ecchymose pourra se faire malgré que le sang soit épanché dans le tissu cellulaire. Il y a un grand nombre d'exemples de ces tumeurs sanguines qui se sont terminées par résolution au bout d'un temps plus ou moins long. Cependant

il arrive quelquefois que tout le sang qui les
forme, ne peut pas rentrer dans les voies de la
circulation, et alors on est obligé d'ouvrir la
tumeur pour lui donner issue; mais cette ouverture ne doit être faite que lorsqu'il s'est
écoulé un espace de temps assez long pour faire
croire que la résolution est impossible.

Enfin, lorsque la contusion est excessive, elle
peut donner lieu à la gangrène : mais tantôt la
mortification est l'effet immédiat de la contusion qui a ruiné entièrement l'organisation des
parties; tantôt elle succède à l'engorgement
excessif qui accompagne la contusion. Nous
avons parlé de cet effet de la contusion en traitant de la gangrène.

Le pronostic de la contusion est différent
suivant les parties contuses et le degré de lésion
qu'elles ont éprouvé. Ainsi, avant de porter
son jugement sur les suites probables d'une contusion, le Chirurgien aura égard à la nature des
parties affectées et à leur situation, à la forme
de l'instrument qui a fait la contusion, à la force
avec laquelle il a agi, et aux symptômes que le
malade éprouve.

Dans le traitement de la contusion, les résolutifs répercussifs doivent toujours être employés dans les premiers instans, non dans la
vue d'empêcher l'infiltration du sang qui doit
nécessairement suivre la rupture des vaisseaux,
ni d'en favoriser dès-lors la résolution en solli-
citant l'action organique des absorbans; mais
seulement pour s'opposer à l'affluence des humeurs attirées vers la partie contuse, par l'irritation qui résulte de la distension, du tiraillement, ou même de la rupture des petits filets
nerveux. En effet, au moyen des résolutifs réper-

cussifs, tels que l'eau de *Goulard*, une solution
de muriate de soude (sel marin) dans un mélange d'eau et de vinaigre, etc. on excite dans
les vaisseaux un resserrement qui s'oppose à
l'abord des humeurs, et on prévient, du moins
en partie, l'engorgement et la tension douloureuse qui accompagnent presque toujours la
contusion.

Lorsque la contusion est médiocre, les résolutifs doivent être continués jusqu'à la résolution
entière de l'ecchymose; on peut même seconder leur effet en faisant de légères frictions sur
la partie. Ces frictions sont propres à atténuer
le sang, à le disperser dans les cellules du
tissu cellulaire, et par conséquent à favoriser
sa résorption. Dans le cas contraire, c'est-à-
dire, lorsque la contusion est considérable, le
lendemain, ou le surlendemain de l'accident,
il survient un gonflement et une tension douloureuse qui font craindre l'inflammation, et
qui rendroient nuisible l'emploi des résolutifs.
On doit alors renoncer à ces médicamens et les
remplacer par les émolliens et les anodins, en
cataplasmes ou en fomentations, suivant la nature de la partie contuse. On doit aussi, lorsque la violence de la contusion l'exige, saigner
le malade, le soumettre à une diète plus ou
moins sévère, et lui prescrire une infusion
chaude, vulnéraire et résolutive. Mais lorsque
la tension et la douleur sont dissipées, et qu'il
n'y a plus à craindre l'inflammation, on abandonne les émolliens et les anodins, et on a
recours aux résolutifs les plus actifs, tels que
l'eau-de-vie camphrée, la dissolution de boule
de Mars dans l'eau-de-vie, celle de sel marin
ou de sel ammoniac dans de l'eau, animée d'un

peu d'eau-de-vie, etc. On juge que la résolution s'opère lorsque la tumeur, qui étoit noire et livide, devient successivement d'une couleur brune, rougeâtre et jaune : la résolution est complète lorsque la peau est revenue à sa couleur naturelle. Cependant alors la maladie n'est pas toujours entièrement guérie; la partie qui a été contuse reste souvent douloureuse et plus ou moins gênée dans ses fonctions, et ce n'est qu'au bout d'un temps plus ou moins long qu'elle se rétablit dans son état naturel.

Lorsque le sang qui forme l'ecchymose est épanché, qu'il y a un véritable dépôt sanguin, la résolution se fait attendre long-temps, quelquefois même elle n'a point lieu, et l'on est obligé d'ouvrir la tumeur, pour donner issue au sang qu'elle contient; mais on doit d'autant moins se presser de faire cette ouverture, que le sang peut séjourner plusieurs mois dans le foyer de la contusion sans éprouver aucune altération, et qu'une infinité d'observations apprennent que des dépôts sanguins qui, à raison de leur volume, paroissoient ne pouvoir pas se résoudre, se sont néanmoins terminés heureusement par la résolution. On risque donc de faire souffrir au malade des douleurs inutiles, en ouvrant trop tôt ces dépôts sanguins, suite de la contusion; mais quand l'ouverture paroît absolument nécessaire, on ne doit pas hésiter de la pratiquer. Si la tumeur est peu volumineuse, et d'une dureté qui porte à croire que le sang qu'elle renferme est coagulé, on fera, à sa partie moyenne, une incision assez grande pour donner issue au sang, et on traitera cette incision comme une plaie simple. Si la tumeur est très-volumineuse, et sur-tout fort étendue en largeur, molle et avec fluctuation, ce qui annonce que le sang qu'elle contient est liquide, on pratiquera, à sa partie la plus déclive, une ouverture assez grande pour donner issue à ce sang ; ensuite on procurera le recollement des parois du foyer au moyen d'une compression convenablement dirigée ; si une seule ouverture ne suffisoit pas, on en pratiqueroit plusieurs dans les endroits qui paroîtroient les plus favorables à la sortie du liquide épanché.

Les plaies contuses, second effet de l'action des corps contondans, diffèrent entre elles relativement à leur étendue, à leur direction, à la figure particulière qu'elles présentent, et aux circonstances qui les accompagnent. Ainsi elles peuvent être plus ou moins longues, larges ou profondes, formées d'un seul ou de plusieurs traits de division plus ou moins irréguliers ; simples, ou compliquées d'hémorragie, de corps étrangers, ou de gonflement inflammatoire.

Mais quelles que soient les différences qu'offrent les plaies contuses, toutes les fois qu'elles sont simples, et même lorsqu'elles sont compliquées de corps étrangers dont on peut facilement faire l'extraction, elles doivent être réunies immédiatement ; car, quoique leurs lèvres n'aient pas cette régularité qu'on observe dans les plaies faites par les instrumens tranchans, et que les parties vasculaires et autres qui aboutissent à leur surface, aient éprouvé une contusion plus ou moins grande, l'expérience journalière démontre qu'elles sont susceptibles d'agglutination, et que souvent elles guérissent par *première intention*, c'est-à-dire sans suppurer. Cependant, comme la contusion est toujours plus grande à la partie extérieure de la plaie que dans le reste de son étendue, cette partie suppure ordinairement un peu ; mais il est toujours vrai, qu'en réunissant d'une manière immédiate ces sortes de plaies, leur fond s'agglutine en général très-promptement. Par ce procédé on accélère singulièrement leur guérison, et on obtient une cicatrice bien moins apparente, que si, les abandonnant à la nature, on n'en obtenoit la guérison que par voie de suppuration.

Du reste, comme les lèvres des plaies contuses se tuméfient toujours plus ou moins, il faut, en les réunissant, ne pas trop les presser l'une contre l'autre, et faire en sorte que les moyens de réunion puissent se prêter au gonflement qui doit survenir. Les emplâtres agglutinatifs présentent cet avantage ; car ils ne réunissent jamais avec assez de force pour ne pas céder un peu lorsque les parties viennent à se tuméfier. La réunion étant faite, on panse l'extérieur de la plaie avec un plumasseau couvert d'un digestif simple, et si les bords de la division se tuméfient beaucoup, on emploie les émolliens. Si l'agglutination ne s'opère pas, et qu'il survienne de l'inflammation et de la suppuration, on se comportera comme dans les plaies simples qui guérissent par seconde intention, c'est-à-dire, par voie de suppuration.

Les plaies contuses à lambeaux doivent aussi être réunies, lors même que le sommet des lambeaux a été tellement contus, qu'il paroît désorganisé. Dans ce cas, s'il est réellement désorganisé, il ne se réunira pas, et la nature en opérera la séparation ; mais comme leur base est toujours beaucoup moins contuse que leur sommet, elle se réunira immédiatement, et la suppuration n'aura lieu que dans l'endroit de la plaie qui correspond à la portion des lambeaux désorganisée.

Lorsque les lèvres d'une plaie sont tellement contuses qu'elles ne peuvent point se réunir sans suppuration, on doit remplir mollement la plaie avec de la charpie, et appliquer par dessus des compresses trempées dans une décoction résolutive astringente, pour modérer l'abord des humeurs et l'engorgement inflammatoire qui en résulte. Lorsque cet engorgement est survenu, on le combat par les émolliens et les relâchans, et quand la suppuration est bien établie, que les lèvres de la plaie sont dégorgées et couvertes de bourgeons charnus, on les rapproche avec des bandelettes agglutinatives, et par ce moyen on accélère beaucoup la guérison.

Les plaies contuses peuvent être compliquées d'hémorragie, de corps étrangers et d'inflammation.

Lorsqu'une plaie contuse est accompagnée de l'ouverture d'une artère considérable, on doit arrêter l'hémorragie qui en résulte, en faisant la ligature du vaisseau ouvert. La compression auroit ici l'inconvénient d'ajouter une irritation considérable à celle qui existe déja, et de produire un gonflement inflammatoire excessif.

Si l'inflammation qui survient à une plaie contuse, excède les bornes ordinaires, elle devient une véritable complication, qu'il faut combattre par la saignée, la diète, les boissons délayantes, rafraîchissantes, et par les applications émollientes et anodines.

Les plaies contuses qui ont été faites par des

corps fragiles, tels qu'un morceau de verre,
de faïence, de porcelaine, etc. demandent une
attention particulière relativement aux corps
étrangers dont elles peuvent être compliquées.
Il faut donc, avant de panser ces plaies, faire
toutes les perquisitions nécessaires pour reconnoître ces corps étrangers, et les extraire lorsqu'il s'en trouve. Si ces corps étrangers échappent aux recherches qu'on a faites pour les
reconnoître, leur présence entretient dans la
plaie une irritation qui s'oppose souvent à son
entière guérison ; ou si elle guérit, tantôt le
corps étranger donne lieu à un abcès, tantôt il
se présente sous les tégumens au bout d'un temps
plus ou moins long, et dans l'un et l'autre cas, on
est obligé de faire une incision pour l'extraire.

§. II. *Des Plaies d'armes à feu, ou d'arquebuse.*

Les corps mis en mouvement par la poudre
à canon peuvent, comme les instrumens contondans ordinaires, produire une contusion
plus ou moins violente sans diviser les tégumens, ou faire une plaie contuse. Nous parlerons du premier de ces effets après avoir traité
du second.

La plaie d'armes à feu est une division avec
contusion ou *attrition*, produite par un corps
mis en mouvement par l'explosion de la poudre
à canon.

Les plaies d'armes à feu diffèrent des autres
solutions de continuité de cause externe, en
ce que la contusion de leurs lèvres est portée au
plus haut degré, et que cette contusion s'étend
plus ou moins loin dans les parties environnantes ; c'est cette contusion extrême qui forme leur

caractère distinctif, et qui explique les phénomènes particuliers dont elles sont accompagnées.

Ces plaies diffèrent tellement entr'elles, qu'on
oseroit presque dire qu'on n'en a jamais vu
deux se ressembler parfaitement. Malgré cette
variété, elles ont cependant entr'elles une telle
analogie, qu'on peut donner pour leur traitement des règles générales, certaines et applicables à tous les cas qui peuvent se rencontrer,
et même à ceux qui, au premier coup-d'œil,
paroissent différer beaucoup entr'eux. Leurs
différences viennent particulièrement de la
forme de l'instrument qui les a faites, du trajet
qu'il a parcouru, de la nature des parties intéressées et des circonstances dont elles sont accompagnées.

Les agens les plus ordinaires des plaies d'armes à feu sont les balles de pistolet, de fusil ou
de biscaïen, les boulets, les éclats de bombe,
d'obus, de grenade, des morceaux de mitraille,
et le menu plomb. Ces corps produisent des
effets très-différens, suivant leur masse, leur
forme, leur nombre, le degré de force que la
poudre leur a communiqué, et leur direction
par rapport aux parties sur lesquelles ils agissent. Mais en général on peut dire que les corps
contondans mus par la poudre à canon, poussés par une force prodigieuse et doués d'une
vitesse proportionnée, rompent le tissu de nos
parties, en produisant un froissement, une contusion énorme, en déterminant le refoulement
du sang dans les petits vaisseaux des parties voisines, et en donnant lieu à des ecchymoses plus
ou moins considérables, par la rupture de ces
petits vaisseaux.

Les balles sont plus ou moins volumineuses, suivant qu'elles servent à charger un biscaïen, un fusil ou un pistolet. Leur surface est pour l'ordinaire lisse et unie; quelquefois elle est inégale, comme lorsqu'elles ont été mâchées, coupées, ou qu'elles ont rencontré un corps dur avant de toucher la partie. Tantôt il n'y a qu'une balle dans une arme, tantôt il y en a plusieurs, et ces balles peuvent être séparées ou ramées, c'est-à-dire, réunies par un fil d'archal tortillé. La plaie faite par une balle entière et qui a traversé les parties perpendiculairement, est ronde; mais lorsque la balle a changé de forme, ou qu'elle a frappé la partie obliquement, la plaie est plus ou moins irrégulière.

Les plaies faites par les balles sont différentes, suivant que la balle, après avoir pénétré à une certaine profondeur, s'arrête dans les chairs, et forme une plaie plus ou moins profonde qui n'a point d'issue, ou qu'elle traverse un membre de part en part, et fait ainsi deux ouvertures. Mais dans le premier comme dans le second cas, la balle peut n'agir que sur les parties molles, ou rencontrer un os dans son trajet. Quand elle n'agit que sur les parties molles, elle peut n'entamer que la peau, le tissu cellulaire, ne traverser que des masses musculeuses, ne rompre que de petits vaisseaux, ne déchirer que des filets nerveux; ou bien ouvrir des vaisseaux considérables, contondre, déchirer de gros nerfs, couper, dilacérer des ligamens, des capsules articulaires. Lorsqu'elle rencontre un os, et que sa force est supérieure à la résistance de cet os, elle le brise. Lorsqu'au contraire la résistance de l'os est plus grande que la force du mouvement de la balle, celle-ci s'aplatit et s'arrête, ou bien elle change de direction, et suit celle que la résistance de l'os lui imprime; elle se glisse alors dans les interstices des muscles, ou s'engage dans leur tissu. Mais les os ne sont pas les seules parties qui changent la direction des balles; les cartilages, les tendons, les aponévroses produisent le même effet, lorsque les balles les frappent très-obliquement, et alors elles peuvent prendre des directions très-variées et fort singulières. On en a vu qui, après avoir tourné autour d'un os cylindrique, ont repris leur première direction, pour sortir par le côté opposé à celui par lequel elles étoient entrées. Cette déviation des balles pendant leur pénétration à travers les parties, n'a rien de commun avec leur déplacement consécutif, déterminé par l'action des parties, ou par leur poids, qui les entraîne insensiblement vers le lieu le plus déclive de la partie.

Lorsqu'une balle a assez de force pour surmonter la résistance d'un os, elle le casse; mais le désordre qu'elle produit est différent, suivant l'endroit de l'os qui est frappé, la direction de la balle et la rapidité de son mouvement. Si la balle est mue avec force, et qu'elle frappe un os cylindrique perpendiculairement, elle le brise en esquilles, dont le nombre et la grandeur varient singulièrement, et souvent les bouts de l'os sont éclatés ou fendus dans une étendue plus ou moins grande. Il est extrêmement rare qu'une balle fracture un os long en travers ou obliquement, sans détacher des esquilles; cependant j'en ai vu un exemple sur un militaire d'une bravoure éprouvée. Le général *Rapp*, aide-de-camp de Sa Majesté l'Empereur, reçut, dans la glorieuse campagne de Pologne, un coup de fusil au bras gauche; l'humérus fut cassé en travers, à sa partie moyenne inférieure, sans éclats, ni esquilles : la plaie, située à la partie externe un peu postérieure du bras, ne présentoit qu'une seule ouverture. La balle se perdit dans les chairs, et toutes les recherches que l'on fit pour la rencontrer, devinrent inutiles. Les fragmens ne changèrent presque point de rapport, et cette fracture guérit aussi facilement et aussi promptement que si elle eût été simple, c'est-à-dire, sans plaie. Ce corps étranger resta dans le bras pendant onze mois, sans produire aucune incommodité remarquable; mais au bout de ce temps, il en fut retiré par l'ouverture d'un abcès que sa présence avoit occasionné, près du coude : c'étoit la moitié d'une balle de fusil, qui étoit un peu aplatie dans la partie de sa circonférence qui avoit frappé l'humérus.

Lorsqu'une balle frappe un os prismatique sur un de ses bords, elle en enlève quelquefois une portion sans le casser dans toute son épaisseur. Nous avons vu, au commencement de la révolution, un horloger qui eut le bord antérieur du tibia écorné de cette manière, par une balle qui agit de dehors en dedans, et déchira les tégumens et une partie du muscle jambier antérieur. La plaie se gonfla prodigieusement, la suppuration fut très-abondante, l'os se couvrit de bourgeons charnus au bout d'un temps très-long, et le malade guérit.

Quelquefois la balle s'enclave plus ou moins profondément dans l'extrémité d'un os long, ou entre celles de deux os, tels que ceux de l'avant-bras ou de la jambe. Une balle qui rencontre un os plat, change rarement de direc-

tion, à moins qu'elle ne le frappe très-obliquement : elle le perce ordinairement, et reste
enclavée dans l'ouverture qu'elle y a faite, ou
passe au-delà, suivant la vîtesse de son mouvement. Dans ce dernier cas, l'ouverture qu'elle
fait dans l'os est de même grandeur et de même
forme qu'elle, et quelquefois très - régulière,
sans aucune fente ni éclat.

Les boulets, les éclats de bombe, d'obus, de
grenade, etc. causent plus ou moins de désordre, à raison de leur volume, de la vîtesse de
leur mouvement, de la direction suivant laquelle
ils frappent, et de la partie qu'ils blessent.

Lorsqu'un boulet frappe obliquement une
partie charnue, telle que la fesse, le gras de la
jambe, etc. il peut emporter une portion considérable de substance, et faire une plaie énorme sans causer la mort. Il peut aussi, lorsqu'il
agit très-obliquement, produire une forte contusion avec écrasement des chairs, épanchement considérable de sang, et quelquefois même
fracture des os, sans diviser les tégumens.
Lorsqu'un boulet frappe perpendiculairement
un membre, il l'emporte pour l'ordinaire entièrement, ou s'il ne l'emporte pas complètement,
il endommage du moins les os et les parties
molles à un tel point, que la conservation de ce
membre devient impossible.

Quant aux éclats de bombe, d'obus et de
grenade, ils peuvent frapper une partie par leur
grande surface, ou par un de leurs bords ; dans
le premier cas, la plaie est plus large et plus
irrégulière ; dans le second, elle est plus profonde.

Mais les corps contondans mis en mouvement
par la poudre à canon, ne bornent pas toujours

leur action aux parties qu'ils frappent immédiatement , et à celles qui les avoisinent ; ils
causent souvent une commotion, c'est-à-dire ,
un certain ébranlement interne et violent, qui
s'étend quelquefois fort loin dans les nerfs, en
dérange la substance intérieure, et altère singulièrement leurs fonctions. Le degré et l'étendue de cette commotion sont difficiles à déterminer ; ils dépendent de la violence du coup,
du volume du corps vulnérant et de la résistance des parties frappées ; elle se communique
quelquefois, par le moyen du système nerveux,
jusqu'au cerveau, et cause dans les fonctions de
cet organe , divers dérangemens qui s'annoncent par des symptômes dont nous parlerons
plus bas.

La commotion est souvent accompagnée
d'une stupéfaction qui affoiblit ou débilite extrêmement l'action organique des parties molles,
et les dispose à l'engorgement et à la mortification. Le degré de la stupeur, comme celui de
la commotion , varie suivant la violence du
coup, le volume et la pesanteur du corps qui a
fait la plaie , et le plus ou le moins de résistance
que lui a opposée la partie frappée. Quelquefois
la stupeur est si grande , que cette partie reste
comme morte pendant plusieurs jours. Cet état
se termine souvent par la gangrène et quelquefois par la mort du malade. C'est cette stupeur
même qui est le venin que les anciens attribuoient aux plaies d'armes à feu ; venin que
les symptômes nerveux qui accompagnent ces
plaies, et la mortification dont elles sont si susceptibles, leur avoient fait imaginer.

La grandeur et la figure des plaies d'armes à
feu sont, en général, relatives à la grosseur et

à la figure des corps qui les ont faites, sur-tout quand ces corps ont agi perpendiculairement. Il est naturel en effet, qu'un corps qui en perce un autre, donne à la division qu'il y fait une figure proportionnée à la sienne, qu'une balle ronde fasse une plaie ronde, et qu'un éclat de bombe, ou autre corps d'une figure irrégulière, en donne une semblable à la blessure qu'il fait.

Mais lorsqu'une balle a traversé une partie charnue de part en part, si l'on examine la plaie peu de temps après qu'elle a été faite, on observe que l'ouverture par laquelle la balle est entrée, est plus étroite que celle par où elle est sortie : la peau et les chairs sont enfoncées du côté de la première, et forment une saillie en dehors du côté de la seconde. Cette différence de grandeur des deux ouvertures faites par une balle qui a traversé un membre de part en part, est une suite naturelle du mécanisme de l'*attrition* produite dans les parties par l'action de ce corps vulnérant. En effet, la balle qui commence à percer une partie, a plus d'impétuosité que lorsqu'elle achève de la traverser; par conséquent, tous les effets de l'*attrition*, comme l'extravasation, l'engorgement, la tumeur, doivent être plus considérables à l'entrée qu'à la sortie de cette balle. D'un autre côté, la contusion étant toujours en raison de la résistance des parties frappées, celles que la balle rencontre les premières, doivent éprouver une *attrition* plus considérable, parce qu'elles résistent davantage, à cause du point d'appui qu'elles trouvent dans toute l'épaisseur du membre; en conséquence, ces premières parties doivent être plus affectées d'engorgement à proportion de l'épaisseur du membre : or ce côté de la plaie étant plus tuméfiée, l'entrée de la balle se trouve nécessairement retrécie d'autant par ce gonflement.

En général, les plaies d'armes à feu ne saignent pas, ou ne saignent que très-peu, parce que l'*attrition* des parties blessées est si grande, que les vaisseaux qui ont été déchirés par l'instrument, sont mâchés et crispés au point que le sang qui y circule ne peut s'échapper. Cependant il arrive quelquefois que ces plaies sont compliquées d'hémorragie : cela a lieu lorsqu'un vaisseau considérable a été ouvert, ou fortement contus. Dans le premier cas, l'hémorragie survient sur-le-champ; tandis que dans le second, elle ne se manifeste qu'à la chûte de l'escarre, qui a lieu ordinairement dans le terme de neuf à douze jours.

Les lèvres des plaies d'armes à feu présentent une couleur noirâtre, livide, qui a été attribuée par les anciens à la combustion des chairs touchées immédiatement par la balle; mais qui dépend réellement de l'*attrition* et de la désorganisation de ces parties. Ces chairs écrasées et désorganisées forment ce qu'on appelle des *escarres*. Les environs de ces plaies sont jaunâtres, bruns, violets, noirs, suivant la quantité de sang extravasé dans le tissu cellulaire, et le temps qui s'est écoulé depuis la blessure.

Les plaies d'armes à feu renferment fréquemment des corps étrangers. Ces corps sont de trois sortes ; savoir, ceux qui sont sortis de l'arme, comme les balles, la bourre, etc. ceux que ces premiers ont entraîné, comme des morceaux d'étoffe, des pièces de monnoie, etc. et ceux qui ont été séparés de la partie par l'effort du corps vulnérant, c'est-à-dire, les esquilles d'os.

Lorsque la plaie n'a qu'une ouverture, il y a tout lieu de croire que le corps qui l'a produite est resté dans la partie, à moins que cette plaie étant peu profonde, il n'en soit sorti par la même voie qu'il a faite en entrant : ce qui peut arriver lorsque la balle pousse devant elle la chemise de la personne, et l'enfonce dans la plaie sans la déchirer, comme il en existe des exemples ; alors, en retirant la chemise, on fait sortir la balle qui peut tomber par terre et se perdre, ou bien rester dans les habillemens. Deux plaies dans une même partie et diamétralement opposées l'une à l'autre, ou à-peu-près, indiquent pour l'ordinaire qu'une balle l'a traversée. Néanmoins il ne faut pas absolument conclure delà qu'il n'est resté dans la partie ni balle, ni portion de balle ; car il a pu se faire que l'arme ayant été chargée de deux balles, l'une soit restée dans la partie, tandis que l'autre l'a traversée ; ou que l'arme n'ayant été chargée que d'une seule balle, celle-ci ait été divisée en frappant contre un os, et qu'il en soit sorti une partie sans l'autre. Si un fusil ou un pistolet renfermoit deux ou trois balles, elles pourroient en sortant s'écarter et faire deux ou trois plaies, dans chacune desquelles on pourra observer tout ce que nous venons de dire d'une seule. Une balle peut entraîner avec elle dans la plaie la bourre de l'arme, des portions de vêtemens, un morceau de clef, un bouton d'habit, et en général tout ce qui se rencontre devant elle. Ces corps étrangers peuvent aussi sortir avec elle ; mais s'ils l'abandonnent dans leur trajet, ou si la balle ne sort point, ils restent dans la plaie. Quelquefois les changemens de direction d'une balle, sa pesanteur, l'action des muscles, etc. la déterminent à s'écarter même assez loin de la direction apparente de la plaie, ce qui en rend la recherche difficile, et souvent infructueuse.

Les accidens des plaies d'armes à feu doivent être distingués, comme ceux de toutes les autres plaies, en locaux et en généraux. La durée et l'intensité des uns et des autres varient infiniment, à raison de la grandeur de la blessure, de la nature des parties interessées et de la disposition particulière du sujet. Parmi ces accidens, les uns se manifestent à l'instant même de la blessure; d'autres n'arrivent que quelques jours après; enfin, quelques-uns ne paroissent que beaucoup plus tard; considérations importantes auxquelles nous aurons égard pour décrire avec ordre ces divers accidens.

Les plaies d'armes à feu sont accompagnées de douleur, comme toutes les autres blessures; mais cette douleur n'est point aiguë, et presque toujours le malade ne ressent dans l'instant même de la plaie, qu'une douleur gravative dans tout le membre, comme si un fardeau considérable fût tombé dessus, ou que quelque corps ayant beaucoup de masse, l'eût frappé sans faire de plaie; mais au bout d'un certain temps, la douleur devient aiguë, et augmente plus ou moins, suivant la nature des parties blessées. L'hémorragie primitive, l'engourdissement, la stupeur locale, sont aussi au nombre des accidens locaux qui se manifestent dans les premiers instans des plaies dont il s'agit.

Les accidens généraux primitifs de ces plaies sont, un engourdissement avec pesanteur dans tout le corps, un froid universel, même dans un temps chaud, la pâleur du visage, la teinte jaune ou plombée qu'il prend souvent, et qui se répand sur tout le corps, la concentration du pouls, la syncope, un tremblement, une horripilation générale, des mouvemens convulsifs, des vomissemens et le hoquet. Les anciens attribuoient ces phénomènes à une prétendue malignité des plaies d'armes à feu; mais il est évident qu'ils dépendent, comme nous l'avons déja dit, de la commotion générale qui a presque toujours lieu dans ces sortes de blessures, et de l'ébranlement communiqué à tout le systême nerveux, d'où résulte le dérangement des fonctions du cerveau, de l'estomac et de l'organe biliaire. Au reste, ces accidens qui ne sont ordinairement que momentanés, peuvent être augmentés par la frayeur, se prolonger et même donner lieu à d'autres accidens plus ou moins multipliés et plus ou moins graves, suivant leur degré de violence, la nature de la partie blessée, et l'état dans lequel se trouve le systême de l'économie animale, au moment de la blessure.

Il survient toujours aux plaies d'armes à feu, quelque temps après qu'elles ont été faites, un engorgement qui est plus ou moins grand, suivant l'étendue de la blessure, le degré de l'*attrition* et la nature des parties intéressées.

Lorsque la plaie est peu étendue, et qu'elle n'intéresse que des parties charnues, l'engorgement est peu considérable, et se borne au trajet de la balle et aux parties environnantes. Alors cet engorgement se termine toujours par une suppuration assez abondante, qui détache peu-à-peu le tissu cellulaire et les autres parties désorganisées, et la plaie passe bientôt à l'état d'une plaie simple, et ne tarde pas à guérir.

Mais lorsque la plaie est très-grande, et

qu'elle intéresse des parties nerveuses et liga-
menteuses, que les os sont brisés, l'engorgement s'étend à tout le membre, et gagne quelquefois jusqu'au tronc avec une rapidité étonnante. Cet engorgement peut dépendre de deux
causes différentes, qu'il est très-important de
distinguer dans la pratique : 1.º de la stupeur
même, qui affoiblit tellement la partie et les
vaisseaux qui s'y distribuent, que ceux-ci ne
peuvent résister à l'abord des humeurs que la
circulation y conduit, et que la partie se tuméfie, se gonfle considérablement par l'infiltration
et l'épanchement de ces humeurs dans le tissu
cellulaire. 2.º De l'irritation des parties nerveuses, contuses, déchirées, et souvent moles-
tées par des corps étrangers de forme irrégulière, ou par des pièces d'os fracturés par la
balle. Cette irritation attire les humeurs vers la
partie blessée, et si cette partie est entourée par
une aponévrose très-forte qui se prête difficilement au gonflement des muscles et du tissu
cellulaire, il en résulte un étranglement considérable qui peut déterminer la gangrène. On ne
confondra pas ces causes de l'engorgement, si
on considère la partie avec attention; car dans
le premier cas, elle est molle, blanche, pâteuse,
indolente; et dans le second, elle est rouge,
tendue, chaude et douloureuse.

L'engorgement qui dépend uniquement de
la stupeur, se termine presque toujours par
gangrène. Celui qui est causé par l'irritation,
peut se terminer de différentes manières : tantôt
il produit la gangrène, comme nous l'avons dit
précédemment; tantôt l'érétisme et l'irritation
subsistent malgré tous les secours de l'art; la
plaie alors reste absolument sèche, et le malade

meurt quelquefois avant qu'on ait pu faire renaître le calme, et que la suppuration soit établie ; mais le plus ordinairement l'engorgement inflammatoire dont il s'agit, se termine par une suppuration abondante, dont le foyer est très-étendu, et qui souvent épuise entièrement les forces du malade. Lorsque la suppuration commence à s'établir et les lèvres de la plaie à se dégorger, on voit survenir quelquefois une hémorragie plus ou moins considérable, qui est d'autant plus fâcheuse, que souvent on a de la peine à découvrir le vaisseau qui la fournit. Cette hémorragie qui arrive ordinairement du huitième au douzième jour de la blessure, et quelquefois plus tard, est fournie par une artère qui a été tellement contuse, qu'une portion de ses parois s'est trouvée comprise dans l'escarre commune, ou qui a été ouverte, mais dans laquelle le sang a été retenu par le gonflement inflammatoire et par la présence des escarres des parties environnantes.

Pendant que les phénomènes dont nous venons de parler ont lieu dans la partie blessée, il se manifeste des accidens généraux, dépendans de l'irritation qui se communique de cette partie à tout le système nerveux. Ces accidens sont, la fièvre, la chaleur brûlante de tout le corps, avec sécheresse de la peau, une soif ardente, une constipation opiniâtre, de l'agitation, des convulsions générales ou partielles, le tetanos, le délire, l'assoupissement, etc. Alors la tuméfaction inflammatoire de la partie blessée est très-grande, et la plaie est pâle, et peu ou point humectée. Il y a quelquefois aussi suppression de la suppuration, inflammation et abcès intérieurs. Le nombre et l'intensité

de ces accidens varient suivant la grandeur de
la plaie et la nature des parties blessées. On
conçoit aisément qu'ils seront d'autant plus considérables, que *l'attrition* intéressera plus de
parties, ou des parties plus importantes, telles
que les viscères, les nerfs considérables, les
grandes articulations, etc.

Enfin, les accidens, tant locaux que généraux, qui surviennent quelquefois dans le
cours, ou vers les derniers temps des plaies
dont nous parlons, sont, la suppression de la
suppuration, des abcès consécutifs dans la partie malade, ou même dans des parties internes,
la mauvaise qualité des chairs et le retard de
la guérison produits par le développement de
quelque virus scorbutique, vénérien ou autres;
la gangrène d'hôpital dont nous avons parlé en
son lieu, le marasme dans lequel tombe le sujet
épuisé par une longue et abondante suppuration, et le dévoiement colliquatif auquel il succombe presque toujours alors. Lorsque le malade
échappe à tous ces accidens, souvent le membre
reste atrophié, et les articulations immobiles;
souvent aussi les plaies d'armes à feu restent
fistuleuses, soit parce qu'il y a dans leur fond
une partie d'os altérée, dont l'exfoliation n'est
point encore faite, soit parce qu'un corps étranger qui a échappé aux recherches du Chirurgien, ou dont l'extraction n'a pas été possible
y existe encore; ou bien si ces plaies se consolident malgré la présence de ces substances
étrangères, les cicatrices se rouvrent au bout
d'un temps plus ou moins long, pour leur donner issue. Il arrive aussi fréquemment que le
corps étranger, ou la portion d'os altéré quand
elle est séparée, occasionne un dépôt qu'il faut

ouvrir pour donner issue, non-seulement au pus, mais aussi à la partie d'os exfoliée. Ces dépôts ne surviennent qu'au bout de plusieurs mois, d'une année, ils n'ont même pas toujours lieu : car on a vu des blessés porter toute leur vie, et sans incommodité, une balle restée dans les parties molles, ou enclavée dans un os.

Les signes des plaies d'armes à feu peuvent être distingués en commémoratifs, et en diagnostiques. Les premiers se tirent de l'occasion dans laquelle le coup a été porté, de la lumière et du bruit qui l'accompagnent. Les seconds sont la figure de la plaie, là couleur livide, noirâtre de ses lèvres qui ne saignent point ordinairement, et l'ecchymose des parties environnantes.

Le pronostic des plaies d'armes à feu ne peut guère être établi avec précision d'une manière générale. On conçoit effectivement qu'il doit varier à raison de l'étendue de la blessure, de la nature des parties lésées, de la constitution du sujet, de son état sain ou malade, de sa disposition particulière au moment où il a reçu le coup, des circonstances dans lesquelles il se trouve, etc. Les plaies d'armes à feu avec *fracas* des os et délabrement considérable des parties molles, sont toujours extrêmement fâcheuses, puisqu'elles nécessitent fréquemment l'amputation du membre, et qu'elles entraînent souvent la perte du malade.

Envisagé sous un point de vue général, le traitement des plaies d'armes à feu consiste, 1.º à changer autant que possible la nature de ces plaies par les incisions convenables ; 2.º à arrêter l'hémorragie lorsqu'elle a lieu ; 3.º à ex-

traire les corps étrangers lorsqu'il en existe;
4.° à prévenir les accidens qui peuvent survenir, et à remédier à ceux qui sont déja arrivés;
5.° à procurer la suppuration qui doit séparer
les chairs contuses et mortes, d'avec les chairs
saines et vivantes, opérer le dégorgement de
celles-ci et conduire la plaie à parfaite guérison.

La première indication à remplir dans le traitement des plaies d'armes à feu, c'est de faire,
dès le premier pansement, les incisions nécessaires pour changer la nature de la plaie, et la
convertir, autant qu'il est possible, en plaie
saignante. Ces incisions bien dirigées et pratiquées avec discernement, offrent des avantages
qu'on ne pourroit attendre d'aucun autre
moyen. Elles procurent le dégorgement des
sucs, que l'extrémité contuse des vaisseaux re-
tiendroit; elles préviennent le développement
d'un gonflement inflammatoire excessif, et les
suites de ce gonflement, telles que la gangrène
ou les dépôts, et les fusées de suppuration qui
s'insinuent entre les parties, les écartent, et obligent de multiplier les contre-ouvertures, afin
d'empêcher le croupissement du pus et de prévenir par là des désordres, des délabremens
ultérieurs, qui ne manqueroient pas d'avoir
lieu; elles préviennent aussi l'étranglement qui
pourroit résulter de la réaction des aponévroses sur les muscles engorgés et tuméfiés;
elles facilitent la recherche et l'extraction des
corps étrangers; enfin, elles préparent une
issue libre aux sucs arrêtés dans le trajet de la
balle, aux chairs mâchées et désorganisées que
la suppuration doit détacher, et à cette suppuration elle-même.

Mais les incisions ne sont pas également nécessaires dans toutes les plaies d'armes à feu ; on
ne peut pas s'en dispenser dans celles des membres
volumineux dont les muscles sont enveloppés
par une forte aponévrose, comme la cuisse, la
jambe, le bras, sur-tout lorsque les os sont
fracturés et que la plaie renferme des corps
étrangers. Elles sont moins nécessaires dans les
plaies des parties peu fournies de chairs, et dont
le volume dépend principalement des os, telles
que la tête, la poitrine, les mains, les pieds,
les articulations ginglymoïdales, etc. Il se présente même beaucoup de cas de plaies de ces
parties, où les incisions sont inutiles, et d'autres où elles seroient nuisibles si on les pratiquoit. Les Chirurgiens qui ne se conduisent pas
par une routine aveugle, se gardent bien de pratiquer ces incisions dans ces derniers cas, à
moins qu'ils n'y soient forcés par la nécessité
d'extraire des esquilles, une balle, ou un autre
corps étranger, dont la présence pourroit donner lieu à des accidens graves.

Ainsi, le débridement des plaies d'armes à
feu doit être fait avec discernement, et seulement d'après des indications suffisantes, fournies par la nature de la partie blessée et les
complications qui existent. L'expérience a appris, par exemple, que les dilatations excessi-
ves et précipitées sont préjudiciables et ne conviennent point dans les plaies d'armes à feu, qui
sont accompagnées de commotion et de stupeur
dans la partie blessée. Dans ce cas, l'action organique des vaisseaux et des chairs est tellement
affoibli, que les grandes incisions ne font qu'accélérer la mortification dont ces parties sont
menacées.

Les plaies d'armes à feu qui intéressent les articulations, méritent encore une attention particulière, à cause du peu de succès que l'on obtient du traitement de ces blessures par les grandes incisions. Aussi les praticiens éclairés n'en usent-ils qu'avec beaucoup de ménagement, et ne dilatent-ils ces plaies qu'autant qu'il est indispensable de le faire pour faciliter l'extraction des corps étrangers, et la sortie du sang épanché dans l'articulation, en ménageant, autant qu'il est possible, les ligamens et les capsules, afin de ne pas trop exposer les surfaces articulaires au contact de l'air.

Pour débrider une plaie d'armes à feu avec méthode, le Chirurgien doit introduire le doigt indicateur dans la plaie, si elle est assez grande pour le recevoir, ou une sonde canelée, lorsque le doigt ne peut pas y pénétrer. Cette sonde servira à conduire un bistouri ordinaire, avec lequel on agrandira d'abord assez la plaie pour que le doigt puisse y pénétrer, et aussitôt qu'elle pourra le recevoir, on l'introduira le plus avant possible : car c'est la meilleure sonde dont on puisse se servir pour connoître le trajet de la balle, et juger de l'état des parties. Le doigt étant introduit dans la plaie, on fait glisser à plat sur ce doigt, un bistouri très-étroit, dont la pointe doit être boutonnée ou mousse, et après l'avoir enfoncé jusqu'à l'extrémité du doigt, on retourne cet instrument de manière à en diriger le tranchant vers la partie supérieure de la plaie ; ensuite en retirant le bistouri et appuyant en même temps le doigt sur le dos de la lame, on coupe depuis l'intérieur jusqu'à l'extérieur, en alongeant l'incision en dehors autant qu'on le juge nécessaire. Cela fait, on conduit de nouveau le bistouri

sur le doigt qui est resté dans la plaie, et on
incise de la même manière sa partie inférieure.
Outre ces deux incisions qui donnent à la plaie
une forme longitudinale, il est bon de scarifier
tout le trajet de la balle, autant que les parties
le permettent; c'est le moyen d'opérer, par
des saignées locales, le dégorgement des
sucs retenus par l'escarre dans les vaisseaux
divisés. S'il y a des brides dans le trajet de la
balle, le doigt les fera connoître et servira de
conducteur au bistouri avec lequel on les coupera. Lorsque les muscles sont recouverts d'a-
ponévroses, comme à la cuisse, à la jambe, à
l'avant-bras, il faut toujours denteler ces aponévroses en différens sens, par des scarifications
qui préviennent l'étranglement des parties sub-
jacentes, lorsqu'elles viendront consécutivement à se tuméfier. Lorsqu'il en est besoin, il
ne faut pas ménager le corps des muscles, mais
il faut épargner les troncs de nerfs et les gros
vaisseaux, pour ne pas priver de leur nourriture les parties qui se trouvent au-dessous de
l'incision; on peut couper hardiment les ramifications vasculeuses et nerveuses. Dans tous les
cas, les incisions doivent être aussi grandes à
l'intérieur qu'à l'extérieur de la plaie, afin d'é-
viter que les muscles, en se gonflant, ne passent
à travers l'ouverture des tégumens, et ne forment une espèce de hernie qui peut devenir très-
inquiétante. Dans le cas où la balle a percé un
membre de part en part, il faut débrider l'entrée
et la sortie de ce corps, de manière que, lorsqu'il y a peu de distance de l'une à l'autre, les
doigts introduits par les deux orifices puissent
passer librement, et se rencontrer sans trouver
aucune gêne. On peut des deux ouvertures n'en

faire qu'une, lorsqu'elles sont très-près l'une de l'autre, et que la structure de la partie le permet.

Il n'est guère possible de déterminer la grandeur des incisions, puisqu'elle doit varier, suivant l'étendue de la blessure, la nature des parties qu'elle intéresse, et les circonstances dont elle est accompagnée; c'est à la sagacité du Chirurgien à distinguer les cas où il faut pratiquer de grandes incisions, ceux où un débridement médiocre est suffisant, et ceux où les incisions sont inutiles et même nuisibles. En général, on doit débrider plus amplement les plaies des parties où il y a beaucoup de muscles enveloppés par une forte aponévrose, comme la cuisse et la jambe, et sur-tout celles qui sont avec fracas des os, ou qui contiennent une balle ou d'autres corps étrangers. Dans cette dernière circonstance, plus la balle sera enfoncée, plus on donnera d'étendue aux incisions, à moins que les parties voisines ne commandent une réserve particulière. Lorsque la plaie sera droite, on les distribuera également de part et d'autre; mais si elle est oblique, on les dirigera principalement du côté où elle dérive, afin de la redresser en quelque façon, et de faciliter l'introduction des instrumens propres à tirer la balle.

L'hémorragie qui a quelquefois lieu dans le premier instant d'une plaie d'armes à feu, peut être utile et prévenir bien des accidens, si elle est médiocre; mais si elle est considérable, elle peut faire périr le malade, ou l'épuiser au point de rendre sa guérison presque impossible. C'est pourquoi, dans ce cas, on doit avant tout se rendre maître du sang, en plaçant un tourniquet sur l'artère principale du membre, ou en la faisant comprimer par un aide : ensuite si l'artère est cachée profondément dans les chairs, on la mettra à découvert par les incisions convenables, et on en fera la ligature. Ce moyen qui n'exerce de compression que sur le vaisseau, est préférable à tout autre, et sur-tout au tamponnement de la plaie, qui pourroit faire naître un gonflement inflammatoire excessif et dangereux. Cependant, lorsque la ligature est impraticable, on est forcé d'avoir recours à la compression. Alors il faut bien s'assurer du lieu où est l'orifice du vaisseau ouvert, pour mettre précisément dessus un morceau d'agaric, le couvrir d'un autre, et les soutenir par une compression graduée, de manière que le reste de la plaie ne soit point comprimé. En appliquant cet appareil, on prendra toutes les précautions convenables pour qu'il ne se dérange pas, sur-tout s'il faut transporter le malade.

Quand on a débridé la plaie et arrêté l'hémorragie lorsqu'elle a lieu, il faut s'assurer, autant qu'il est possible, si la balle ou tout autre corps étranger n'est point resté dans la partie blessée. Trop souvent au mépris de ce précepte, on a fait des recherches inutiles et douloureuses pour le malade, lorsqu'il eût été facile, avec un peu plus de soin et de précaution, d'acquérir la certitude que le corps que l'on cherchoit n'étoit point dans la plaie.

On conçoit donc, d'après ce que nous venons de dire, la nécessité où l'on est de recueillir avec exactitude toutes les circonstances commémoratives et présentes de la maladie, qui peuvent fournir quelqu'éclaircissement sur ce point. Ainsi on recherchera si la balle n'est pas sortie de la plaie après avoir frappé un os, ou par son propre poids, lorsqu'elle n'a point eu

assez de force pour pénétrer à une certaine profondeur , ainsi que nous l'avons vu chez une
petite fille qui reçut par accident un coup de
pistolet à la partie antérieure de la cuisse : nous
ne pûmes découvrir la balle, cependant la plaie
qui étoit peu profonde ne tarda pas à guérir ;
on ne savoit pas encore ce qu'étoit devenu le
corps étranger, lorsqu'en balayant l'apparte-
ment on trouva ce corps, qui sans doute étoit
sorti de la plaie, au moment où l'enfant blessée
se traîna pour aller réclamer du secours.

On visitera aussi avec soin les vêtemens du
blessé, soit pour juger des morceaux que la
balle a pu entraîner avec elle, soit pour s'assurer si elle-même ne seroit pas dans ces vêtemens. En effet, il est arrivé quelquefois que les
vêtemens ayant été enfoncés sans avoir été
déchirés, ont fait corps avec la balle qui est
restée collée à leur face externe. *Paré* dit avoir
retiré de la cuisse d'un soldat, une balle qui
avoit pénétré profondément, en poussant devant elle le taffetas de ses chausses sans le déchirer. *Bordenave* a observé la même chose
dans un cas de plaie d'armes à feu à la région
lombaire, avec fracture des apophyses trans-
verses de deux vertèbres. Il chercha long-
temps en vain la balle dans la plaie : elle fut
trouvée collée à la chemise que le blessé venoit
de quitter ; après avoir percé l'habit et la veste,
elle avoit poussé la chemise devant elle, et avoit
fait son ravage sans l'endommager.

Quand toutes les circonstances de la plaie
portent à croire que la balle, ou tout autre
corps étranger, est resté dans la partie, on doit
d'abord s'assurer de la présence de ce corps et
du lieu qu'il occupe. Dans cette vue on mettra,

autant qu'on le pourra, la partie dans la même
situation où elle étoit à l'instant de la blessure :
par ce moyen, toutes les fois que le corps vulnérant aura suivi dans son trajet la ligne de direction primitive, on en facilitera singulièrement
la recherche et l'extraction, en rétablissant les
parties dans l'état où elles étoient lors de son
passage.

Pour découvrir une balle, il ne faut point
cependant s'en tenir à cette seule manière de si-
tuer le membre ou la partie blessée ; car il est
impossible de calculer toutes les déviations que
peuvent lui faire éprouver un os, un simple
tendon, et même le corps d'un muscle fortement contracté. On doit au contraire varier,
d'après la connoissance de la structure et du
jeu des parties, les mouvemens et les positions
les plus propres à mettre en évidence ce corps
étranger.

On doit aussi explorer avec soin les environs
de la plaie et son côté opposé, où l'on a vu souvent la balle venir s'arrêter sous la peau ; et ne
pas négliger de palper exactement toute la partie
blessée, de la comprimer en tout sens, et particulièrement vers les endroits où il paroît plus
probable que cette balle s'est portée; c'est du
moins ce que l'on peut faire de mieux, puisqu'il
est impossible d'apprécier au juste les changemens de direction sans nombre dont ce corps
est susceptible.

Lorsque ces seules recherches ne suffisent
point pour trouver le corps étranger, il faut sans
hésiter porter le doigt dans la plaie pour le découvrir. C'est certainement la meilleure sonde
que nous ayions ; on ne devra même se servir
d'une autre que lorsque la plaie sera trop pro-

fonde pour que le doigt puisse en atteindre le fond, et que la main fortement appliquée sur les parties qui correspondent à ce fond, en raccourcissant le trajet de la balle, ne pourra la pousser suffisamment à la rencontre du doigt. Au reste, il est bon, tandis que celui-ci est encore dans la plaie, de faire exécuter quelques mouvemens à la partie ; ces mouvemens lui ont plusieurs fois amené la balle qu'il n'avoit pu sentir auparavant. La sonde dont on se servira lorsque le doigt ne pourra point suffire, doit être d'une certaine grosseur, afin de ne point faire de fausses routes, et assez flexible pour pouvoir s'accommoder à la direction tortueuse de la plaie.

Mais dans tous les cas, lorsqu'on a découvert le corps étranger, il faut, avant de chercher à l'extraire, déterminer quelle est sa situation précise, sa nature, sa configuration, la grandeur de l'issue qu'il convient de lui ouvrir ; quels sont les obstacles qui s'opposent à son extraction, les parties qu'il importe de respecter, celles que l'on sera contraint de sacrifier ; et se mettre ainsi dans le cas de juger sainement de la possibilité et de la nécessité de cette extraction, qui doit être pratiquée toutes les fois qu'elle entraîne moins d'inconvéniens que ne le feroit le séjour du corps étranger. Cette condition oblige souvent à laisser une balle cachée profondément sous des parties qu'il faut respecter, ou au contraire à la retirer à quelque prix que ce soit, même en risquant la perte d'une partie, et, qui plus est, avec quelque danger pour les jours du blessé, quand son séjour entraîneroit inévitablement la perte de la vie.

Lorsque l'extraction des balles est jugée nécessaire et possible, on doit la pratiquer dans les premiers instans de la blessure : en la différant, on donne au gonflement inflammatoire le temps de se développer, et alors il n'est plus possible de la tenter, sans exposer le malade aux accidens les plus graves. Ainsi donc, lorsque l'extraction de la balle et des autres corps étrangers n'aura pas été faite dans le moment favorable, et que le gonflement inflammatoire se sera déja emparé de la plaie, on attendra, pour faire cette extraction, que la suppuration soit bien établie, et qu'elle ait suffisamment dégorgé la partie. Quelquefois alors on a vu la nature se suffire à elle-même, et pousser audehors des corps étrangers dont l'extraction avoit été négligée, ou vainement tentée. Mais il y auroit les plus grands inconvéniens à lui confier ce soin, lorsque la présence du corps étranger donne lieu à des accidens graves, que l'on ne peut faire cesser que par son extraction. Dans ce cas, on doit mettre tout en œuvre pour le retirer ; faire de nouvelles incisions, si celles qu'on a déja pratiquées sont insuffisantes, et se frayer, quoi qu'il en coûte, un passage jusqu'à la cause de ces accidens.

L'extraction d'une balle, ou de tout autre corps étranger, peut être faite par la plaie même, ou par une contre-ouverture. En général, on doit choisir la voie la plus courte, à moins que la structure de la partie n'y soit un obstacle ; en ce cas, on prendra, non la voie la plus courte, mais celle où il y a moins de risques à courir.

La contre-ouverture est nécessaire, 1.º toutes les fois que le corps étranger a dépassé le centre d'un membre, et s'est approché du côté opposé ; 2.º lorsque la plaie est si profonde, qu'il seroit impossible de pousser le débridement jusqu'au corps étranger, ou qu'étant peu profonde, il y auroit des parties intéressantes à diviser pour lui donner l'etendue nécessaire, ou bien encore s'il y avoit à craindre de renouveler une hémorragie ; 3.º quand la tortuosité de la plaie, le changement de position des muscles, le gonflement, empêchent de trouver le chemin de la balle, et que celle-ci peut être distinguée au toucher à travers la peau et les chairs. Dans tous ces cas, on fait une incision pour arriver au corps étranger, et donner à la plaie deux ouvertures dont la communication est d'une grande ressource pour la sortie des escarres, l'écoulement du pus, et la guérison de la plaie. Mais avant de pratiquer la contre-ouverture, il faut, autant qu'il est possible, s'assurer du lieu qu'occupe la balle, ou tout au moins ne pas manquer son trajet dans l'incision, sans quoi elle ne feroit qu'augmenter le désordre de la partie.

La manière de pratiquer la contre-ouverture est différente, suivant que la balle s'est arrêtée sous la peau qu'elle soulève et dont elle n'a pu vaincre la résistance, ou que sans être située à une profondeur qui ne permettroit pas de la distinguer au toucher, elle ne forme point de tumeur apparente. Dans le premier cas, au lieu de couper sur la balle, ainsi qu'il est d'usage, ce qui ne peut se faire sans la repousser en arrière, sans que le bistouri soit sujet à glisser, et sans qu'il en résulte une plaie frangée et incomplète, il faut pincer les tégumens, les soulever, et d'un seul coup les diviser dans l'étendue nécessaire. Dans le second cas, on tend les tégumens avec le pouce et le doigt indicateur, perpendiculairement à la direction qu'on se propose de donner à l'incision, et l'on fait cette incision, en coupant successivement, dans l'étendue convenable, la peau et les autres parties molles qui recouvrent la balle.

On tenteroit presque toujours en vain l'extraction des balles et des autres corps étrangers qui compliquent les plaies d'armes à feu, si l'on n'avoit auparavant agrandi ces plaies par des incisions convenables, pratiquées suivant les règles que nous avons exposées plus haut.

Lorsque ces incisions sont faites, la première attention qu'il faut avoir avant de procéder à l'extraction, c'est de se rappeler la disposition et la structure des parties sur lesquelles on doit opérer. Il faut aussi mettre la partie dans une situation semblable à celle où elle étoit à l'instant de la blessure. Ce précepte est de la plus grande importance, et l'expérience en a très-souvent constaté l'utilité ; cependant, il est susceptible de quelques modifications qui n'échappent point à un Chirurgien instruit et expérimenté. Ainsi, tantôt on doit procurer le relâchement des muscles, afin d'empêcher qu'ils ne retiennent la balle, soit en l'appliquant contre les os, soit en la serrant entr'eux; tantôt il convient de les faire contracter plus ou moins fortement, pour la forcer à déloger de l'endroit où elle s'est pour ainsi dire cantonnée, et offrir aux instrumens un point d'appui nécessaire pour la saisir sans qu'elle puisse reculer.

La partie étant située convenablement, on procède à l'extraction. Si la balle est peu profonde, les doigts peuvent suffire pour l'enlever, ainsi

que les morceaux d'habit et la bourre qu'elle a
entraînés avec elle, et qui presque toujours la
précèdent; mais pour peu qu'elle soit située profondément, son extraction ne peut guère s'opérer avec les doigts seuls : on est obligé alors de
se servir d'instrumens qui doivent varier suivant
les parties dans lesquelles la balle se trouve, la
manière dont elle y est engagée, et le lieu qu'elle
occupe.

Lorsqu'elle se trouve à une trop grande profondeur pour que les doigts puissent la saisir et
l'amener en dehors, et qu'elle est libre et pour
ainsi dire flottante au milieu des parties molles
qui l'entourent, on peut employer la curette par
laquelle est terminée la grosse sonde à crête que
l'on a nommée *bouton*, et dont on se sert dans
l'opération de la taille, pour retirer les fragmens d'une pierre écrasée. Cette curette répond
parfaitement aux vues qu'on se propose dans le
cas dont nous parlons; avec elle on va pour
ainsi dire puiser la balle au centre des parties
qui la renferment, et il est rare alors qu'on la
manque, sur-tout si le doigt porté dans la plaie
peut la fixer pendant qu'on la charge. Placée
dans l'espèce de cul-de-sac que forme la cavité
de la curette, la balle est amenée au dehors
avec d'autant plus de facilité et de sûreté, que
l'instrument l'enveloppe presque entièrement,
et que la crête saillante qui règne sur sa tige,
l'éloigne des parois de la plaie contre lesquelles
elle pourroit heurter. Mais cette curette ne con-
viendroit point si la balle étoit trop aplatie, d'un
trop gros calibre, ou voisine d'une capacité
quelconque dans laquelle le moindre mouvement pourroit la faire tomber.

Voici la manière de se servir de la curette.

Tenue comme une plume à écrire, on l'enfonce doucement dans la plaie, en suivant sa direction, et après lui avoir fait frapper la balle pour la reconnoître de nouveau, on la penche plus ou moins, et on ramasse en quelque façon le corps étranger; ensuite on la retire dans la même inclinaison, pour qu'elle soit moins exposée à le laisser échapper.

M. *Thomassin* a fait à la curette ordinaire une addition qui en rend l'usage plus facile et plus sûr, et qui la place au nombre des meilleurs instrumens que l'on puisse employer pour retirer les balles des plaies. Cet instrument, que M. *Thomassin* appelle *curette-tire-balle*, est composé de deux branches qui glissent l'une sur l'autre, au moyen d'une coulisse. Celle qui est, à proprement parler, le corps de l'instrument, doit avoir sept pouces et demi de long: elle présente à l'une de ses extrémités une espèce de cuiller qui est ovale, assez profonde et assez recourbée pour embrasser la balle en grande partie, et la retenir. L'autre extrémité est garnie de deux anneaux, un de chaque côté, propres à recevoir les doigts: toute la branche est creusée à sa partie antérieure, c'est-à-dire, du côté concave de la curette, d'une large cannelure à galeries rabattues. La seconde branche est exactement de la même longueur que la branche-curette, exception faite de l'anneau qu'elle porte à l'une de ses extrémités; elle est taillée de façon à entrer et à couler juste dans la cannelure de l'autre branche. Sa pointe est coupée en biseau tranchant, ou plutôt en bec de flûte, de manière à s'adapter avec le bord correspondant de la curette, qui est reçu dans une rainure pratiquée sur le côté évidé, tout près du tran-

chant. Cette rainure empêche que la branche
ne puisse aller plus loin que le bord de la curette ; le biseau est destiné à entrer dans la balle,
pour la fixer dans la cuiller de la branche-curette. Une vis ailée qui traverse cette branche,
un peu au-dessous de ses anneaux, et dont le
bout porte contre la branche du biseau, sert à
la fixer au point où l'opérateur a besoin de l'arrêter. Cette branche est marquée de dix lignes sur
la partie convexe près de l'anneau, pour donner à l'opérateur la facilité d'estimer le volume
de la balle, dès qu'elle est dans la cuiller de
l'instrument.

Pour se servir de cet instrument que M. *Thomassin* a fait graver dans sa dissertation sur l'extraction des corps étrangers des plaies, les deux
branches étant réunies, celle du biseau poussée
jusques sur la curette, on l'introduit dans la plaie
et on le pousse jusques dans son fond, en le tenant comme une plume à écrire ; lorsqu'on touche directement la balle avec le bout de la
curette, on desserre la vis, et on remonte le
biseau d'environ un pouce ; on le fixe à cette
hauteur par un demi-tour de vis. La curette se
trouve alors découverte pour recevoir la balle
à côté de laquelle on cherche à l'engager, en
inclinant un peu l'instrument du côté opposé à
celui par lequel on veut la prendre. Si l'on y
trouve de la difficulté, on retourne la curette
pour chercher un côté par où la balle soit moins
serrée ou moins couverte. Lorsqu'on est parvenu à son but, et qu'on sent la balle dans la
curette, on lui donne de petits mouvemens pour
la déloger et détourner les parties qui pourroient la recouvrir encore. Alors un demi-tour
de vis remet le biseau en liberté, et on le pousse

sur la balle en engageant le pouce de la main
gauche dans son anneau, tandis que le doigt
du milieu et l'index agissent dans ceux de la
curette ; on presse un peu fortement pour engager son tranchant dans le plomb, où on le
fixe par un tour de vis. C'est alors qu'on est
bien assuré de tenir d'une manière solide le
corps étranger ; mais il faut bien se garder de
le tirer brusquement pour jouir plutôt du plaisir
d'en délivrer le blessé ; il faut au contraire ap-
porter dans son extraction beaucoup de précaution et de ménagement, et ne tirer l'instrument à soi qu'avec une sage lenteur. M. *Thomassin* ne craint pas d'assurer que sa curette,
dont il a fait un grand nombre d'essais sur les
cadavres, est l'instrument le plus commode pour
le Chirurgien, le plus sûr et le moins fatigant
pour les blessés, puisque, dans tous les cas, il
augmente à peine d'une ligne la circonférence
d'une balle, et qu'on évite avec lui les pressions
et les frottemens douloureux de la curette ordinaire et de la plupart des autres instrumens.
Après y avoir bien réfléchi, nous ne pouvons
nous empêcher de partager l'opinion de cet auteur, et nous pensons que son instrument, aussi
simple qu'ingénieux, doit tenir un rang distingué dans l'arsenal des chirurgiens militaires.

Lorsqu'on juge qu'il ne sauroit convenir, il
faut employer des pincettes. Nous en avons un
très-grand nombre et de différentes formes ;
mais celles de M. *Percy* sont préférables à toutes
les autres. La longueur totale de ces pinces est
d'un pied, et celle de leurs branches de cinq
pouces : chacune est terminée par une espèce
d'ongle, dont les bords sont minces, le dedans
uni, et la fossette médiocrement creusée ; elles

se joignent par deux surfaces planes qui n'ex-
cèdent pas le niveau de l'instrument, de manière qu'on peut, selon les occurrences, faire
pénétrer les pincettes aussi avant qu'il le faut.
Elles sont retenues ensemble par un *cliquet*
tournant qui permet de les séparer pour faire
de chacune d'elles un usage particulier, et
pouvoir les introduire l'une après l'autre dans
une plaie étroite, à l'agrandissement de laquelle
quelque partie à respecter se seroit opposée.
Pour ne pas faire un instrument à part de la
curette, et la rendre utile de toute manière,
M. *Percy* a imaginé de l'adapter aux pincettes,
en en faisant pratiquer une à la place de l'anneau de la branche femelle, c'est-à-dire, de
celle qui s'insinue dans le cliquet. On peut voir
la figure de l'instrument de M. *Percy*, dans
l'ouvrage de ce célèbre Chirurgien, intitulé :
Manuel du Chirurgien d'Armée; ouvrage plein
d'érudition et de savoir, et dont on ne sauroit
trop recommander la lecture aux Chirurgiens
des armées.

Voici la manière de se servir des pincettes
pour retirer une balle ou tout autre corps étranger : Le doigt étant, s'il est possible, introduit
dans la plaie, et les pincettes étant fermées, on
les glisse le long de ce doigt jusqu'au corps à
extraire, on les ouvre alors proportionnelle-
ment au volume de ce corps, on le charge en
prenant garde de pincer en même temps quelque membrane, nerf ou vaisseau, et on retire
l'instrument en lui faisant exécuter de légers
mouvemens latéraux pour favoriser sa sortie.
Lorsque la balle n'est pas tout-à-fait à la portée
du doigt, il faut, comme il a été dit en parlant
de l'exploration, faire comprimer par un aide

l'endroit du membre opposé à la plaie : par là non-seulement on la rapproche un peu, mais on la rend en outre immobile devant l'instrument. Lorsqu'on ne peut absolument la sentir qu'avec la sonde, il faut encore plus de précautions pour aller la saisir. Les pinces introduites, fermées et comme un simple stylet, on s'assure encore bien de la balle et de sa position avant de la charger ; et à la moindre résistance qu'on éprouve en la retirant, on la lâche pour la prendre dans un autre sens, ou la dégager, s'il est nécessaire, des enveloppes que l'on a serrées avec elle.

Quand la plaie est très-profonde, qu'on n'a pu pousser assez loin les débridemens, qu'il se trouve près de la balle une cavité, une articulation où le plus léger effort peut la faire tomber, il est nécessaire d'introduire les branches des pincettes séparément, et c'est un avantage que présentent celles de M. *Percy*. On commence alors par placer une des branches du côté de la balle, vers lequel on craint de la faire glisser ; on tient soi-même cette branche d'une main, ou on la donne à tenir, tandis qu'on place la branche correspondante : on les réunit ensuite, pour les retirer ensemble, après avoir bien saisi la balle. Dans tous les cas, lorsque la balle se trouve couverte d'une couche celluleuse, on peut la dégager en faisant agir l'ongle qui se trouve à l'extrémité de chaque mord des pinces dont nous parlons.

Quand la balle a entraîné avec elle des morceaux de vêtemens, de métal, des débris de montre, de bouton, les procédés d'extraction sont les mêmes pour ces derniers corps, en employant aussi ou les doigts seulement, ou la

curette, ou les pincettes, suivant leur situation,
leur volume, et leur forme. Tantôt ils restent
à l'orifice de la plaie, tantôt dans son trajet. Si
les os sont fracturés, les esquilles accrochent
ordinairement les corps étrangers que la balle
pousse devant elle; c'est donc près de l'os alors
qu'il faut les chercher. Quelquefois des morceaux de linge, d'étoffe, de papier, imbibés de
sang, restent collés aux parois de la plaie, et
éludent les recherches les plus exactes, ou même
imitent si bien les chairs et les membranes,
qu'on y est facilement trompé, si on n'y apporte
la plus grande attention.

Lorsqu'une balle est enclavée dans la substance d'un os, son extraction exige des procé-
des bien différens de ceux que nous venons
d'exposer. Lorsqu'elle est peu enfoncée dans
l'os, et que les bords de l'ouverture qu'elle a
faite sont brises, il est aisé de la faire vaciller,
et pour cela, ainsi que pour l'extraire, il suffit
d'un élévatoire ou du manche d'une spatule; si
elle est profonde, et qu'elle ne présente qu'une
petite partie de sa circonférence, il serait à
craindre que ces leviers ne l'enfonçassent dans
le canal médullaire, lorsque c'est un os long,
et dans la cavité que l'os concourt à former,
lorsque c'est un os large, comme ceux du crâne.
Dans ce cas, si l'on ne peut pas la saisir avec
une pince à anneaux, dont l'extrémité de chaque
branche est tranchante et légèrement recourbée en dedans, (cet instrument est de l'invention
de M. *Thomassin*), on aura recours au tire-
fond. Cet instrument dont on faisoit un si grand
usage autrefois pour l'extraction des balles,
n'est employé aujourd'hui que dans le cas dont
nous parlons, c'est-à-dire, lorsqu'une balle est

profondément enclavée dans un os. M. *Percy*
a fait au tire-fond des corrections qui en rendent l'usage plus commode et plus sûr ; il en a
réduit la longueur à cinq ou six pouces, parce
que cette dimension répond à la plus grande
profondeur à laquelle on doive le porter. Il a
diminué aussi la grosseur de la mêche, dont les
pas doivent être nombreux, bien évidés, renversés les uns sur les autres, et terminés par
deux petits crochets très-pointus. Enfin, il a
supprimé comme inutile la canule dans laquelle
il étoit renfermé, et dont on ne le faisoit sortir
que lorsqu'il étoit parvenu jusqu'à la balle. Afin
de simplifier les instrumens nécessaires pour
l'extraction des balles, et de les réduire au plus
petit nombre possible, M. *Percy* a réuni le tire-
fond aux pincettes, pour qu'il ne composât avec
elles et la curette qu'un instrument commun :
un canal pratiqué dans l'épaisseur d'une des
jambes lui sert de fourreau : il se monte sur
cette jambe par quelques tours de vis, et porte
un anneau qui lui sert de manche, lorsqu'il est
démembré, et devient celui des pincettes, lorsqu'il est assemblé avec elles.

Voici la manière de se servir du tire-fond : on
porte cet instrument le long du doigt indicateur
que l'on a d'avance placé dans la plaie, et ce
doigt, après l'avoir dirigé sur la balle, sert à
soutenir l'instrument pendant qu'on la perfore.
Quand on lui a fait faire cinq ou six tours, on
peut le retirer, et la balle suivra, si elle n'est
retenue par de trop puissans obstacles. On a reproché au tire-fond d'augmenter le volume de la
balle, et de s'opposer par-là à son déclavement ;
mais ce reproche n'est point fondé, car à mesure qu'il pénètre, on voit le plomb s'échapper

par la rainure de sa mêche, et la somme de ces
fils de métal est égale au volume de la portion
de la mêche implantée dans la balle.

Le tire-fond ne peut rien sur les balles de fer,
de cuivre, de verre, de pierre, s'il en existe,
non plus que sur les balles de plomb, lorsqu'elles
ont beaucoup changé de forme, et qu'elles sont
trop fortement enclavées : dans de tels cas, il
faut avoir recours au trépan. Lorsqu'on tré-
pane un os pour l'extraction d'une balle ou
autre corps étranger, tantôt on cerne le corps
à extraire avec une couronne plus large que ce
corps, et lorsque la trace faite par la couronne
a la profondeur nécessaire, on cherche à ébran-
ler la partie qui s'enlève ordinairement attachée
à la balle comme un anneau; tantôt on fait à
côté de ce corps, avec le perforatif, une ouverture suffisante pour permettre l'entrée d'un élévatoire étroit, avec lequel on le soulève, et on
l'expulse de sa retraite. Ces deux procédés ont
chacun leurs partisans, et peuvent être employés par une main habile avec un égal succès;
mais on conçoit que le dernier seul peut être
mis en usage, lorsque le corps étranger est trop
large et trop volumineux pour pouvoir être
embrassé par nos plus grandes couronnes de
trépan.

Il peut arriver que n'ayant pu traverser toute
l'épaisseur de l'os, la balle se soit arrêtée à la
surface opposée, et y forme une tumeur remarquable; ce seroit alors le cas de faire une contre-ouverture par trépanation. Pour cela, on
mettroit à découvert cette tumeur au moyen
des incisions, et supposé que la lame osseuse qui
se trouve voûtée, ne fût pas susceptible d'être
enlevée avec de fortes pinces, la gouge ou la

scie en crête de coq, on la trépaneroit, et l'on chasseroit la balle par derrière.

L'extraction des esquilles s'opère avec les pincettes ou les doigts, mais on ne doit les enlever que lorsqu'elles sont entièrement isolées, ou qu'elles tiennent si peu aux parties voisines que leur recollement seroit absolument impossible. Dans ce dernier cas, on ne doit les retirer qu'après avoir soigneusement coupé les adhérences qu'elles ont conservées. Celles dont on peut espérer le recollement, doivent être remises en leur place, de manière qu'elles ne puissent plus piquer les chairs ni les parties nerveuses, tendineuses, etc. Quelquefois ces esquilles se réunissent aux os dont elles ont été séparées ; si elles ne se réunissent pas, la suppuration les détache, et alors on les retire facilement.

Les corps étrangers qui compliquent les plaies d'armes à feu sont quelquefois si cachés, qu'ils échappent aux recherches les plus exactes. Il faut attendre alors que des circonstances plus heureuses fassent connoître le lieu qu'ils occupent. Lorsque leur présence est connue, ils sont quelquefois situés de manière que les incisions nécessaires pour en rendre l'extraction possible, seroient plus dangereuses que les accidens que leur présence peut occasionner. En d'autres occasions, on ne pourroit les extraire sans user de violence, et sans s'exposer à endommager des parties dont la lésion pourroit avoir des suites fâcheuses. Dans toutes ces circonstances, on doit différer leur extraction, jusqu'à ce que le dégorgement de la plaie permette de les déplacer, et de leur donner une position plus favorable, ou même les abandonner tout-à-fait, sans en concevoir trop d'inquiétude ; car de nombreuses observations ont fait voir qu'il y a en général moins de danger à laisser une balle au fond d'une plaie, qu'à user de trop de force pour la retirer. On a cru que les balles enclavées dans les os faisoient une exception à cette règle; mais des observations authentiques prouvent que des balles qu'on avoit laissées dans les os, y sont restées sans causer d'accidens, et même sans nuire à la cicatrice et sans causer d'incommodités. Cependant ces observations ne doivent pas nous faire négliger l'extraction des balles incrustées dans les os, parce qu'il est rare qu'elles y séjournent sans causer des accidens, et qu'elles n'en sortent presque jamais spontanément.

Après avoir débridé une plaie d'armes à feu, arrêté l'hémorragie, et tiré les corps étrangers, il faut y appliquer un appareil convenable, prescrire le régime et les médicamens propres à prévenir les accidens, et à les combattre lorsqu'ils sont survenus.

Le premier pansement doit être fort simple et très-doux. On remplit la plaie de charpie mollette, soutenue par des compresses trempées dans une dissolution de muriate de soude (sel marin), ou dans *l'eau végéto-minérale* de *Goulard*, et par un bandage qui ne doit pas être trop serré. Les topiques spiritueux dont on faisoit un si grand usage autrefois dans le premier pansement des plaies d'armes à feu, sont très-nuisibles; ils causent du froncement et de l'irritation, et sont manifestement contraires à l'intention que l'on doit avoir de procurer promptement le dégorgement des chairs et la suppuration qui doit détacher les escarres.

Nous avons dit précédemment que les plaies

d'armes à feu étoient presque toujours accompagnées d'un engorgement inflammatoire plus ou moins grand. Lorsque cet engorgement est médiocre, il se termine par une suppuration peu abondante, absolument nécessaire pour la séparation des escarres et le dégorgement de la plaie; mais lorsqu'il est excessif, il se termine fréquemment par la gangrène, ou par des suppurations abondantes, dont le foyer est très-étendu, et qui peuvent avoir des suites fâcheuses. Le premier objet du Chirurgien sera donc de prévenir la trop grande inflammation, et de la combattre lorsqu'elle sera survenue. C'est ce qu'on obtient de la diète, de la saignée, et des boissons délayantes et rafraîchissantes; on réglera l'usage de ces moyens sur la grandeur de la blessure et l'état du malade.

La diète doit être humectante et tempérante; elle exclut les alimens solides et les liqueurs vineuses, à moins que le malade ne soit très-délicat ou épuisé par la fatigue, comme il arrive souvent aux soldats qui ont fait une longue campagne, et qui ont éprouvé toutes sortes de privations.

La saignée sera plus ou moins répétée, suivant l'étendue de la plaie, l'âge du malade, le degré de ses forces et celui des accidens. On s'abstiendra de ce moyen, si le blessé a perdu beaucoup de sang, s'il est dans l'épuisement par quelqu'autre cause, ou s'il y a commotion générale et stupéfaction de toute la machine. Dans les deux premiers cas, loin de diminuer les forces en saignant le malade, on doit les réparer par de bons bouillons; et dans le troisième, on doit s'attacher à réveiller le principe vital presqu'éteint, par l'usage des cordiaux et des esprits volatils sagement administrés

Dans toutes les plaies d'armes à feu, l'état des premières voies mérite une attention particulière, et lorsque l'estomac contient des alimens au moment de la blessure, ou qu'il y a des indices de saburres gastriques, on doit faire vomir le blessé avec le tartrite de potasse antimonié. Dans le cas où l'on auroit lieu de craindre que la secousse du vomissement fût préjudiciable, comme dans les fractures comminutives, dans les grandes blessures de la tête, etc. on tâcheroit de suppléer au vomitif par des lavemens et des minoratifs doux. Si l'on ne débarrassoit l'estomac et les intestins des matières alimentaires, bilieuses, et autres qu'ils renferment, leur présence pourroit entretenir la fièvre qui doit résulter de la blessure, ou même la faire dégénérer en une fièvre bilieuse ou putride. C'est sur-tout à l'égard des soldats qu'on doit user des évacuans dans les premiers jours de la blessure : la plupart des militaires sont, par les fatigues inséparables de leur état, dans une disposition très-prochaine à devenir malades; souvent à l'instant qu'ils sont blessés, ils ont le ventre farci d'alimens de mauvaise qualité, qui se corrompent dans les intestins, et deviennent fréquemment le germe d'une fièvre bilieuse qui peut avoir les plus mauvaises suites. On peut prévenir cette complication fâcheuse en débarrassant de bonne heure, par les vomitifs et les laxatifs, l'estomac et les intestins des matières corrompues dont ils sont surchargés.

Ces moyens ne préviennent pas toujours la complication d'une fièvre bilieuse ou putride; mais il est certain que ces fièvres ont plus rarement lieu chez les blessés qu'on a fait vomir dès les premiers jours de l'accident, que chez ceux à qui on a négligé de donner un émétique, ou qu'on a craint de faire vomir. Au reste, lorsqu'il survient dans le cours d'une plaie d'armes à feu, une fièvre putride causée par le mauvais état des premières voies, par la crainte ou par le chagrin, on doit avoir recours aux moyens dont on se sert dans les fièvres de la même espèce qui attaquent les personnes qui n'ont point de blessure. Ainsi, on fera usage des boissons aiguisées avec le tartrite de potasse antimonié (le tartre stibié), pour débarrasser les premières voies des matières corrompues qu'elles contiennent, des vésicatoires, de la limonade vineuse et même du vin de Bordeaux pur, ou des potions cordiales, et sur-tout du quinquina, lorsque la prostration des forces est excessive : ce dernier médicament possède à un degré très-marqué la propriété de donner du ton aux solides, de fortifier l'estomac, de corriger le germe fébrile, et de rétablir la suppuration qu'il rend plus louable ; il ne trompe l'attente du praticien, que lorsqu'il a négligé d'évacuer les malades avant de s'en servir.

Dans le cas simple de plaies d'armes à feu qui n'intéressent que les parties molles d'un membre, l'engorgement inflammatoire est ordinairement médiocre, et lorsque la suppuration est bien établie et que les escarres sont détachées, on permet aux malades un peu de nourriture solide, dont on augmente la quantité par degrés, et on soutient les forces de l'estomac par des boissons amères et par l'usage modéré du vin.

Quand les os sont fracturés, on doit s'attendre à un engorgement inflammatoire très-grand et à une suppuration fort abondante : c'est pour-

quoi on doit s'attacher de bonne heure à en
modérer l'intensité par une diète sévère, par des
saignées copieuses, et par des boissons tempérantes et rafraîchissantes. Si le genre nerveux
est irrité, on donnera avec succès des gouttes
d'*Hoffman*, du sirop diacode, ou de karabé
et autres calmans. Mais lorsque l'inflammation
sera appaisée et la suppuration bien établie,
on soutiendra les forces du malade par un
régime doux et nourrissant, par un peu de vin
et sur-tout par le quinquina, dont on a observé
les plus heureux effets, lorsque les malades se
trouvent épuisés par une suppuration trop
abondante ; mais, pour en retirer tout l'avantage possible, il faut le donner à fortes doses.

À l'égard des remèdes locaux, ils doivent varier suivant la nature de l'engorgement et les
circonstances dont la blessure est accompagnée.
Dans tous les cas, il n'y a pas de meilleur topique, pendant les premiers jours de l'accident,
que l'eau marinée, c'est-à-dire, la dissolution
de muriate de soude dans de l'eau commune ;
ce topique que l'on trouve par-tout et à un prix
très-modique, est un puissant résolutif, propre
à dissiper les ecchymoses et à prévenir les accidens des grandes contusions qui se terminent
quelquefois par la gangrène ; mais lorsque les
premiers jours de la blessure sont passés et que
l'engorgement est survenu, on règle le choix
des topiques sur les causes et la nature de cet
engorgement. S'il dépend de la commotion et
de la stupéfaction de la partie, il est mou, flas-
que, pâteux, et se termine souvent par la gangrène ; on doit s'attacher alors à réveiller le
principe vital presque éteint, au moyen des
topiques actifs, spiritueux et fortifians, tels

qu'une forte décoction de quinquina animée
avec l'eau-de-vie camphrée ou ammoniacée,
les cataplasmes des quatre farines résolutives,
des poudres des plantes aromatiques cuites dans
le vin rouge et un tiers d'eau-de-vie, etc. Mais
lorsque l'engorgement dépend de l'irritation des
parties nerveuses, il est avec tension, chaleur
et douleur; on a recours alors aux topiques
relâchans, émolliens et anodins; on panse la
plaie avec des plumasseaux couverts d'un digestif simple, on entoure la partie de compresses
trempées dans une décoction émolliente, ou
bien on la couvre d'un cataplasme de même
nature.

Ces topiques, sur-tout les cataplasmes émolliens, sont les moyens les plus propres à calmer
l'irritation, la douleur, la tension, et à favoriser l'établissement d'une bonne suppuration;
mais lorsqu'on en a obtenu ces bons effets, il ne
faut pas insister sur leur usage; car en le pro-
longeant trop long-temps, on court risque de
relâcher trop les chairs, de les rendre molles,
spongieuses, et de déterminer un engorgement
pâteux qui retarderoit beaucoup la guérison de
la plaie. S'il survient un engorgement de cette
nature, malgré qu'on ait renoncé à temps aux
cataplasmes émolliens, on aura recours aux
toniques et aux résolutifs, en fomentations, ou
en cataplasmes; si l'empâtement résiste à ces
topiques, et que la forme de la partie le permette, on exercera sur toute son étendue une
compression douce et égale.

Nous avons dit précédemment que l'hémorragie étoit quelquefois un accident consécutif
des plaies d'armes à feu. Cet accident qui arrive
plusieurs jours après la blessure, par la chûte

des escarres, demande beaucoup de pénétration et de vigilance de la part du Chirurgien ,
qui doit nécessairement être bon anatomiste
pour pouvoir donner au malade les secours que
son état exige. La situation et la direction de la
plaie étant connues, s'il sait qu'il y a dans le
voisinage des vaisseaux considérables qui peuvent être compris dans l'escarre, il doit s'attendre que la chûte de cette escarre les laissera
ouverts, et comme c'est dans le terme de neuf
à douze jours que l'escarre se détache, il se
tiendra alors sur ses gardes; il posera, s'il est
possible, un tourniquet prêt à être serré, et il
placera auprès du malade un aide instruit et
intelligent, qui puisse arrêter l'hémorragie, ou
du moins la suspendre jusqu'à l'arrivée du Chirurgien. Cette hémorragie consécutive est d'autant plus fâcheuse, qu'elle arrive dans un temps
où le gonflement des parties rend la ligature
très-difficile, et empêche souvent de faire une
compression suffisante. Le premier de ces moyens
est toujours préférable, et on doit l'employer à
quelque prix que ce soit, lorsque l'artère qui
fournit le sang est d'un gros calibre; mais lorsqu'elle est médiocre, et que sa situation en rend
la ligature impossible, on est forcé d'avoir recours à la compression. Dans ce cas, si la structure de la partie ne permet pas d'employer un
moyen compressif qui n'agisse que sur l'artère ,
on mettra sur son ouverture un morceau d'agaric, et on le fera soutenir avec le doigt, jusqu'à
ce que l'hémorragie soit solidement arrêtée.

Les plaies d'armes à feu sont en général beaucoup plus susceptibles que les autres espèces de
blessures, des accidens consécutifs dont nous
avons parlé à l'article des complications des

plaies en général. On remédie à ces accidens par les moyens que nous avons indiqués en traitant de ces complications.

Lorsqu'on a dompté les accidens qui accompagnent une plaie d'armes à feu, qu'on a procuré la chûte des escarres et l'établissement d'une bonne suppuration ; qu'enfin on l'a réduite à la condition d'une plaie simple qui suppure, alors on la traite comme nous l'avons dit en parlant des plaies qui guérissent par voie de suppuration.

Il ne suffit pas de connoître les règles générales relatives au traitement des plaies d'armes à feu ; il faut encore être instruit des modifications qu'exige l'application de ces règles, suivant la grandeur de la plaie, sa situation, la nature des parties qu'elle intéresse et les circonstances dont elle est accompagnée ; c'est pourquoi nous allons revenir sur cet objet, en considérant les cas de plaies d'armes à feu les plus remarquables que présente la pratique.

Considérés sous le rapport des parties intéressées, ces cas peuvent être réduits à deux principaux ; savoir, les plaies dans lesquelles la balle n'a agi que sur les parties molles, et celles où elle a agi en même temps sur les os.

Lorsqu'une plaie d'armes à feu n'intéresse que les parties molles d'un membre, tantôt il n'y a qu'une seule ouverture qui est l'entrée de la balle, tantôt il y en a deux, dont l'une est l'entrée et l'autre la sortie. Dans le premier cas, il y a lieu de soupçonner que la balle qui a fait la plaie y est restée ; cependant, avant de procéder à sa recherche, il faut examiner les vêtemens du malade, dans lesquels on l'a quelquefois trouvée, comme nous l'avons dit précé-

demment. Les incisions si nécessaires en général
dans toutes les plaies d'armes à feu, faciliteront
singulièrement, dans le cas dont il s'agit, la
recherche et l'extraction des corps étrangers.
Lorsque cette extraction sera faite, on pansera
la plaie mollement avec de la charpie, et on
couvrira la partie avec des compresses trempées dans de l'eau marinée, et soutenues avec un
bandage peu serré. Un régime convenable et
deux ou trois saignées, suivant les forces du
blessé, le mettront à l'abri de tout accident
grave. Au bout de deux ou trois jours, on substituera les émolliens aux résolutifs, et lorsque
la suppuration sera bien établie, on traitera la
plaie comme une plaie simple qui suppure.

Lorsque la plaie traverse le membre, et qu'elle
a par conséquent deux ouvertures, il est présu-
mable qu'elle ne contient point de corps étranger, cependant elle n'en est pas toujours
exempte. Le fusil, ou le pistolet qui a fait la blessure pouvoit être chargé de plusieurs balles :
l'une d'elles est sûrement sortie par celle des
deux ouvertures qui est la plus grande, et dont
les bords sont renversés en dehors; mais il est
possible que les autres soient restés dans la plaie.
D'ailleurs, la bourre, les portions de vêtemens,
qui ne se meuvent pas avec autant de force que
les balles, restent souvent dans le trajet des
plaies dont il s'agit. Il convient donc d'explorer
ces plaies avec soin, pour s'assurer si elles contiennent des corps étrangers. Cette exploration
est singulièrement facilitée par les incisions
qu'exigent presque toujours ces sortes de blessures. Ces incisions doivent être faites à l'entrée
et à la sortie de la balle, et s'étendre dans tout
le trajet de la blessure, de manière que les

doigts introduits par les deux orifices passent librement, et se rencontrent sans trouver aucune gêne. Quand ces incisions sont faites, s'il se trouve des corps étrangers dans le trajet de cette plaie, comme des balles, des portions de bourre, ou de vêtemens, on les ôte aisément.

Dans ce cas, et même presque dans tous les autres, la plupart des praticiens conseillent de passer d'une ouverture à l'autre une bande de linge effilée en matière de séton, pour faciliter l'écoulement des matières purulentes et la sortie des corps étrangers qui auroient pu échapper aux recherches du Chirurgien. Mais ce séton qui est lui-même un corps étranger, devient inutile lorsque la plaie a été largement débridée, et il pourroit être nuisible par l'irritation qu'il occasionne, si les incisions avoient été négligées, ou si on ne leur avoit pas donné assez d'étendue.

Ainsi donc, dans le cas dont il s'agit, le premier appareil consistera seulement en charpie sèche, dont on remplit fort mollement l'intérieur de la plaie; on la recouvre de compresses trempées dans de l'eau marinée, ou dans une autre liqueur résolutive, et que l'on contient avec une bande dont les circonvolutions ne doivent pas être trop serrées. Du reste, on se conduira pour le traitement tant local que général, de la manière que nous avons indiquée précédemment.

Dans les plaies d'armes à feu où les os sont intéressés, la conduite du Chirurgien doit être différente, suivant le volume et la figure du corps vulnérant, et la grandeur du désordre que les os et les parties molles ont éprouvé.

Lorsqu'une balle, un éclat de grenade,

d'obus, etc. après avoir divisé les parties molles,
frappe un os sans le fracturer, il en résulte une
contusion plus ou moins profonde de la substance osseuse, et un ébranlement de la totalité
de l'os qui peut se communiquer à la moëlle et
à la membrane qui l'enveloppe. Cette contusion, pour peu qu'elle soit considérable, est
suivie de la nécrose de la partie de l'os qui a
été frappée par la balle, et au bout d'un temps
plus ou moins long, de l'exfoliation de cette
portion osseuse morte. La nécrose n'est pas le
seul effet de la contusion d'un os par une
balle ; lorsque l'ébranlement communiqué à la
membrane qui enveloppe la moëlle est considérable, cette membrane peut s'enflammer,
suppurer, et un abcès se former dans la cavité
médullaire de l'os.

Dans le cas dont il s'agit, on doit amplement
débrider la plaie, afin, non-seulement de faciliter le dégorgement de la partie et de prévenir
les étranglemens, mais encore de mettre en évidence toute l'étendue de la lésion de l'os, et de
pouvoir tenir la plaie plus facilement ouverte,
en attendant l'époque de l'exfoliation. Les règles
à suivre dans le traitement des plaies d'armes à
feu avec contusion d'un os, ne diffèrent point
de celles qui concernent les autres plaies du
même genre ; seulement on s'oppose à ce qu'elles
se cicatrisent avant l'entière exfoliation de la
portion d'os nécrosée ; cette exfoliation qui se
fait attendre quelquefois très-long-temps, est
l'ouvrage de la nature ; les procédés de l'art ne
peuvent ni l'empêcher ni l'accélérer. Si la membrane qui tapisse l'intérieur de l'os s'enflamme
et se dispose à suppurer, on en sera instruit par
une douleur vive et fixe au fond de la plaie,

par la sensibilité extraordinaire de ses lèvres,
par la couleur blafarde des chairs, par la fièvre;
enfin, par les fusées de pus qui se feront le
long de l'os, et en détacheront le périoste. Dans
ce cas, il n'y a d'autre parti à prendre que d'appliquer sur l'os, à l'endroit qui a été contus,
une ou plusieurs courõnnes de trépan, pour
donner issue au pus amassé dans la cavité, et
faire cesser les accidens que sa présence occasionne; mais si l'os est situé trop profondément
pour qu'on puisse le trépaner, et si les accidens
que le malade éprouve sont de nature à faire
craindre pour sa vie, on doit alors se déterminer à l'amputation du membre.

Lorsqu'une balle a rencontré un os, et que
la fracture est sans éclats, ce qui est rare, la
plaie peut être aussi simple que si elle avoit été
faite par un instrument contondant ordinaire,
comme nous l'avons vu quelquefois; mais lorsque l'os ou les os dont le membre est composé
sont brisés en éclats, la plaie est toujours très-
grave, et devient souvent mortelle, si on n'a
pas soin de la traiter d'une manière méthodique, et de prévenir par-là des accidens qui
causeroient la ruine de tout le corps. Dans les
cas de cette espèce, la première chose que le
Chirurgien doit faire, c'est de juger, d'après la
situation de la plaie, la nature et l'étendue du
désordre que les parties molles et les os ont
éprouvé, si le membre peut être conservé, ou
s'il est tellement affecté que son amputation
soit absolument indispensable pour sauver la
vie du malade; mais pour porter ce jugement,
ce n'est point assez d'une connoissance profonde des principes de l'art, il faut encore une
grande perspicacité et une longue expérience.

Dans une conjoncture aussi délicate, un vrai Chirurgien sera toujours sur ses gardes, et, tenant une conduite différente de ceux qui proscrivent l'amputation, et de ceux qui la prodiguent sans nécessité, il distinguera les cas où cette opération convient, et ceux où elle ne convient pas. En voici deux dans lesquels les praticiens les plus éclairés la regardent comme absolument indispensable.

1.ᵉʳ *Cas.* Lorsqu'un membre frappé par un boulet de canon, un éclat de bombe, ou tout autre corps mu par l'explosion de la poudre à canon, a été entièrement emporté, ou qu'il ne tient plus que par quelques lambeaux de parties molles, il sembleroit, au premier abord, que l'amputation ayant été faite par le corps vulnérant, il ne s'agiroit plus que de lier les vaisseaux ouverts, de couper les lambeaux auxquels le membre pourroit encore tenir, de panser la plaie, d'attendre la suppuration, et d'employer tous les moyens propres à prévenir et à combattre les accidens ; mais avec un peu de réflexion, on s'apperçoit bientôt que l'amputation est alors absolument indispensable.

En effet, 1.° si nous consultons l'expérience, elle nous apprendra que la plupart des individus blessés aussi grièvement, et auxquels on ne pratique pas l'amputation, périssent, et que le petit nombre qui échappe à la mort, achète une guérison toujours très-longue et souvent incomplète par les accidens les plus graves et les plus nombreux.

2.° Le raisonnement nous fait aisément concevoir que la plaie dont il s'agit, à cause de son irrégularité, de son étendue, du nombre de parties qui ont été frappées de mort, des os qui ont été brisés, réduits en esquilles, et fendus dans une étendue considérable, de la commotion que tout le membre a éprouvée, et sur-tout l'articulation immédiatement supérieure ; que cette plaie, dis-je, doit être très-dangereuse et avoir souvent l'issue la plus funeste ; ou que si le malade est assez heureux pour échapper à la mort, il doit rester en proie à des incommodités qui l'ont porté quelquefois à demander une opération qui, pratiquée au premier moment de la maladie, lui auroit épargné tant de périls et de souffrances.

3.º Ce que le raisonnement nous fait concevoir, l'observation journalière le confirme. Un gonflement inflammatoire extrême et la gangrène qui en est la suite presque nécessaire, ou au moins une suppuration excessive qui épuise le malade, des convulsions, le délire, le tetanos même ; et lorsque le membre a été frappé près d'une articulation, que celle-ci a été fortement contuse, distendue, des abcès plus ou moins grands qui se forment dans cette articulation : tels sont les accidens qui menacent le malade, et auxquels souvent il succombe ; et encore dans les cas rares où ces malheureuses victimes de l'opinion qui a voulu proscrire l'amputation, échappent à des maux si graves, ne leur reste-t-il qu'un tronçon de membre difforme, hérissé d'aspérités, souvent couvert d'ulcères incurables, et d'ailleurs presque toujours inutile et souvent incommode.

L'amputation est donc bien évidemment le seul moyen auquel on doit avoir recours toutes les fois qu'un membre a été emporté. Il ne peut rester aucun doute à cet égard ; la raison en est claire, elle est d'ailleurs confirmée par les faits.

Cette opération doit être pratiquée dans le lieu d'élection s'il est possible, et toujours dans les parties saines. Quand la plaie avoisine une articulation, c'est au-dessus de cette articulation qu'il faut amputer; car, dans ce dernier cas, la partie qui se trouve entre le moignon et l'articulation, peut avoir été frappée de mort par la commotion, l'os ou plutôt la portion d'os qui reste, peut être fendue dans toute sa longueur; d'ailleurs les parties articulaires elles-mêmes peuvent avoir été contuses, tiraillées, dilacérées. Or, on conçoit aisément que si, en pareil cas, on amputoit au-dessous de l'articulation, on courroit grand risque de voir des accidens graves se développer, et d'être obligé de recourir à une seconde opération pour sauver les jours du malade.

Par l'amputation on substitue une plaie simple qui doit fournir un pus louable, et se cicatriser promptement, à une plaie contuse, composée de lambeaux de parties molles déchirées, mâchées et presqu'entièrement désorganisées, qui ne doit fournir qu'une suppuration putride extrêmement abondante, et dont il est souvent impossible d'obtenir la parfaite cicatrisation.

2.ᵉ *Cas.* Lorsqu'une grenade, un biscaïen, un éclat de bombe, d'obus, ou un boulet de canon, a frappé un membre, que l'os ou les os de ce membre ont été fracassés dans leur partie moyenne et sur-tout à leurs extrémités, que les parties molles sont mâchées, contuses, déchirées, de manière que la gangrène, ou tout au moins un engorgement inflammatoire très-violent doit résulter nécessairement de la blessure et devenir la cause probable de la mort du malade; ou que sans un désordre aussi considérable l'artère qui doit porter au membre la nourriture et la vie, est ouverte sans que l'on puisse en pratiquer la ligature ; ou enfin, lorsqu'une extrémité a été en partie enlevée, qu'il y a éclat des os et perte considérable des parties molles, comme lorsqu'une main a été mutilée par les éclats d'une grenade, ou par tout autre corps vulnérant, que les diverses parties qui la composent ont été en quelque sorte dispersées ; dans tous ces cas, il nous semble que les tentatives pour conserver un membre ainsi endommagé, seroient à-la-fois contraires aux règles de la saine chirurgie, et aux devoirs sacrés de l'humanité ; car on exposeroit le malade à des souffrances inouïes et à une mort presque inévitable. L'amputation paroît donc alors absolument nécessaire.

Cependant, nous devons avouer avec franchise, qu'il est bien difficile de se décider sur la nécessité indispensable de l'amputation dans ces cas ; car on a souvent vu des plaies d'armes à feu avec grand fracas d'os, contusion énorme et déchirement considérable des parties molles, où l'on a évité avec succès cette opération. *Boucher*, dans un excellent mémoire inséré parmi ceux de l'Académie royale de Chirurgie, en rapporte un assez grand nombre d'exemples : on en lit beaucoup d'autres dans les écrits des observateurs. Mais souvent aussi on a eu lieu de se répentir de ne l'avoir pas pratiquée, des accidens graves étant survenus en très-peu de temps, s'étant multipliés et ayant pris un tel degré d'intensité, que les malades n'ont pas tardé à succomber.

Quelle conduite faudra-t-il donc tenir dans le cas dont il s'agit ? Faudra-t-il pratiquer l'am-

putation, ou abandonner le malade aux ressources de la nature, et tenter de lui conserver
son membre? Nous n'entreprendrons pas de
résoudre, d'une manière absolue, une question
aussi difficile; mais nous allons présenter quelques considérations qui pourront aider le jeune
praticien à prendre un parti dans un cas aussi
embarrassant.

1.º Pour éviter l'amputation dans le cas dont
il s'agit, il faut pratiquer de grandes et profondes incisions, faire sans ménagement des sec-
tions nombreuses en tous sens, afin de débrider
convenablement les parties, et de pouvoir extraire les esquilles et autres corps étrangers.
Or, l'amputation n'est assurément pas plus à
redouter que de semblables incisions; en les
faisant, on ne cause pas moins de douleur que
si l'on pratiquoit cette opération. En sorte que
sous ce point de vue le malade court autant de
risque d'une façon que de l'autre.

2.º Ces incisions et tous les autres secours
de l'art ne suffisent pas ordinairement pour
mettre le malade à l'abri d'un gonflement inflammatoire excessif, de la gangrène et d'une mort
prompte.

3.º La plupart de ceux qui échappent à cette
première série d'accidens, périssent presque
toujours des suites de la résorbtion du pus, ou
épuisés par les douleurs, l'insomnie et l'abondance de la suppuration, si on ne prévient à
temps cette terminaison funeste, en ayant recours alors au moyen véritablement utile qu'on
avoit négligé ou rejeté d'abord, c'est-à-dire, à
l'amputation.

4.º La partie fracassée de l'os ou des os peut
être considérable, l'extraction des esquilles, en

supposant qu'on puisse la faire complètement, peut laisser entre les fragmens supérieur et inférieur un intervalle trop grand, pour que la matière du cal puisse le remplir complètement et établir une continuité entre ces fragmens. Or, en pareil cas, en supposant même que la nature pût surmonter la maladie, le membre sans corps solide dans un des points de sa longueur, ne seroit-il pas inutile, et même ne deviendroit-il pas à charge au malade?

5.º Enfin, outre qu'on ne pourroit citer qu'un petit nombre d'individus qui étant aussi grièvement blessés, ont guéri en conservant leur membre, il n'est pas moins certain que la guérison n'a jamais lieu dans ce cas qu'au bout d'un temps très-long, presque toujours après des années, et encore même alors reste-t-il fréquemment des fistules incurables; ou bien le membre atrophié et difforme, souvent moins utile qu'un membre artificiel, est presque toujours couvert d'ulcères très-difficiles à guérir. On pourroit encore ajouter à ces considérations, la nécessité d'un transport plus ou moins long dans des voitures rudes, où les blessés sont souvent entassés. Cette circonstance est d'un plus grand poids qu'on ne l'imagine; mais n'anticipons pas sur cet objet, nous allons bientôt y revenir.

L'amputation étant jugée indispensable, convient-il de la pratiquer sur-le-champ, ou doit-on la différer? Cette question fut autrefois agitée dans l'Ecole, et l'Académie royale de Chirurgie, sentant toute l'importance d'un pareil sujet, le proposa pour le prix double qui fut décerné en 1756. Le mémoire de *Faure* fut couronné. Cet auteur se prononce contre l'amputation sur-le-champ; cette opération doit être différée, dit-il; il faut attendre la cessation des accidens pour pouvoir en espérer un heureux succès. *Boucher*, dans un mémoire inséré parmi ceux de la même Académie, réfute l'opinion de *Faure*, et cherche, au contraire, à prouver que l'amputation étant jugée indispensable, il est plus avantageux de la faire dès le premier instant que de la retarder. Ces auteurs apportent tous les deux des faits à l'appui de leur opinion; en sorte que le jeune praticien, après avoir lu leurs mémoires, doit nécessairement rester indécis sur le parti qu'il seroit avantageux de prendre en pareil cas. Dans l'état actuel de la science, cette question ne peut plus rester indécise; l'amputation étant jugée indispensable, il faut la pratiquer sur-le-champ. Tous les grands praticiens ne paroissent avoir aujourd'hui qu'une opinion à ce sujet; et cette opinion est fondée sur les considérations suivantes:

1.º On a objecté que les amputations faites sur-le-champ ont presque toutes des suites funestes, parce qu'on les pratique, dit-on, dans un temps de trouble, et avant que le blessé ait pu se remettre de l'ébranlement que le coup a produit dans tout son corps; que conséquemment ces opérations ne servent alors qu'à faire naître des accidens plus fâcheux que ceux que l'on a à craindre en les différant. Mais cette objection tombe d'elle-même, quand on fait attention qu'à l'instant où l'individu reçoit un coup de feu assez fort pour produire un désordre tel, que l'amputation du membre soit évidemment nécessaire, il y a en même temps une commotion générale du membre et quelquefois de l'économïe entière, un véritable état de stupeur et d'insensibilité qui sauve au malade une partie des douleurs de l'opération. Ainsi ce trouble, cet ébranlement, en jetant le malade dans un état de stupeur, bien loin de contre-indiquer l'amputation sur-le-champ, sont au contraire des circonstances favorables à son succès. Cette opération pratiquée alors ne peut pas faire naître des accidens plus fâcheux que ceux que l'on avoit à craindre auparavant, puisqu'on ne change réellement rien à l'état général du malade, et qu'en amputant le membre on substitue seulement une plaie simple et facile à guérir, à une plaie très-compliquée qui, par les accidens dont elle seroit nécessairement accompagnée, mettroit dans le plus grand danger la vie du malade.

2.º En supposant qu'il se soit écoulé assez de temps depuis le moment de la blessure, pour que l'étonnement et la stupeur soient presque dissipés, et que déja l'irritation du systême nerveux soit manifeste, sans doute cette irritation pourra être augmentée par le fait même de l'opération; mais on peut combattre cette irritation par les anti-spasmodiques et les calmans; on peut même émousser la sensibilité par l'usage des narcotiques.

3.º La surabondance des forces du sujet, et l'état inflammatoire violent qui doit en être la suite, ne sont point des obstacles à l'amputation; car on peut diminuer les unes et prévenir l'autre, en laissant couler une certaine quantité de sang pendant l'opération. Cette saignée à-la-fois générale et locale servira encore à dégorger le moignon. Enfin, les émétiques et de légers minoratifs, en débarrassant les voies

digestives de toute matière viciée, préviendront
les accidens fâcheux que ces matières pourroient produire par un plus long séjour.

4.° Il est bien évident qu'en pratiquant l'amputation sur-le-champ, on épargne au blessé
de longues souffrances, et toute la série des
accidens qui ont coutume de compliquer les
plaies dont nous parlons; accidens qui souvent
entraînent la mort du malade.

5.° Il n'est pas moins évident qu'en retardant
cette opération, les accidens ne seront ni moins
graves ni moins nombreux qu'en la pratiquant
sur-le-champ; qu'en vain l'on prétend épargner
des douleurs aux malades, celles auxquelles ils
restent en proie, toujours plus longues, ne sont
pas moins vives que celles que cause l'amputation; qu'enfin l'irritation du système nerveux
n'en est pas moins excitée. En effet, il est indispensable, comme nous l'avons déja dit, de faire,
le plus promptement possible, soit pour l'extraction des corps étrangers, soit pour opérer le
débridement et prévenir les étranglemens, des
incisions très-étendues et très-profondes, souvent aussi douloureuses que l'amputation même,
et non moins susceptibles que celle-ci d'ajouter à l'état d'érétisme qui existe déja. En outre,
nonobstant ces incisions, il survient toujours
un gonflement inflammatoire excessif qui se
termine souvent par gangrène; en sorte que
presque tous les blessés périssent dans le premier période de la maladie; tandis que les
malheureux qui restent, épuisés par la suppuration, sont encore, après une aussi longue
série de maux, dans l'attente d'une opération
très-douloureuse, et encore même alors d'un
succès fort incertain, mais devenue consécuti-

vement indispensable pour les débarrasser d'un membre qui ne peut plus être conservé qu'aux dépens de leur existence.

6.º Si, à toutes ces considérations, nous ajoutons que presque toujours les blessés qui ont un membre fracassé par un coup de feu, doivent être transportés à plusieurs lieues de distance, sur des voitures mal suspendues, ou même sur des charrettes dont les cahots multipliés, en poussant les pointes des os brisés contre les chairs, les déchirent, font éprouver des douleurs atroces, augmentent l'irritation; en sorte que le gonflement inflammatoire devient excessif, la gangrène presque inévitable et la mort presque certaine : il sera sans doute bien prouvé, qu'il faut toujours, autant qu'il est possible, amputer sur-le-champ.

Les observations de *Faure*, insérées dans le mémoire dont nous avons parlé, ne sont point une raison suffisante pour faire préférer l'amputation tardive à l'amputation sur-le-champ, toutes les fois que la conservation du membre est jugée absolument impossible; car d'abord on est en droit de penser que ce Chirurgien avoit choisi ses malades parmi ceux qui déja avoient échappé aux accidens primitifs; et de plus, comme il le dit lui-même, l'amputation sur-le-champ n'auroit été jugée nécessaire que pour la plupart. Ainsi le succès de *Faure*, à l'égard de ses dix amputés, tout étonnant qu'il paroît, n'ôte rien à la conclusion que nous avons prise : il prouve seulement qu'un état d'affoiblissement, qui n'est pas la suite de l'énervation des solides et de l'altération des liquides, comme il l'est très-souvent dans ces cas, est plus favorable à l'amputation que le

trop de vigueur des sujets; mais nous l'avons
déja dit, ce trop de vigueur ne sauroit former
obstacle, puisqu'on peut si facilement la diminuer au moyen des saignées.

Mais lorsqu'il a été impossible d'administrer
au blessé les secours convenables immédiatement, ou très-peu de temps après l'accident, et
que déja le gonflement inflammatoire est survenu, que le pouls est dur, fréquent, qu'il y a
une fièvre considérable, on doit bien se garder
d'avoir recours à l'amputation; elle augmenteroit le trouble qui existe déja, et pourroit
ainsi donner la mort au blessé. En pareil cas, il
faut temporiser, saigner le malade en raison de
ses forces, de la nature et de l'intensité des accidens; pratiquer les incisions nécessaires, ôter
les esquilles et les autres corps étrangers qu'il
est facile ou indispensable d'extraire, attendre
les efforts de la nature, et ne se décider à l'amputation que lorsque ces premiers accidens
seront suffisamment calmés pour laisser un véritable espoir de succès; enfin, si la gangrène
survient, ne jamais pratiquer cette opération
que lorsque la nature aura établi une ligne de
démarcation entre le vif et le mort.

Ainsi donc, lorsque dans les plaies d'armes
à feu la conservation du membre est jugée impossible, il faut en pratiquer l'amputation sur-
le-champ, toutes les fois que les accidens primitifs ne sont pas encore développés.

A la vérité, en suivant les principes que nous
venons de poser, on risque de priver quelques
malades d'un membre qu'on auroit pu leur
conserver en différant l'amputation; mais on
ne doit point être arrêté par cette considération; car si on n'amputoit point sur-le-champ,

lorsque le cas l'exige, pour quelques membres
que l'on conserveroit, on laisseroit périr au milieu des accidens primitifs de la plaie, beaucoup
de malades auxquels l'amputation auroit sauvé
les jours, si on l'eût pratiquée sur-le-champ.

Lorsque la plaie a été faite par une balle
de fusil, que le désordre est moins grand, que
par conséquent l'amputation paroît moins indispensable, et qu'en outre on n'a pas à redouter les mouvemens du transport; en un mot,
supposant que la conservation du membre
peut être tentée sans faire courir de trop
grands risques au malade, voici la conduite
qu'il faut tenir en pareil cas. On commencera par agrandir l'entrée de la balle, et sa
sortie s'il y en a une, par des incisions que l'on
étendra haut et bas au-delà des bornes de la
fracture, et qui devront pénétrer jusqu'aux os
fracturés : il conviendra même de les prolonger au-delà du fracas, jusqu'à la partie saine
de l'os, afin de pouvoir juger sûrement des esquilles qui pourront être maintenues sur le corps
de l'os, avec espoir d'en obtenir le recollement.
Celles qui ne paroîtront pas susceptibles de ce
recollement, seront séparées des adhérences qui
les retiennent, et regardées comme corps étrangers capables de nuire. Le succès des incisions dépend beaucoup de leur étendue qui ne
sauroit être trop considérable ; car ce n'est
point ce que le Chirurgien coupe avec prudence
et raison, qui rend la guérison difficile ; c'est
bien plus souvent ce qu'il ménage mal-à-propos,
qui fait obstacle à la cure, et la plupart des
accidens qui surviennent sont souvent des suites
de ce ménagement mal-entendu. Dans un cas
aussi grave que celui dont nous parlons, on ne

doit rien négliger pour la réussite du traitement ;
ainsi, après avoir agrandi l'entrée et la sortie
de la balle, on doit porter son attention plus
loin, et considérer si la disposition des orifices
de la plaie est telle, qu'elle puisse permettre un
libre écoulement aux matières que la suppuration fournira par la suite. Un Chirurgien habile
et expérimenté ne se contente pas de remédier aux accidens présens, il cherche encore à
prévoir les évènemens avant qu'ils arrivent.
L'expérience a appris qu'on pouvoit juger, dès
la première inspection, de la nécessité d'une
contre-ouverture, pour suppléer aux ouvertures de la plaie moins avantageusement situées.
On pratiquera donc, lorsqu'on le jugera nécessaire, une contre-ouverture dans la partie la
plus déclive, afin d'éviter le croupissement des
matières, et de favoriser la sortie des fragmens
dont l'extraction n'aura pas été possible dans le
premier pansement.

Quand les incisions convenables sont faites,
que les plaies sont nettoyées des caillots de
sang, et débarrassées de tout corps étranger, ou
devenu tel, on procède au pansement. Le membre placé sur un appareil de fracture compliquée, on s'occupera d'abord de la réduction, qui
alors consiste plutôt à rétablir le membre dans sa
rectitude naturelle, qu'à opérer l'extension,
la contre-extension et la coaptation. Ensuite
les plaies seront garnies mollement de charpie
sèche, de façon qu'il n'y reste point de vide : des
compresses trempées dans une liqueur résolutive, le bandage de *Scultet*, et des attelles fixées
par des liens médiocrement serrés, contien-
dront suffisamment la partie. Le lendemain, on
relevera l'appareil, on ôtera toute la charpie

qui se détachera aisément, on mettra sur celle qui reste attachée aux plaies, des plumasseaux enduits d'un digestif simple, et par-dessus un cataplasme émollient de farine de graine de lin et d'eau de guimauve. Les jours suivans, on renouvellera le pansement toutes les vingt-quatre heures. Lorsque l'os sera environné de masses charnues considérables, on aura soin de les en éloigner par l'interposition de la charpie, jusqu'au temps du moins où la suppuration aura produit le dégorgement des parties, et facilité l'extraction de toutes les parcelles osseuses qui ne pourront se consolider à la pièce principale. Comme il survient toujours dans le cas dont il s'agit, un engorgement inflammatoire considérable, la première indication que le Chirurgien aura à remplir, sera donc de combattre cet engorgement par une diète sévère, par des saignées copieuses plus ou moins répétées, suivant les forces du malade et l'intensité des accidens, par des boissons tempérantes et rafraîchissantes, et par des topiques émolliens et anodins.

Malgré ces secours, l'engorgement est porté quelquefois en très-peu de temps à un degré excessif, et se termine par gangrène. Si la mortification gagne le tronc, le malade périt. vers le septième ou le huitième jour de l'accident, et quelquefois plutôt. Les topiques spiritueux, et même le quinquina, tant à l'intérieur qu'à l'extérieur, sont alors de bien foibles moyens pour arrêter les ravages de la gangrène. Si elle se borne au membre blessé, et qu'elle en occupe toute ou presque toute l'épaisseur, l'amputation doit être pratiquée ; mais il ne faut jamais entreprendre cette opération avant que la nature ait tracé une ligne de séparation entre le vif et le mort : nous avons dit, en parlant de la gangrène, quelles seroient les suites fâcheuses d'une conduite opposée.

Le cas dont nous venons de parler est le plus rare ; ordinairement l'engorgement inflammatoire dont il s'agit se termine par une suppution abondante, qui tantôt se borne à la surface même de la plaie, tantôt s'étend plus ou moins loin , et forme des fusées dans les interstices des muscles. Aussitôt que la suppuration est établie, tous les symptômes inflammatoires se calment ; mais l'issue de la maladie est encore bien incertaine, et peut varier beaucoup.

Lorsque le pus, quoique très-abondant, a un écoulement facile, qu'il est de bonne qualité, que sa quantité diminue par degrés, que les chairs sont fermes, rouges, vermeilles, qu'il n'y a point ou presque point de fièvre, que l'appétit revient, et qu'en général toutes les fonctions se rétablissent dans leur état naturel, il y a lieu de croire que le malade guérira, que la fracture sera consolidée, et les plaies cicatrisées au bout de trois ou quatre mois. Dans ce cas, les pansemens consisteront à remplir mollement les plaies avec de la charpie sèche, à couvrir les parties malades avec un cataplasme émollient, et à soutenir le tout avec l'appareil des fractures compliquées. On renouvellera les pansemens à des intervalles plus ou moins grands, suivant l'abondance du pus dont il faut toujours éviter le croupissement. On soutiendra les forces du malade par un bon régime, par un peu de vin, et par l'usage du quinquina. Quelquefois les plaies se cicatrisent avant l'entière consolidation de la fracture ; mais alors il

se forme consécutivement des abcès dont l'ouverture donne issue à des esquilles ou à d'autres corps étrangers; ou bien, ce qui est plus
ordinaire, les plaies dégénèrent en fistules qui
sont entretenues par des corps étrangers, dont
la sortie est absolument nécessaire pour une
guérison parfaite. En général, après la guérison, les articulations restent roides et les mouvemens sont fort difficiles pendant très-long-
temps. Ce n'est que par l'usage des bains et des
douches d'eaux thermales que l'on parvient à
rendre à ces articulations toute leur flexibilité,
et aux membres tous leurs mouvemens, lorsque
d'ailleurs aucun muscle, aucun tendon n'a été
détruit. Enfin, il arrive quelquefois qu'il reste
des fistules incurables, entretenues par la carie
de l'os, ou par des corps étrangers dont la nature ne peut se débarrasser, et que l'art ne peut
extraire.

Mais les choses ne vont pas toujours aussi
bien : dans un assez grand nombre de cas, quoique la suppuration soit d'abord extrêmement
abondante, le dégorgement ne s'opère point,
le gonflement et la tension ne se dissipent
qu'imparfaitement, les abcès se multiplient,
non-seulement aux environs de la blessure,
mais encore dans diverses parties du membre; il
se fait des fusées de pus, il se forme des clapiers
considérables, les orifices des plaies et les contre-
ouvertures ne suffisent point pour procurer une
libre issue à la matière purulente, les pansemens
multipliés n'en préviennent pas le croupissement, et en pressant les environs de la blessure, on en fait sortir chaque fois une quantité
énorme.

Dans cet état des choses, les fragmens conti-

nuellement baignés par le pus ne peuvent se
réunir ; la nature ne travaille pas même à la
consolidation de la fracture, et au bout de cin-
quante ou soixante jours, en supposant que le
malade parvienne jusqu'à cette époque, ou
qu'on ne se soit pas encore déterminé à l'amputation, le cal n'est pas plus avancé que le
premier jour ; le pus qui est très-abondant et
dont il est presque impossible d'empêcher le
croupissement, est résorbé, et sa rentrée dans
les voies de la circulation produit la fièvre
lente, des sueurs abondantes, et le dévoiement
colliquatif ; les forces du malade s'épuisent de
jour en jour, et si l'on persiste à vouloir lui
conserver son membre, il meurt dans le dernier degré de marasme et de colliquation.

Ainsi, lorsqu'on voit tous ces symptomes se
maintenir, et qu'on a épuisé sans succès tous
les moyens propres à les combattre, tels que le
parfait repos de la partie, les pansemens régu-
liers et répétés aussi souvent que la plaie l'exige,
l'usage d'un régime fortifiant, celui du quinquina et des autres toniques, il n'y a plus que
l'amputation du membre qui puisse sauver la vie
au blessé, et on doit la pratiquer le plus tôt
possible. Cette opération réussit d'autant mieux
alors, que le malade, sans être parvenu encore
au dernier degré de consomption purulente, est
dans un état de foiblesse qui le met à l'abri des
accidens inflammatoires qui accompagnent fréquemment l'amputation des membres principaux, tels que la cuisse, la jambe, etc.

Indépendamment des plaies simples, ou avec
fracas des os et déchiremens considérables des
parties molles, les différens corps lancés par
l'explosion de la poudre à canon, peuvent

encore produire un autre genre de lésion ; savoir, la contusion sans plaie, c'est-à-dire, sans division apparente à la peau, et même quelquefois sans changement de couleur à cette membrane.

Il est bien reconnu aujourd'hui que cette sorte de lésion ne dépend point, ainsi qu'on le croyoit autrefois, de la percussion de l'air fortement poussé contre la partie, par un boulet de canon ; c'est toujours le corps contondant lui-même qui agit sur cette partie. Tout corps sphérique doué d'une grande vîtesse, tel qu'une balle et sur-tout un boulet, peut en frappant obliquement une partie quelconque du corps, causer dans cette partie, sans intéresser les tégumens, un désordre intérieur proportionné à sa masse, à sa vîtesse, et à l'étendue de la surface par laquelle il l'a touchée. Quelquefois il n'y a de froissés que le tissu cellulaire sous-cutané et les petits vaisseaux qui le parcourent : le sang qui sort de ces petits vaisseaux rompus forme alors, en s'infiltrant simplement, une ecchymose plus ou moins étendue ; ou en s'épanchant, une tumeur plus ou moins volumineuse, molle et circonscrite. Mais presque toujours c'est un boulet qui produit l'espèce de lésion dont nous parlons, et alors la contusion est ordinairement très-grande. Dans la plupart des cas, les muscles sont contus, déchirés, réduits en bouillie, et leurs débris, joints à ceux des vaisseaux et des nerfs qui les traversoient, ainsi qu'aux fluides de tout genre que contenoient ces vaisseaux et à ceux que la circulation y apporte de toutes parts, forment sous les tégumens un dépôt plus ou moins considérable, dont la matière est semblable à de la lie de vin très-épaisse. Dans d'autres cas, le

désordre est porté à un tel point, que les os
sont à nu, dépouillés de leur périoste. Enfin,
il arrive quelquefois que ces os, même les plus
forts, tels que le fémur, l'humérus, sont fracturés et même moulus. Tous ces effets sont
faciles à concevoir, et peuvent s'expliquer de la
manière suivante :

Lorsqu'un corps orbe, doué d'une grande
vîtesse, tel qu'un boulet de canon, frappe très-
obliquement un membre, la peau déja protégée
à l'extérieur par les vêtemens, cède et fuit
pour ainsi dire devant le corps vulnérant; sa
face interne est refoulée contre les chairs qui lui
servent en quelque sorte de coussinet, et son
tissu n'est nullement entamé; mais ces chairs
molles et flexibles, pressées fortement par le
boulet contre l'os, en supportent tous les efforts
et sont plus ou moins contuses et dilacérées;
et si ce boulet touche le membre par une surface
un peu considérable, et qu'il soit mu avec beaucoup de force, il fracture presque toujours l'os
qui lui résiste.

Les indications curatives de la contusion sans
plaie varient à raison du degré de cette contusion. Dans le premier cas dont il a été question,
c'est-à-dire, lorsqu'il n'y a de déchiré que le
tissu cellulaire sous-cutané et les vaisseaux qui
y rampent, on peut espérer de résoudre le sang
épanché ou infiltré, en employant les résolutifs ordinaires; mais lorsque les muscles sont
dilacérés, réduits en bouillie, que la tumeur
formée par les débris de ces organes et par les
fluides épanchés, est volumineuse, circonscrite, molle au centre, rénitente dans la circonférence, il faut l'ouvrir sans hésiter, et
traiter la plaie qui résulte de cette ouverture

comme toutes celles qui doivent suppurer. Il
est certain que dans ce cas on perdroit un temps
précieux à attendre la dissipation de cette tumeur, et qu'un retard prolongé pourroit donner lieu à des accidens fâcheux. Enfin, lorsqu'il
y a fracture, on conçoit que ce dernier degré
de la contusion sans plaie rentre dans la classe
des plaies d'armes à feu avec fracas des os,
dont nous avons parlé.

Tout ce que nous venons de dire sur les plaies
d'armes à feu, s'applique à celles des extrémités ;
mais comme lorsqu'elles affectent les grandes
cavités, et qu'elles déterminent dans les organes
qui y sont renfermés des dérangemens plus ou
moins graves, elles offrent des particularités
notables, soit relativement aux accidens qui
les accompagnent, soit relativement aux indications curatives qu'elles présentent, nous parlerons de ces plaies en particulier en traitant
des maladies considérées suivant les différentes
regions du corps qu'elles attaquent.

ARTICLE VI.

Des Plaies par arrachement.

On appelle ainsi les plaies qui résultent de
l'entier arrachement d'une partie du corps. Les
exemples de ces sortes de plaies ne sont point
rares ; on en trouve plusieurs dans le tome II
des Mémoires de l'Académie royale de Chirurgie. Un doigt, une main, un bras, une jambe,
une épaule même peuvent être arrachés par
une force quelconque qui agit toujours alors
sur une partie plus ou moins éloignée de celle
qui cède à sa puissance. Une plaie variable par

sa forme et son étendue, suivant la partie qui
a été arrachée, et la manière dont l'arrachement a eu lieu, résulte d'une pareille séparation de cette partie d'avec le corps. On conçoit facilement qu'une partie quelconque du
corps ne peut être séparée des autres par arrachement, sans que les muscles, les tendons,
les vaisseaux, etc. n'éprouvent un très-grand
tiraillement ; et comme ces parties ne sont pas
toutes susceptibles de s'alonger au même degré,
que d'ailleurs la puissance qui produit l'arrachement n'agit pas sur toutes avec la même
force, il s'ensuit que cédant les unes après les
autres, elles forment une plaie irrégulière, et
qui présente souvent des lambeaux.

Les plaies par arrachement sont rarement accompagnées d'hémorragie, même lorsque la
partie arrachée, comme un bras, une jambe,
reçoit des artères d'un gros calibre. Le froissement de l'artère, l'alongement inégal de ses
fibres, la rupture irrégulière de ses parois, sa
rétraction, suite nécessaire de son alongement
et de son élasticité, la rétraction des muscles
et des autres parties molles irrégulièrement déchirées ; telles sont, sans doute, les causes qui
empêchent l'hémorragie de survenir dans ces
sortes de plaies.

Le traitement des plaies par arrachement est
fort simple ; s'il y a des lambeaux de chairs,
des tendons, des aponévroses qui dépassent la
surface de la plaie ; si les lambeaux, lorsqu'il
en existe, ne peuvent point être appliqués sur
la surface de la blessure, et se réunir par première intention, ou après s'être dégorgés par
la suppuration, on les coupe de même que les
tendons et les aponévroses, afin de donner à la

plaie une forme plus régulière et d'en obtenir
ainsi une plus prompte cicatrisation. D'ailleurs,
la conduite que le Chirurgien devra tenir à cet
égard, sera déterminée par les circonstances
de la maladie. En général, ces sortes de plaies
doivent être traitées comme toute plaie qui
doit suppurer; s'il y a hémorragie, on liera
l'artère ou les artères, ou l'on exercera sur elles
une compression suffisante; ensuite on pansera
la plaie avec de la charpie sèche; on saignera
le malade, et on le mettra à une diète plus ou
moins sévère, suivant la gravité de l'accident.
S'il survient de l'inflammation, on la combattra
par les moyens ordinaires, et quand cet accident sera dissipé, et que la suppuration sera
bien établie, on se conduira comme dans les
plaies simples.

Article VII.

Des Plaies par morsure.

Ces plaies sont faites par des animaux sains,
par des animaux venimeux, ou par des animaux enragés.

§. Ier *Des Plaies par morsure d'animaux sains.*

Les plaies par morsure d'animaux sains doivent être rapportées à la classe de celles qui
sont faites par piqûre, par contusion, ou par
arrachement; car les morsures ne peuvent avoir
lieu sans que les parties mordues soient contuses, déchirées, ou arrachées. Ces sortes de
plaies sont quelquefois accompagnées d'accidens si fâcheux, qu'on a cru pendant long-

temps que l'animal y portoit quelque malignité particulière; mais ces accidens ne doivent être attribués qu'à la violente dilacération, et aux froissemens multipliés qu'éprouvent la peau, les muscles, les tendons, les nerfs, les vaisseaux, les tégumens et les os mêmes, particulièrement si l'animal qui mord est grand et transporté de fureur, comme un gros chien, un cheval en colère, un loup affamé, etc. Cependant les accidens ne sont pas toujours en raison de la grandeur de la morsure : on a des exemples de morsures très-petites qui ont été suivies d'engorgement inflammatoire excessif et de gangrène, sans doute, parce que les nerfs avoient seulement été piqués, ou en partie déchirés; tandis que d'autres bien plus considérables, où les chairs avoient été plutôt coupées et enlevées avec les dents, que mâchées et déchirées, n'ont été suivies d'aucun accident.

Dans le traitement de ces plaies, la première indication qui se présente, c'est de prévenir l'engorgement inflammatoire dont elles sont si susceptibles, et de le combattre lorsqu'il est survenu. Pour cela on emploie les émolliens, les anodins, la diète et la saignée, que l'on répète plus ou moins, suivant l'intensité de l'inflammation; et lorsque les os sont brisés, on se conduit comme dans les cas de fractures comminutives.

Les plaies par morsure des animaux venimeux ou enragés ont un caractère qui leur est particulier, et qui exige des moyens différens de ceux que l'on emploie pour les autres plaies.

§. II. *Des Plaies par morsure d'animaux
venimeux.*

De tous les animaux à la morsure, ou à la
piqûre desquels on est exposé en France, la
vipère est le seul qui soit réellement venimeux,
c'est-à-dire, qui verse dans la plaie un venin
capable de produire des accidens graves.

Ce reptile que les habitans des campagnes
confondent souvent avec la couleuvre, a rarement plus de deux pieds de longueur, et plus
d'un pouce de grosseur au milieu du corps. Sa
peau, écailleuse et luisante, est d'un cendré
bleuâtre, ou d'un gris rougeâtre, très-foncée
sur le dos, plus claire sur les côtés, toujours
parsemée de taches noires de forme irrégulière,
espacées et arrangées symétriquement. La partie inférieure du corps est garnie d'écailles plus
larges, plus fortes, toutes d'un noir bleuâtre,
avec le bord plus pâle; ce qui est bien différent
des couleuvres, dont le ventre est marqué de
taches jaunes et bleuâtres. La tête de la vipère
est en forme de cœur, sensiblement plus large
que le corps, et susceptible de s'élargir encore
dans la colère; elle est couverte de petites écailles semblables à celles du dos, excepté au-dessus
des yeux, où elles sont un peu plus larges, et
au bout du museau où il y en a une grande tra-
pézoïdale. Le bout de ce museau forme un re-
bord saillant, relevé, retroussé à-peu-près
comme celui du cochon.

Les mâchoires de la vipère sont garnies de
dents, parmi lesquelles il y en a deux, à la mâchoire supérieure, très-différentes des autres.
Ces dents, longues d'environ trois lignes, sont

environnées jusqu'aux deux tiers d'une tunique
ou gaîne membraneuse, terminée par un bour-
relet souvent dentelé. Elles sont crochues ou
courbes, articulées à l'os de la mâchoire, mo-
biles de devant en arrière, et disposées de
manière à se coucher en arrière, lorsque l'animal est tranquille et que sa bouche est fermée,
et à se redresser, lorsqu'il est irrité et qu'il veut
mordre. Ces espèces de dents crochues sont
pourvues d'un canal intérieur, qui se termine à
quelque distance de la pointe, sur la partie convexe, par une fente très-étroite : le reste de la
dent est très-dur et très-solide, et taillé à l'in-
terieur à-peu-près comme un cure-dent. Ce
canal est rempli ordinairement d'une liqueur
transparente et jaunâtre, qui est le venin de la
vipère.

Cette liqueur venimeuse est séparée du sang
par deux glandes, ou mieux par deux assem-
blages de glandes, un de chaque côté de la
tête, situés dans la partie antérieure du sinci-
put, directement derrière le globe de l'œil, sous
le muscle qui sert à abaisser la mâchoire supérieure, de façon que ce muscle ne peut agir
sans qu'il les presse, et sans qu'il facilite, par
conséquent, la secrétion de la liqueur qu'elles
contiennent. Une vésicule qui tient à la base
du premier os de la mâchoire supérieure, aussi
bien qu'à l'extrémité du second, et qui couvre
la racine des dents à crochets, sert de réservoir
à cette liqueur.

C'est principalement dans les cantons mon-
tueux, pierreux et boisés, que se trouve la
vipère. Elle est rare dans les pays de plaine, et
sur-tout dans les marais. Les parties de la France
où elle est plus commune, sont les environs de

Lyon, de Grenoble et de Poitiers. On la rencontre principalement au printemps, vers les neuf ou dix heures du matin, sur les collines exposées au levant, recevant la benigne influence du soleil, auprès du buisson où est le trou dans lequel elle se réfugie dans le danger.

La vipère n'attaque point l'homme et les grands animaux sans être provoquée : elle ne se sert de son venin que pour tuer les reptiles plus petits qu'elle, les petits quadrupèdes, tels que les souris, et les grenouilles dont elle se nourrit, et sans doute aussi pour les disposer à se digérer dans son estomac où, pour l'ordinaire, elle les fait passer tout entiers. Cependant lorsqu'elle se sent poursuivie, lorsqu'on appuie imprudemment le pied dessus, qu'on la saisit avec les mains sans précaution, ou qu'elle est blessée, elle mord, et fait une plaie qui pourroit être dangereuse par elle-même, à cause de la forme des dents de l'animal ; mais qui l'est sur-tout par l'espèce d'inoculation dont elle est accompagnée, et dont voici le mécanisme.

Lorsqu'une vipère veut mordre, elle ouvre considérablement la bouche ; alors ses deux crochets, qui étoient couchés dans la cavité de la membrane de leur base, se relèvent et deviennent perpendiculaires à la mâchoire inférieure. Lorsque la morsure commence, le poison est poussé dans les dents par la contraction des muscles, par les mouvemens que l'animal fait pour fermer la bouche, et est injectée dans la plaie avec d'autant plus de force, que la vipère est vigoureuse et abonde davantage en venin.

La morsure de la vipère est promptement suivie d'accidens, dont les uns sont locaux, et les autres généraux; mais c'est toujours par les premiers que le désordre commence. Le blessé éprouve à l'instant même, dans l'endroit de la morsure, une douleur vive qui, comme un trait de feu, se répand dans tout le membre, et même jusqu'aux organes intérieurs. Peu après, l'endroit blessé se tuméfie et devient rouge, quelquefois la tuméfaction se borne aux environs de la plaie; mais le plus souvent elle s'étend au loin, et gagne promptement tout le membre qui a été mordu, et même le tronc. Souvent il découle de la plaie une liqueur sanieuse, et il s'élève dans ses environs des phlyctènes, semblables à celles de la brûlure. Mais bientôt la douleur diminue beaucoup, la tension inflammatoire dégénère en une mollesse œdémateuse ou pâteuse; la partie devient froide, et la peau se couvre de grandes taches livides et comme gangreneuses. Les accidens généraux ne tardent pas non plus à se manifester : le malade éprouve des angoisses, des foiblesses, une difficulté de respirer, des sueurs froides et abondantes; le pouls se concentre, devient petit et inégal; l'œil se trouble, la raison s'égare; souvent il survient des vomissemens, quelquefois des déjections bilieuses, abondantes, des sueurs froides, et presque toujours une jaunisse universelle, et des douleurs vives autour de l'ombilic.

Ces accidens se présentent presque de la même manière chez tous les sujets, à quelques différences près, qui dépendent de la sensibilité et du tempérament de la personne mordue, de la température plus ou moins élevée de l'atmosphère, de la plus ou moins grande fureur de la vipère, du nombre des blessures qu'elle a faites, et de son volume, en raison directe du-

quel se trouve ordinairement la quantité de
venin qu'elle communique ; le plus ou moins
de profondeur de la plaie doit encore entrer en
considération, sur-tout si elle a son siège dans
des parties nerveuses. En général, les personnes
foibles, cacochymes, pusillanimes, qui ont
l'estomac plein, éprouvent des accidens plus
prompts et plus graves, que les hommes forts,
vigoureux, et qui voient le danger sans s'effrayer. Plusieurs morsures sont plus dangereuses qu'une seule ; enfin, on a aussi remarqué
que le poison de la vipère étoit plus actif en été
qu'au printemps.

Au reste, quelle que soit l'intensité des accidens qui accompagnent la morsure de la vipère,
elle est bien loin d'être aussi dangereuse qu'on
le croit ordinairement. Il est très-rare qu'elle
soit mortelle, et dans les cas où elle fait périr
les blessés, cet évènement fâcheux est dû à la
grande quantité de venin inoculé, au nombre
des morsures, à leur situation dans le voisinage
des organes les plus nécessaires à la vie, et à
l'omission des secours convenables. Dans les cas
ordinaires d'une seule morsure aux extrémités
des membres, les malades guériroient, quand
même ils ne recevroient aucun secours ; mais
alors les accidens seroient plus graves, et se dissiperoient beaucoup plus lentement ; peut-être
même le venin pourroit-il faire une impression
longue et fâcheuse sur la constitution : il ne faut
donc pas négliger d'employer de bonne heure
les moyens propres à faire cesser ces accidens.

On a préconisé de nombreux remèdes contre
les suites de la morsure de la vipère. Chacun de
ces remèdes avoit, selon certaines personnes,
produit des cures merveilleuses ; et cependant

il étoit abandonné pour un autre dont la nouveauté faisoit souvent tout le mérite. La plupart de ces remèdes, quoique doués de propriétés contraires, guérissoient, ou du moins
paroissoient guérir les malades; en conséquence,
chacun se croyant en droit de vanter son médicament, lui attribuoit une vertu spécifique
contre la morsure de la vipère, lorsque le malade auquel on l'avoit administré, après avoir
éprouvé des accidens plus ou moins fâcheux,
s'étoit enfin rétabli en parfaite santé. Mais la
raison de cette prétendue efficacité est facile à
trouver, quand on sait que la morsure d'une
vipère par elle-même est très-rarement mortelle
pour l'homme, et que la gravité des accidens
qu'elle cause dépend toujours de la quantité
de venin introduit dans la plaie.

Sans entrer dans le détail de tous ces remèdes,
nous allons faire connoître le traitement que la
raison et l'expérience ont proclamé, comme le
plus efficace, contre la morsure de la vipère.
Ce traitement est local, ou général.

Le traitement local consiste à détruire la partie dans laquelle le venin a été déposé, et à faire
cesser par-là l'irritation qu'il produit sur le systême nerveux, et qui paroît être la principale
cause de tous les accidens qui accompagnent la
morsure de la vipère. On peut opérer cette destruction avec un cautère actuel, ou avec les
caustiques; mais on emploie communément ces
derniers, parce qu'ils effraient moins les malades
que le fer rouge, et que leur effet est tout aussi
sûr. *Fontana* a donné la préférence à la potasse
concrète (pierre à cautère); il s'est convaincu
par un grand nombre d'expériences que ce caustique doit, dans ce cas, être regardé comme

un vrai spécifique ; mais un caustique quelconque produira infailliblement le même effet, puisqu'il s'agit uniquement de détruire le point d'irritation, le foyer du poison. On préfère même aujourd'hui les caustiques liquides, tels que le muriate d'antimoine liquide (beurre d'antimoine), l'acide sulfurique, ou l'acide nitrique, parce qu'ils agissent plus promptement, et qu'ils pénètrent plus sûrement jusqu'au fond de la plaie.

Ainsi, lorsqu'une personne a été mordue par une vipère, et que les accidens qui résultent de cette morsure, quoique graves, ne sont pas bien urgens, on prend un morceau de bois mince et aigu à l'extrémité ; on le trempe dans un caustique liquide, et préférablement dans le muriate d'antimoine ; on appuie la pointe de ce morceau de bois sur la morsure, et on tâche d'y insinuer une goutte de ce caustique : ensuite on applique dans le même endroit un petit bourdonnet, ou tampon de charpie, de la grosseur d'un pois, imbibé du même caustique ; on le maintient en l'environnant de charpie sèche, et en le recouvrant d'un emplâtre agglutinatif ; enfin, on soutient le tout par un bandage, ou par l'application de la main. Ce moyen simple suffit dans le plus grand nombre des cas : le muriate d'antimoine liquide produit en peu de temps une escarre qui comprend le venin, et fait cesser presque sur-le-champ l'irritation locale et tous les accidens qui en dépendent.

Mais lorsque les accidens sont urgens, que la plaie est très-étroite et profonde, et qu'il est à craindre que le caustique, appliqué comme nous venons de le dire, n'atteigne pas toutes les parties de la morsure qui ont été exposées à

l'action du venin, il faut le porter plus profondément. Pour cela, on commence par agrandir
la plaie avec la pointe d'un bistouri; après avoir
essuyé le sang, on y porte un pinceau trempé
dans le muriate d'antimoine liquide; on place
dans le fond un petit bourdonnet imbibé du
même caustique, et on le soutient par un bandage convenable : de cette manière, on détruit
plus sûrement le foyer du poison et de l'irritation. Au bout de quelques heures, on lève l'appareil, on panse la plaie avec un linge imbibé
d'huile d'olive tiède, ou d'un cérat adoucissant
et camphré. Bientôt après l'application du caustique, la douleur diminue, les accidens perdent de leur intensité; ils cessent même quelquefois dans l'instant de cette application, et il
ne reste plus alors que l'engorgement local. On
dissipe cet engorgement en couvrant la partie
avec un cataplasme émollient fait avec la mie
de pain et le lait, ou, encore mieux, en la frottant de temps en temps avec de l'huile d'olives
tiède, à laquelle on ajoute quelques gouttes
d'ammoniaque. La petite plaie qui résulte de
l'incision que l'on a faite avant l'application du
caustique, suppure, et cette suppuration contribue à dissiper plus promptement l'engorgement du membre. Quand il est entièrement dissipé, on abandonne les médicamens relâchans,
et on traite la plaie comme les plaies simples.

La morsure de la vipère n'exige pas toujours
un traitement local aussi violent. Lorsqu'elle
est peu profonde, qu'elle a été faite par une
vipère engourdie par le froid, ou dont le venin
a deja été épuisé par des morsures qu'elle a faites
à d'autres animaux, que l'engorgement dont
elle est accompagnée est peu considérable, qu'il

est borné à la partie, et que le malade n'éprouve encore ni foiblesses ni maux de cœur, on peut se contenter d'instiller quelques gouttes d'ammoniaque dans la plaie, de la couvrir avec une compresse épaisse et de la largeur d'un pouce, trempée dans le même médicament, et de frotter le membre pendant un quart d'heure avec de l'huile d'olives tiède, puis de l'envelopper avec des linges doux trempés dans la même huile. Au défaut d'huile d'olives, on peut employer le beurre frais, toutes les graisses douces, ou les cataplasmes émolliens, qui produiront le même effet ; car l'huile d'olives, préconisée par les Anglais et ensuite par *Pouteau*, n'est douée d'aucune vertu spécifique contre la morsure de la vipère, comme l'ont prouvé les expériences de *Hunaud* et *Geoffroi*.

Quoiqu'en général le traitement local suffise seul pour faire cesser les accidens qui résultent de la morsure de la vipère, il ne faut cependant pas négliger les remèdes internes : ceux qui conviennent le mieux, et dont l'expérience a constaté l'efficacité, sont les cordiaux stimulans et les sels alkalis volatils. Les anciens faisoient un grand usage de la thériaque, du mithridate, du sel de vipère, ou à son défaut, de celui de corne de cerf, et ces moyens leur réussissoient presque toujours ; mais l'ammoniaque (alkali volatil fluor), ou l'eau de luce, qui n'en diffère que par l'addition de quelques gouttes d'huile de succin, est le remède le plus efficace que l'on puisse opposer à la morsure de la vipère. Ce remède a été regardé à juste titre comme le spécifique du venin de ce reptile, depuis l'épreuve que *Bernard de Jussieu* en fit en 1747, et qui a été rapportée dans l'Histoire de l'Académie des Sciences pour la même année.

« Le 23 juillet 1747, *Bernard de Jussieu* étant à herboriser sur les buttes de Montmartre avec ses élèves, un d'eux saisit avec la main un serpent qu'il prenoit pour une couleuvre, et qui réellement étoit une vipère. L'animal irrité le mordit en trois endroits ; savoir, au pouce, au doigt index de la main droite, et au pouce de la main gauche ; il sentit presqu'aussitôt un engourdissement dans les doigts, et ils s'enflèrent. L'enflure gagna les mains, et devint si considérable, qu'il ne pouvoit plus fléchir les doigts. Ce fut dans cet état qu'on le mena à *de Jussieu,* qui étoit éloigné de quelques centaines de pas. L'inspection de l'animal le fit aussitôt reconnoître pour une vipère très-forte et très-vive ; et le malade qui avoit été effrayé, fut rassuré par l'espérance d'une prompte et sûre guérison. En effet, *de Jussieu* s'étoit assuré, tant par le raisonnement que par un grand nombre d'expériences faites sur des animaux, que l'alkali volatil étoit, dans ces sortes d'occasions, un remède sûr, pourvu qu'il fût administré promptement. Il avoit heureusement sur lui un flacon rempli d'eau de luce, qui, comme l'on sait, n'est qu'une préparation de l'alkali volatil uni à l'huile de succin. Il en fit prendre au malade six gouttes dans un verre d'eau, et en versa sur chaque blessure assez pour servir à les bassiner et à les frotter. Il étoit alors une heure après-midi, et il faisoit fort chaud ; sur les deux heures, le malade se plaignit de maux de cœur, et tomba en défaillance ; on voulut faire une ligature au bras droit, qui étoit très-enflé ; mais *de Jussieu* la fit défaire, et une seconde dose du même remède prise dans du vin, fit disparoître la défaillance. Alors le malade demanda à être mené au lieu où il devoit passer la nuit; il y fut conduit par deux étudians en médecine, qui se chargèrent d'en avoir soin, et de lui faire prendre le même remède, s'il lui survenoit quelques foiblesses. Il en eut effectivement deux dans la route : étant au lit, il se trouva très-mal, donna même quelques marques de délire, et vomit tout son dîner; mais tous ces accidens cédèrent à quelques nouvelles doses d'alkali volatil. Après son vomissement, il resta tranquille, et dormit assez paisiblement. *De Jussieu*, qui arriva sur les huit heures, le trouva beaucoup mieux, et seulement incommodé de l'abondante transpiration que le médicament avoit excitée; la nuit fut très-bonne : le lendemain, les mains n'étant pas désenflées, on fit une embrocation avec l'huile d'olives, dans laquelle on mêla un peu d'alkali volatil. L'effet de ce remède fut prompt; une demi-heure après, le malade pouvoit fléchir librement les doigts; il s'habilla, et revint à Paris, après avoir déjeûné de très-bon appétit; depuis il alla de mieux en mieux, et se trouva entièrement guéri au bout de huit jours. L'enflure, l'engourdissement des mains, et une jaunisse qui s'étoit montrée, dès le troisième jour, sur les deux avant-bras, furent dissipés par le même remède, dont il prenoit deux fois par jour, deux gouttes dans un verre de boisson. »

Il n'y a guère d'observation qui constate mieux l'efficacité d'un remède que celle que nous venons de rapporter. Depuis que *de Jussieu* l'a rendue publique, l'ammoniaque a été employé à l'extérieur et à l'intérieur, contre la morsure de la vipère, et toujours avec le même succès. Etendu dans de l'huile, et appliqué extérieurement, l'ammoniaque est un puissant résolutif; pur et instillé par gouttes dans une plaie, c'est un caustique léger, et c'est à ce titre que l'on a conseillé d'en insinuer sur-le-champ dans la morsure, et d'en appliquer dessus une compresse imbibée. Pris intérieurement, et à petite dose, c'est un tonique actif, qui ranime les forces, rétablit les secrétions, et détermine sur-tout des sueurs abondantes.

La manière de l'administrer est fort simple; elle consiste à en faire prendre quelques gouttes au blessé, de deux en deux heures; mais comme ce remède a une grande activité, on ne doit jamais le donner pur, il feroit sur la langue et l'estomac une impression fâcheuse : on l'étend dans une infusion de thé, de vulnéraire, de fleurs de sureau, ou, encore mieux, dans une légère décoction de feuilles d'oranger. On règle la dose du remède d'après l'âge, le tempérament du malade, et l'intensité des accidens. Quatre ou cinq gouttes suffisent pour une jeune personne d'un tempérament foible, délicat et sensible; on en donne douze ou quinze aux personnes robustes, et lorsque les accidens sont graves; mais il ne faut jamais excéder cette dose, car le remède agiroit comme un caustique sur les parois de l'estomac. Quand les accidens diminuent, on donne l'ammoniaque à moindre dose, et plus rarement.

Le malade sera mis dans un lit; on aura soin de le bien couvrir; on lui donnera une infusion légère de thé, ou de fleurs de sureau pour favoriser la sueur, et lorsqu'il suera, il faudra éviter de le refroidir en voulant le panser, ou le faire boire. Cependant ces deux choses doivent être fréquemment renouvelées, si on veut qu'elles aient toute l'utilité desirable : c'est à la prudence du chirurgien de régler sa conduite à cet égard. Dans les premiers jours, on ne donnera au malade aucune nourriture, seulement on soutiendra ses forces par quelques cuillerées de bon vin; mais ensuite, lorsque la faim commencera à le tourmenter, on lui accordera des soupes légères, et par degrés des alimens plus solides, et en plus grande quantité, jusqu'à son entier rétablissement.

§. III. *Des Plaies par morsure d'animaux enragés.*

Ces sortes de plaies sont bien moins importantes à considérer sous le rapport de la blessure elle-même, que sous celui de la maladie affreuse qui en est ordinairement la suite, si l'on n'emploie à temps les moyens propres à la prévenir.

Cette terrible affection qu'on a généralement appelée rage, à cause des accès de fureur auxquels le malade est en proie, est bien peu connue dans sa nature; celle du virus qui la produit ne l'est nullement. Cependant on peut dire que la rage est une espèce de maladie nerveuse très-violente, qui produit dans la salive une altération telle, que la morsure d'un animal affecté de cette maladie, la communique à un autre. Comme la rage est presque toujours accompagnée d'une répugnance invincible pour les boissons, on lui a aussi donné le nom d'hydrophobie : mais cette dernière dénomination n'est point exacte; car l'horreur de l'eau est un symptôme de plusieurs maladies nerveuses, et d'ailleurs ce symptôme n'a pas toujours lieu dans la rage, conséquemment elle n'en forme point le caractère essentiel et absolu.

On distingue communément deux espèces de rage; savoir, la rage spontanée, et la rage communiquée. La rage spontanée est celle qui survient aux animaux, et quelquefois même à l'homme, sans qu'ils aient été mordus par un autre animal. La rage communiquée est celle qui survient à la suite d'une morsure faite par un animal attaqué de la maladie; nous ne traiterons ici que de cette dernière.

On ne peut connoître à l'aspect d'une plaie par morsure, si elle a été faite par un animal enragé, ou par un animal sain. Cette connoissance est cependant de la plus grande importance, parce qu'on peut aisément prévenir la rage dont est menacée une personne qui a été mordue par un animal affecté de cette maladie, et qu'on l'attaque sans succès après qu'elle s'est manifestée; mais l'expérience apprend tous les jours qu'on parvient très-difficilement à cette certitude : voici néanmoins quelques données utiles auxquelles il est bon d'avoir égard. Si c'est un loup, et qu'il ait mordu plusieurs personnes, ou plusieurs autres animaux, sans les dévorer, on peut présumer avec raison qu'il étoit enragé. Si c'est un cheval, un âne qui auparavant n'avoient pas de tendance à mordre, et qui d'ailleurs aient été mordus par un loup, par un chat, ou par un chien, on ne peut guère douter qu'ils ne soient aussi affectés de la rage. Quant aux chiens, comme ils sont sujets à plusieurs espèces de maladies que l'on confond généralement sous le nom de rage, et que ces animaux sont ceux qui la communiquent le plus ordinairement à l'homme, il est essentiel de s'assurer, de bonne heure, si un chien qui a mordu une ou plusieurs personnes est enragé ou non : voici les signes auxquels on le reconnoît.

Dans les premiers temps, un chien malade de la rage paroît triste, abattu ; tapi dans un coin, il aime l'obscurité, la solitude ; il n'aboie pas, mais il grogne souvent et sans cause apparente, sur-tout contre les étrangers ; il connoît encore son maître et le flatte : il refuse également la boisson et la nourriture ; s'il marche, il est chancelant, il paroît endormi. Cet état dure ordinairement deux ou trois jours ; mais la maladie faisant des progrès, l'animal quitte tout-à-coup la maison de son maître ; il a la tête basse, le poil hérissé, la queue serrée entre les jambes, l'œil fixe et brillant, la gueule béante et pleine d'une salive écumeuse ; il fuit de tous côtés ; sa démarche est incertaine, tantôt lente, tantôt précipitée. S'il rencontre un animal de son espèce, il le poursuit, pendant que celui-ci cherche à l'éviter ; il le mord quand il peut l'atteindre, et le laisse aussitôt qu'il s'est satisfait. Il éprouve des accès de fureur, qui reviennent par intervalles, mais d'une manière irrégulière. Alors il se jette indifféremment sur tout ce qu'il rencontre, même sur son maître : il n'aboie point ; l'eau, la lumière, les couleurs vives redoublent sa fureur ; ses membres sont agités de mouvemens convulsifs ; enfin, il périt deux ou trois jours après avoir quitté les lieux qui lui étoient familiers, et son cadavre se pourrit promptement, en répandant une odeur infecte.

Tel est l'ensemble des symptômes que l'on remarque dans un chien enragé : ils sont à-peu-

près les mêmes dans tous les animaux; l'abatte-
ment, la tristesse, le refus des alimens caractérisent le premier degré de la maladie; des accès
de fureur, de délire, l'envie de mordre, l'horreur de l'eau, une salive gluante et écumeuse,
signalent le second. Mais la rage présente quelquefois dans ses symptômes des variétés qu'il
est important de connoître. Par exemple, la
répugnance, l'horreur de l'eau, paroît être
dans tous les animaux le signe le plus certain de
cette maladie; cependant on a vu plus d'une
fois des loups, des chiens dont la rage étoit
bien constatée, boire abondamment après avoir
mordu des personnes; on les a vus traverser
des rivières, se détourner même de leur route,
pour mordre des ouvriers occupés au milieu
d'un ruisseau. Ainsi ce seroit se tromper d'une
manière bien fâcheuse, que de négliger des
blessures, parce qu'on n'aura pas observé dans
l'animal qui les a faites, tous les symptômes
que nous venons de décrire.

Si un chien qui a mordu une ou plusieurs
personnes sans y être excité, et qui a pu être conservé, meurt après avoir éprouvé le plus grand
nombre de symptômes que nous avons exposés,
il n'y a point d'incertitude sur son état : ce
chien est enragé. Mais souvent il s'échappe,
plus souvent encore on le tue au moindre soupçon, et alors il est d'autant plus difficile de
connoître son état, que très-souvent, dans les
campagnes, on regarde comme enragé, un
chien qui, ayant perdu son maître, court à
travers un village, en effraie les habitans qui le
poursuivent, et mord quelquefois ceux qui se
trouvent sur sa route. Dans ce cas, soit que le
chien parvienne à s'échapper, soit qu'on le tue,

comme cela arrive fréquemment, les personnes
blessées sont dans la plus cruelle incertitude; il
seroit donc essentiel de pouvoir s'assurer si
l'animal étoit seulement effrayé, ou s'il étoit
véritablement enragé. Lorsque le chien s'est
échappé, il n'y a aucun moyen de connoître
son état; mais lorsqu'il a été tué, on a proposé
plusieurs moyens pour parvenir à cette connoissance. Quelques - uns ont conseillé d'imbiber
un morceau de pain ou de viande avec le sang
et les autres sucs qui coulent de la plaie, et de
le présenter ensuite à un autre chien; s'il le
mange, on peut, dit-on, rester tranquille sur la
nature de la blessure; mais s'il le refuse, s'il
fuit en aboyant, on ne peut douter que la plaie
n'ait été faite par un animal enragé. Quoique
ce moyen soit recommandé par beaucoup d'é-
crivains, il ne paroît mériter aucune confiance;
en effet, un chien affamé mangera sans répugnance le pain imbibé des sucs d'une plaie;
d'ailleurs, le venin de la rage, inhérent à la
partie mordue, n'est pas toujours délayé par le
sang, et en supposant qu'il le soit, sa quantité
est trop petite pour qu'un chien, malgré la
finesse de l'odorat, puisse le reconnoître.

J. L. Petit conseille, d'après son expérience,
de frotter la gueule, les dents, les gencives du
chien tué, avec un morceau de viande cuite,
et de le présenter ensuite à un chien sain : s'il
le refuse, en criant et en hurlant, on peut
croire, dit-il, que l'animal tué étoit enragé;
mais, ajoute-t-il, si la viande a été bien reçue et
mangée, il n'y a rien à craindre. Ce procédé
est plus raisonnable que le premier; il peut bien
rassurer le malade inquiet et timide, et on doit
toujours l'employer dans cette vue; mais s'il

reste le plus léger soupçon, il est toujours plus sage d'employer le traitement préservatif convenable.

Ordinairement c'est par la morsure d'un chien, ou d'un autre animal enragé, que les hommes contractent la rage. Le venin qui produit cette cruelle maladie réside dans la salive de l'animal qui en est affecté, et c'est la dent qui le dépose dans la plaie; mais cette voie n'est pas la seule par laquelle ce venin peut se communiquer. Des observations authentiques prouvent que la seule application de la salive ou de la bave de l'animal sur une partie excoriée, ou seulement couverte d'un épiderme très-mince, comme les lèvres, suffit pour produire la rage. On prétend même que cette bave desséchée depuis long-temps sur le linge ou les étoffes, peut produire cette maladie, et le fait, tout extraordinaire qu'il est, paroît confirmé par plusieurs observations. Quoique ces observations aient été révoquées en doute par certains auteurs, elles commandent cependant la plus grande attention, lorsqu'un animal enragé a fait quelque ravage dans un pays. Si sa bave a été répandue sur quelques vêtemens, il faut les laver avec soin, brûler la paille, sur laquelle il couchoit, et tout ce qui a été infecté de sa salive; s'il a été enfermé dans une chambre, ou un cabinet, il faut en nettoyer le plancher et les murs, les laver, et reblanchir les derniers à la chaux; enfin, il faut que ceux qui touchent le cadavre de l'animal, aient le soin de laver leurs mains avec du vinaigre, et sur-tout qu'ils évitent de les porter, encore teintes du sang ou de la bave de l'animal, sur les lèvres, le visage; parties dont la peau fine et délicate reçoit facilement le virus contagieux.

La présence de ce virus dans une plaie n'y produit aucun effet primitif, et ne s'oppose point à sa guérison. Aussi remarque-t-on qu'une plaie faite par un animal enragé, abandonnée aux seuls soins de la nature, ou pansée comme une plaie simple, guérit au moins aussi facilement et aussi promptement qu'une plaie faite par un animal sain. Ce n'est qu'après avoir, pour ainsi dire, couvé pendant un certain temps, que le virus hydrophobique se développe, et qu'il manifeste son impression funeste sur l'économie animale par les symptômes qui caractérisent la rage.

Il s'écoule quelquefois un long espace de temps avant que cette maladie se déclare. Quelquefois elle ne paroît qu'au bout de deux, de trois, de six mois ; et les auteurs prétendent que la rage a mis encore quelquefois un temps beaucoup plus long avant de se développer. *Galien* l'a vue paroître au bout d'un an, et *Mead* après onze mois ; mais pour l'ordinaire elle arrive dans l'espace de trente ou quarante jours, quelquefois plus tôt, sur-tout chez les jeunes gens, qui en sont attaqués communément en quinze ou seize jours, et même au bout de six ou huit jours. Cependant nous avons vu un enfant de dix ou douze ans mourir de la rage, à l'hôpital de la Charité, onze mois après la blessure par laquelle le germe de cette maladie lui avoit été communiqué. Ces différences dans le temps du développement de la rage dépendent du tempérament de la personne mordue, de la violence de la maladie dans l'animal qui a fait la morsure et de la situation de la plaie : les passions vives, les chaleurs extrêmes de l'été paroissent accélérer le développement de cette terrible affection. Il semble aussi qu'il y a des personnes qui sont peu disposées à recevoir les impressions du virus hydrophobique, puisqu'a-près avoir été mordues par des animaux enra-gés, elles n'ont point été attaquées de la rage.

Voici quels sont les symptômes qui annon-cent cette maladie, et ceux qui la caractérisent : on sent dans la partie qui a été mordue, une douleur qui gagne insensiblement, et s'étend aux parties voisines ; la cicatrice devient rouge, noirâtre, se gonfle, se rouvre quelquefois, et il en exude une sérosité rougeâtre, ou si la plaie est restée ouverte, les chairs se boursoufflent, s'enflamment et fournissent un pus séreux et rousseâtre. Comme la plaie est le foyer du venin, il n'est pas étonnant de voir les accidens com-mencer par la partie qui a été mordue ; cepen-dant nous avons des exemples de personnes mortes de la rage communiquée par une mor-sure d'animal enragé, et dont la plaie, ou la cicatrice n'a éprouvé aucun changement. Pres-qu'en même temps que les symptômes locaux que nous venons de décrire se manifestent, le malade devient triste, mélancolique ; son teint éprouve une altération remarquable, son som-meil est interrompu par des rêves effrayans, qui ont particulièrement rapport à l'accident qu'il a éprouvé. Quelquefois il s'imagine être entouré de chiens qui veulent le dévorer, ou être sur les bords d'un précipice dans lequel il est près de tomber. Il éprouve souvent une horripila-tion générale ; il ressent une chaleur, une espèce de frémissement, qui, de la partie mordue, s'étend à tout le corps, et semble se terminer plus particulièrement à la poitrine et à la gorge. Le pouls est quelquefois alors petit et serré.

Bientôt les symptômes augmentent; une fièvre nerveuse très-intense s'allume, il y a chaleur brûlante et incommode à l'épigastre; souvent le malade vomit avec abondance une bile verte, porracée; le visage est rouge, la voix forte, le regard farouche et étonné, la respiration laborieuse, le pouls dur, tendu, fort, précipité; on remarque des sanglots involontaires, et des soupirs profonds. Il survient plus tôt ou plus tard une répugnance invincible pour la boisson, ou si cette répugnance n'existe pas, un état convulsif des muscles du pharynx empêche le malade d'avaler; mais chez la plupart cette horreur pour les liquides a lieu; les yeux sont brillans, la pupille est dilatée et immobile : la vue des corps polis et luisans excite en eux un frémissement général, qui les porte à les éviter. Bientôt il y a des mouvemens convulsifs et même des accès de fureur très-prononcés, que la simple agitation de l'air, l'éclat de la lumière, des sons aigus peuvent renouveller; l'envie continuelle de cracher et de mordre se joint à ces symptômes, il semble que ce soit un besoin irrésistible; mais le plus souvent le malheureux qui l'éprouve, conserve assez de présence d'esprit, pour avertir les personnes qui l'entourent de s'éloigner, lorsqu'il sent approcher le moment de l'accès. Enfin, à tous ces symptômes qui caractérisent la fureur et la rage portées au plus haut degré, succède une débilité générale, un affoiblissement complet; le pouls devient petit, misérable, les extrémités froides, et la mort termine cette scène d'horreur le troisième ou le quatrième jour, quelquefois plus tôt, rarement plus tard.

L'ouverture des corps n'a fait connoître au-

cune trace du virus hydrophobique, ni aucune
altération particulière constante dans les organes essentiels à la vie; quelquefois seulement
on a trouvé le pharynx phlogosé, et encore
même alors étoit-il difficile de déterminer si
c'étoit, chez les malades, un état naturel, ou
morbifique de ces parties.

Quelle que soit la blessure faite par la dent
d'un animal enragé, elle doit être considérée
comme véritablement dangereuse; cependant
ces blessures sont plus ou moins graves, suivant
les circonstances qui les accompagnent. Par
exemple, une plaie médiocre, qui a beaucoup
saigné, et qui ne peut se cicatriser sans une suppuration un peu abondante, est moins à redouter pour les suites, qu'un simple coup de dent
qui a pénétré la peau profondément, et s'est
cicatrisé promptement. Une morsure superficielle n'est pas aussi fâcheuse, que celle qui
pénètre toute l'épaisseur de la peau; le traitement en est plus simple et plus sûr; il en est de
même de celles qui sont faites par un animal
foible, timide, qui n'est encore que dans le
premier degré de la rage; elles sont ordinairement alors peu considérables, et les accidens
moins prompts à se développer. Mais toutes
choses égales d'ailleurs, on a d'autant plus à
redouter les suites des morsures faites par des
animaux enragés, qu'elles sont plus voisines
des organes salivaires, plus multipliées, et que
la partie mordue étoit nue; car comme il est
certain que le virus de la rage réside dans la
salive, on conçoit facilement que si la partie se
trouve couverte d'habillemens, sur-tout un peu
épais et d'un tissu laineux, ils essuient, pour
ainsi dire, les dents de l'animal, s'impregnent

de sa salive, et diminuent d'autant la quantité de celle qui seroit entrée dans la morsure. Celle-ci présente encore moins de danger, lorsque le sujet est fort, vigoureux, et d'une grande tranquillité d'ame : on rapporte même que des hommes, qui réunissoient ces qualités, ayant été mordus par des chiens enragés, n'ont point contracté la maladie, quoiqu'ils n'eussent reçu aucun secours de l'art. Mais tout le monde convient que la rage est une affection si terrible et en général si facilement contagieuse, qu'il faut employer les moyens propres à la prévenir, non-seulement lorsqu'on est certain que l'animal qui a mordu étoit enragé, mais même lorsqu'on n'a que de fortes présomptions à cet égard. Enfin, il est des plaies par morsure d'animaux enragés, qui, très-dangereuses par elles-mêmes, sont presque nécessairement suivies de la rage, et deviennent mortelles, parce que le voisinage des gros vaisseaux ne permet pas de cautériser suffisamment les parties sur lesquelles le virus a été déposé; telle seroit, par exemple, une plaie dans laquelle l'artère carotide, ou l'artère crurale seroit à nu.

Dans le traitement des plaies par morsure d'animaux enragés, on doit avoir principalement pour objet d'enlever ou de détruire le venin qui a été déposé dans la partie par la dent de l'animal, avant qu'il ait eu le temps d'agir sur l'économie animale.

C'est pour atteindre ce but, que quelques praticiens ont conseillé d'extirper toute la partie mordue. Mais, outre que ce moyen est très-douloureux, qu'il en résulte une mutilation désagréable, et que cette extirpation exige souvent dans celui qui la pratique, beaucoup de

dextérité et de connoissances anatomiques, il
est encore des cas où la structure des parties et
leur importance s'opposent à ce qu'on puisse y
avoir recours.

On parviendra au même but, d'une manière
aussi sûre et moins douloureuse, en désorgani-
sant profondément toutes les parties sur lesquelles le venin a été déposé, ou ce qui revient
au même, en les convertissant en une escarre
dans laquelle ce virus se trouve renfermé, et,
pour ainsi dire, isolé du reste de l'économie animale. Ce moyen, employé convenablement,
mérite à juste titre le nom de spécifique, puisqu'il a toujours réussi entre les mains des praticiens sages et attentifs, pour prévenir la rage,
et assurer la guérison, sur-tout lorsqu'on a entretenu long-temps la suppuration de l'ulcère
résultant de la chûte de l'escarre.

On désorganise la partie, soit en y portant
un fer rougi au feu, soit en y appliquant des
remèdes caustiques, capables de former une
escarre profonde, épaisse, et qui comprenne
toute l'étendue de la blessure.

L'usage du feu étoit très-familier aux anciens, qui l'employoient constamment dans le
traitement des plaies par morsure d'animaux
enragés. Aussitôt après la blessure, ils faisoient
rougir un fer un peu plus large que la plaie,
l'appliquoient hardiment dessus, de manière à
produire une escarre épaisse et large, et toujours le succès couronnoit leur entreprise.
Comme la plupart des malades ont beaucoup
de répugnance pour le cautère actuel, on a
proposé de le remplacer par l'huile bouillante,
par la poudre à canon, ou par un cylindre de
coton que l'on brûle sur la partie. Mais en gé-

néral on doit préférer les caustiques aux cautères actuels, excepté pour les morsures pénétrantes dans la bouche, auxquelles il convient exclusivement. La cautérisation avec un fer ardent n'est pas fort douloureuse; mais elle est très-effrayante, et il y a peu de personnes qui veuillent s'y soumettre : d'ailleurs elle peut devenir inutile, si le fer n'atteint pas toute la surface de la plaie, ou s'il n'étend pas son action assez profondément pour que la totalité du venin soit détruite. On ne doit donc y avoir recours que lorsqu'on manque des autres moyens, et dans le cas dont nous avons parlé plus haut.

Les caustiques n'ont pas les mêmes inconvéniens; ils causent moins de répugnance aux malades, et leur action plus sûre que celle du feu, peut être étendue et diminuée à volonté, suivant l'exigence des cas. Tous les caustiques, tant solides que liquides, dont l'usage est connu et familier en chirurgie, peuvent être employés dans le traitement des plaies dont il s'agit; ainsi la potasse caustique, le nitrate d'argent fondu, les acides nitrique, sulfurique et muriatique, le muriate d'antimoine, sont autant de moyens propres à remplir l'objet qu'on se propose, et que l'on peut remplacer les uns par les autres, avec les précautions convenables. Mais le muriate d'antimoine est le plus sûr et doit être employé de préférence : on trouve ce caustique sous deux états, solide et liquide. Le muriate d'antimoine solide est extrêmement actif; il brûle aussi rapidement et aussi fortement qu'un charbon ardent, mais il s'humecte et s'amollit facilement à l'air, et s'il venoit à casser au moment où on l'introduit dans une plaie, et qu'on ne pût l'en retirer à cause de sa mollesse, il brûleroit peut-être plus qu'il ne faut. Le muriate d'antimoine liquide est un peu moins actif, mais il est plus facile à manier; il réunit toutes les conditions que l'on peut desirer, son action est aussi sûre que prompte, et on peut la borner ou l'étendre à volonté; par conséquent il mérite la préférence. Au défaut des caustiques dont nous venons de parler, on peut en préparer un sur-le-champ, et dans presque tous les pays, en mêlant une once de chaux vive, récente, réduite en poudre, avec autant de savon tendre, ce qui forme une espèce de pâte, à laquelle il ne faut point ajouter d'eau.

Après le muriate d'antimoine liquide, la potasse concrète est le caustique qui nous paroît mériter la préférence; voici la manière de l'employer. Si la surface de la plaie a peu d'étendue, on applique dessus un morceau de potasse concrète, d'une grosseur proportionnée à l'escarre que l'on veut produire; on met ensuite autour de la charpie sèche, et on la maintient appliquée, au moyen d'un emplâtre agglutinatif, d'une compresse et d'une bande suffisamment serrée; mais lorsqu'il s'agit d'une plaie qui a une grande étendue, on écrase, on pile grossièrement cette potasse, on en saupoudre sur-le-champ toute la surface de la plaie; on applique ensuite quelques tampons de charpie, et un bandage convenable. Dans l'un et l'autre cas, on lève l'appareil au bout de trois ou quatre heures, et on trouve une escarre noire, épaisse de plusieurs lignes.

Le muriate d'antimoine liquide s'emploie de la manière suivante : on forme une espèce de pinceau, avec une bandelette de linge effilée, roulée sur l'extrémité d'une tige de bois mince, et retenue par un fil tourné autour ; la grosseur de ce pinceau doit être proportionnée à la largeur de la plaie ; on le trempe dans le caustique, et après l'avoir laissé égoutter, on le porte exactement sur toute la surface de la plaie ; on réitère cette application plusieurs fois de suite, et on appuie le pinceau plus fortement et plus long-temps dans les endroits où l'on veut cautériser plus profondément. Appliqué de cette manière, le muriate d'antimoine liquide convertit sur-le-champ les parties qu'il touche en une escarre blanche, qui n'a guère qu'une ligne et demie ou deux lignes d'épaisseur. Lorsqu'une désorganisation plus profonde est jugée nécessaire, on imbibe du caustique un petit tampon de charpie, on le place dans l'endroit convenable, on l'entoure de charpie sèche, et on maintient le tout au moyen d'une compresse et d'une bande. Après trois ou quatre heures on lève l'appareil, et on trouve une escarre de trois ou quatre lignes d'épaisseur. Le succès du traitement dépendant de la destruction entière du virus, on doit avoir soin qu'aucun point de la plaie n'échappe à l'action du caustique. Ainsi, lorsqu'on croit n'avoir pas cautérisé avec assez d'exactitude, ou que l'escarre paroît trop mince, on ne doit pas hésiter de faire une seconde application. Il suffiroit qu'un atome de virus restât dans la blessure, sans être enveloppé par l'escarre, pour que la contagion de la rage eût son effet.

Nous venons d'exposer d'une manière générale, le traitement local qu'il convient d'employer dans les plaies par morsure d'animaux enragés ; maintenant nous allons entrer dans les détails de ce traitement, et faire connoître les

modifications qu'il doit subir, suivant les circonstances de la plaie.

Lorsqu'on est appelé auprès d'une personne
qui a été mordue par un animal véritablement
enragé, ou fortement soupçonné de l'être, il
faut, le plus tôt possible, laver la plaie et les
environs avec une liqueur capable de dissoudre
et d'entraîner le venin ; on se servira pour cela
d'eau dans laquelle on aura fait fondre du muriate de soude (sel marin), ou du savon, ou
d'un mélange d'eau et de vinaigre ; on pourra
aussi employer une lessive de cendres, ou une
dissolution d'un gros de potasse caustique dans
une livre d'eau ; il ne faut pas craindre d'agacer,
d'irriter la blessure par des lotions longues et
répétées, on doit même la frotter avec un linge
un peu dur, chercher à en exprimer le sang,
et à dégorger les chairs des sucs dont elles sont
remplies. Si la plaie saignoit beaucoup, il faudroit la remplir avec de la charpie sèche, et ne
procéder à l'application du caustique que quand
l'effusion du sang seroit arrêtée. Les liqueurs
dont on se sert dans ce cas doivent toujours
être un peu chaudes, afin qu'elles soient plus
actives et plus dissolvantes. Après ces moyens
préparatoires, qui sont très-essentiels, on en
vient au seul véritablement efficace, la cautérisation.

Si l'animal a seulement déposé sa bave sur la
peau, sans l'entamer, ou si ses dents n'ont fait
qu'effleurer sa surface, qu'elles aient simplement
enlevé l'épiderme, il suffira de toucher la partie
fortement avec le muriate d'antimoine liquide,
ou d'y appliquer un morceau de potasse caustique. Mais pour peu que la peau ait été enta-
mée, et sur-tout si la morsure pénètre jusqu'au

tissu cellulaire, il faut, avant d'appliquer le caustique, pratiquer une incision en croix, ou en étoile s'il y a plusieurs ouvertures, et les réunir, quoiqu'elles soient un peu éloignées les unes des autres. Quelquefois, lorsqu'on a fait ces incisions, on trouve la peau décollée dans une plus ou moins grande étendue, et des portions de tissu cellulaire contuses, ecchymosées, qu'il ne faut point hésiter d'enlever. Si la plaie, plus profonde encore, pénètre jusques dans l'épaisseur des muscles, on l'agrandira en tous sens, on en découvrira exactement le fond, et aussitôt que l'écoulement du sang sera arrêté, on appliquera le caustique; mais si l'effusion du sang est considérable, et qu'abandonnée à elle-même, elle doive se prolonger pendant long-temps, on pansera d'abord la plaie avec de la charpie imbibée d'une liqueur un peu active, et lorsqu'on jugera que le sang est arrêté, on levera l'appareil, et on procédera à l'application du caustique. Quand la plaie est considérable, que ses lèvres sont contuses, mâchées, il convient d'exciser les portions meurtries; et si elle est à lambeau, d'en emporter la plus grande partie. Dans tous ces cas, il ne faut pas se contenter de toucher la plaie avec un pinceau trempé dans le caustique, l'escarre seroit trop mince; il faut y mettre un bourdonnet ou tampon de charpie, bien serré, imbibé du meme caustique; et afin qu'il ne se répande pas sur les parties voisines, on l'environnera de petits tampons de charpie sèche, on recouvrira le tout d'un emplâtre de diachylon gommé, et on soutiendra cet appareil avec une compresse et un bandage un peu serré. La situation de la plaie, la nature des parties qu'elle inté-

resse, ou qu'elle avoisine, prescrivent des at-
tentions particulières.

Si le voisinage d'une artère considérable empêche de cautériser un peu profondément, on
doit, pour peu qu'elle soit encore recouverte de
tissu cellulaire, la toucher légèrement avec le
nitrate d'argent fondu, et lorsque l'escarre sera
tombée, la saupoudrer avec des cantharides
pulvérisées; mais si l'artère étoit entièrement
à nu, il faudroit se borner à ce dernier moyen,
et entretenir très-long-temps la suppuration.
Dans les cas de blessures à la tête, il ne faut
pas se contenter de couper les cheveux dans
l'endroit blessé, comme on le fait ordinairement, mais on doit raser entièrement cette
partie, afin de découvrir toutes les blessures;
car la plus petite qui échapperoit, pourroit avoir
les suites les plus fâcheuses. Lorsqu'un tendon,
un os, sont à découvert, on doit sans crainte
les cautériser, et même auparavant avoir soin
de bien ruginer l'os. Si l'une des lèvres avoit
été fendue par la dent de l'animal, on rafraî-
chiroit un peu les bords de la fente, puis on y
appliqueroit le caustique, et après avoir entretenu la suppuration pendant quarante ou cin-
quante jours, on procureroit une réunion
exacte, en employant les moyens de réunion
dont on fait usage dans l'opération du bec-de-
lièvre. Lorsque les paupières ont été atteintes,
il ne faut point les ménager, mais les cautériser, et même en exciser une portion, si cela
paroît nécessaire : on peut même dire qu'en
général, dans les morsures du visage, dont
toutes les parties d'un tissu mou et délicat peuvent absorber facilement le virus, il faut, sans
aucune considération pour la difformité qui

doit en résulter, brûler profondément, et entretenir long-temps la suppuration. Lorsqu'une
plaie pénètre dans la bouche, on ne peut ap-
porter trop de soin et d'attention pour reconnoître les lésions de la langue et des gencives,
et les cautériser le plus exactement et le plus
promptement possible, au moyen du fer rouge,
préférable dans ce cas aux caustiques, qui,
délayés par la salive, pourroient être facilement
portés dans l'estomac.

Il arrive quelquefois que la plaie est déja
cicatrisée lorsque la personne mordue apprend
que l'animal qui l'a blessée étoit enragé. Le retard
qui résulte de cette circonstance est fâcheux,
mais il ne doit point faire désespérer du salut
du malade. Le virus de la rage, comme nous
l'avons dit, reste toujours plus ou moins long-
temps avant d'exercer ses ravages; il est confiné
sous la cicatrice, et tant que la maladie n'est
point déclarée, il est toujours temps de le détruire. Ainsi, après avoir rassuré le malade,
on appliquera sur la cicatrice, avec les précautions ordinaires, un morceau de potasse caustique, ou un bourdonnet imbibé de muriate
d'antimoine liquide, assez grand pour produire
une escarre qui s'étendra au-delà de la cicatrice.
Si la plaie étoit petite, peu profonde, le caustique seul suffiroit; mais si elle étoit grande et
profonde, il seroit à craindre que le caustique
appliqué sur la peau, ne pénétrât pas assez
profondément. Dans ce cas, il faut ouvrir la
cicatrice avec le bistouri, la laisser saigner, et
y porter ensuite le caustique, comme dans une
morsure récente.

Pratiquée à temps, et de la manière convenable, la cautérisation suffit seule pour prévenir

les effets de l'inoculation du virus hydrophobique; renfermé, concentré dans l'escarre, le
venin y restera sans action, et les pansemens
les plus simples pourront suffire; cependant,
on doit encore, pour plus grande sécurité, appliquer sur la morsure, au second pansement,
un emplâtre vésicatoire, beaucoup plus large
que l'escarre; on laisse cet emplâtre jusqu'à ce
qu'il ait excite des vessies pleines de sérosités,
ce qui arrive dans douze ou quinze heures.
L'application de cet emplâtre a l'avantage non-
seulement d'enlever avec l'épiderme les portions de la bave venimeuse de l'animal, dont la
surface de la peau pourroit être encore impré-
gnée, malgré les lotions réitérées; mais aussi
de hâter la chûte de l'escarre et d'exciter une
suppuration plus abondante. Cette suppuration
doit être entretenue pendant quarante ou cin-
quante jours, au moyen d'un onguent irritant,
et même, si on le juge nécessaire, en laissant
dans la plaie un corps étranger, comme un
pois, un morceau d'éponge, de racine de gen-
tiane, etc. Mais on conçoit facilement que ces
moyens deviendroient inutiles, et même nuisibles, si la plaie étoit grande, profonde, très-
gonflée, enflammée, et de nature à fournir une
suppuration très-abondante. Dans ce cas, on
doit se borner à l'usage des topiques doux et
relâchans, propres à faciliter l'établissement
de la suppuration, et à des pansemens simples qui conduiront la plaie à une parfaite
guérison.

Le succès de la cautérisation dépend beaucoup de l'époque à laquelle on la pratique;
ce moyen est un préservatif de la rage d'autant plus sûr qu'on y a recours sur-le-champ;

son efficacité est moins certaine lorsqu'il s'est déja écoulé plusieurs jours depuis le moment de la blessure, et sur-tout lorsque celle-ci est cicatrisée. Cependant on doit toujours y avoir recours, à quelque époque que ce soit, pourvu que le malade ne soit point encore décidément enragé; car alors la cautérisation seroit absolument inutile et ne serviroit qu'à ajouter de nouvelles douleurs à celles que le malade éprouve, et sans doute aussi à jeter de la défaveur sur un moyen pour lequel la plupart des blessés ont beaucoup de répugnance. Si l'hydrophobie déclarée rend la cautérisation inutile, il n'en est pas de même des premiers symptômes de la maladie : nous avons des observations qui prouvent qu'on est parvenu à faire cesser ces symptômes, et à prévenir le développement ultérieur de la rage, en cautérisant les plaies après les avoir rouvertes lorsqu'elles étoient fermées. Ces observations doivent donc nous encourager à ne point abandonner les malheureux menacés de la rage, même lorsque les premiers accidens se déclarent, et à faire toutes les tentatives possibles pour les sauver.

Quoique les remèdes internes n'aient point une action directe sur le virus qui produit la rage, ils ne doivent cependant pas être négligés, ce sont des moyens accessoires qui peuvent être très-utiles. Ils doivent être choisis dans la classe des anti - spasmodiques tempérans, et dans celle des toniques doux; ces moyens propres à ramener et à maintenir le calme dans les fonctions, à donner aux organes le ton nécessaire pour que la personne jouisse d'une bonne santé, sont très-avantageux

en ce qu'ils mettent le malade dans une condition telle qu'elle est la moins favorable possible
au développement de la maladie. Si le malade
présentoit quelques symptômes d'embarras saburral des premières voies, on ne manqueroit
pas d'administrer un vomitif ou un purgatif,
suivant que l'un ou l'autre seroit indiqué; il
seroit bon, après avoir procuré les évacuations nécessaires, de donner une potion anti-
spasmodique, afin d'empêcher toute espèce
d'irritation, ou de trouble nerveux capable de
faciliter le développement de la rage.

Un point essentiel dans le traitement préservatif de cette maladie, c'est de s'emparer de
la confiance du malade, de le tranquilliser sur
son état, d'éloigner de lui toutes les idées affli-
geantes, de lui cacher, s'il est possible, le sort
de l'animal qui l'a mordu, et celui de ses com-
pagnons d'infortune, si déja il a été funeste
pour quelques-uns d'entr'eux, lui promettre une
guérison certaine; enfin, lui tenir l'imagination exempte de toute espèce de crainte; car
l'imagination, toujours fixée sur un objet
effrayant, met le malade dans un état de spasme
continuel très-favorable au développement de
la maladie. La fréquentation d'une société gaie,
un exercice modéré, et sur-tout des occupations
agréables, propres à captiver l'attention du
malade et à le distraire de tout autre objet, ne
sont point des moyens à dédaigner; le raisonnement fait concevoir leur utilité, et l'expérience l'a confirmée.

Le régime ne doit pas être sévère, il faut
nourrir le malade avec des alimens faciles à
digérer; lui faire prendre des boissons toniques,
comme du vin vieux avec de l'eau, une tisane

amère, légèrement sudorifique, par exemple,
une décoction de quinquina, à laquelle on
ajoute quelques gouttes d'ammoniaque (alkali
volatil fluor). En faisant concourir ainsi avec la
cautérisation les médicamens internes et le régime propres à ramener le calme dans l'économie
animale, on prévient plus sûrement le développement de l'hydrophobie.

Mais lorsque cette maladie est déclarée, tous
les secours de l'art deviennent impuissans pour
la guérir, et la mort est inévitable. Cependant
on a préconisé dans tous les temps un grand
nombre de moyens, comme propres non-seulement à prévenir la rage, mais encore à la
guérir : nous n'entrerons point dans le détail
de tous ces moyens ; nous nous bornerons à indiquer ceux qu'on a le plus vantés, et qui ont
été regardés comme les plus efficaces.

Les saignées répétées, les aspersions d'eau
froide, les bains de mer, les bains domestiques,
les bains froids et l'immersion subite et inatten-
due dans ces différens bains ; les anti-spasmodiques de toute espèce et sur-tout l'opium, le mercure à l'intérieur sous toutes les formes, et à l'extérieur en frictions, jusqu'à produire une salivation abondante ; l'eau de luce, l'alkali volatil,
le vinaigre, les coquilles d'huîtres, le lichen
cendré terrestre, les scarabées, sans parler d'une
foule de recettes particulières, dans lesquelles
on a entassé sans choix un grand nombre de
substances souvent inertes, ou douées de propriétés contraires : tels sont les principaux
moyens qui ont été employés pour prévenir, ou
pour guérir la rage. Il n'y a aucun de ces
moyens en faveur duquel on ne trouve des té-
moignages plus ou moins nombreux dans les

livres de l'art ; mais si, en les employant, on croit avoir préservé de la rage quelques malades, c'est que l'animal qui les avoit mordus n'étoit point enragé ; et quant à ceux que l'on croit avoir guéris de cette maladie, il est plus que probable qu'ils n'en étoient point attaqués, et que l'on aura pris les symptômes d'une affection nerveuse violente, pour ceux de la rage. Au reste, l'emploi des prétendus spécifiques de l'hydrophobie, ne peut pas avoir de grands inconvéniens lorsque cette maladie est déclarée, puisqu'alors la perte du malade est certaine, et qu'ils peuvent tout au plus exaspérer les symptômes de cette cruelle affection : mais il n'en est pas de même lorsque la rage n'est point encore déclarée ; l'usage de ces moyens peut inspirer une funeste sécurité, et faire négliger le traitement vraiment efficace, c'est-à-dire, celui qui a pour but de détruire le virus hydrophobique dans la partie où il a été déposé, avant qu'il ait pu se communiquer à tout le système.

Quoique nous n'ayons aucun espoir de guérir la rage, nous devons néanmoins prodiguer tous les secours de notre art aux personnes qui ont le malheur d'être affectées de cette maladie. La conduite des Médecins et des Chirurgiens qui abandonnent les malades aussitôt que la rage est déclarée, est d'autant plus blâmable, que l'on ne court aucun risque en les secourant. En effet, la rage ne rend pas sur-le-champ l'homme furieux ; les symptômes marchent par gradation, la plupart des malades conservent leur raison jusqu'au dernier moment ; ils avertissent à temps de leur état, et se laissent lier tranquillement. Mais quels sont les secours que l'on peut administrer aux enragés? Comme les malades affectés de la rage souffrent beaucoup d'une lumière vive, de la vue des corps brillans, du bruit le plus léger; comme l'idée seule des liquides leur donne souvent des accès de fureur, on aura soin de les placer dans un lieu obscur, solitaire, et éloigné de tout bruit; on ne leur présentera des liquides qu'autant qu'ils pourront en supporter la vue sans entrer en fureur; on ne les approchera qu'avec précaution et sans les surprendre; on leur parlera avec douceur, et on évitera de les contrarier; on leur administrera le ·camphre, le musc, et sur-tout l'opium. Si la déglutition est impossible, on donnera ces remèdes et tous ceux dont on croira devoir faire usage, dans des lavemens. Quand ils ne serviroient qu'à émousser la sensibilité des malades, à diminuer leurs souffrances et le sentiment de leur malheur, ce seroit toujours un grand avantage.

FIN DU PREMIER VOLUME.

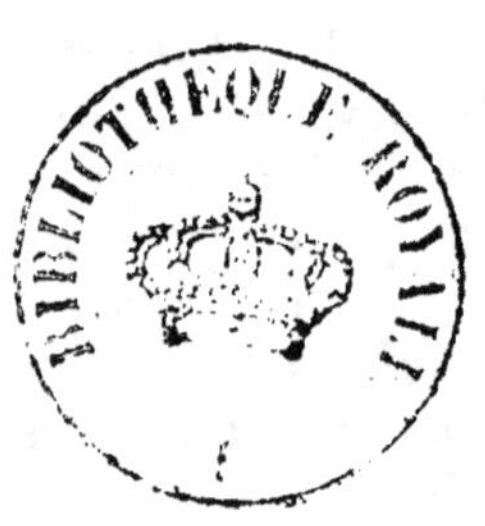

BIBLIOTHEQUE ROYALE

TABLE

DES MATIERES

CONTENUES DANS CE VOLUME.

FIN DE LA TABLE DES MATIÈRES.